術後痛

改訂第2版
Postoperative Pain

JR東京総合病院院長
東京大学名誉教授

花岡 一雄 編集
Kazuo Hanaoka

克誠堂出版

執筆者一覧

林田　眞和	東京大学医科学研究所附属病院手術部
藤本　幸弘	東京大学医科学研究所附属病院手術部
花岡　一雄	JR東京総合病院院長
石村　博史	新日鐵八幡記念病院麻酔科
田中　裕之	広島市立安佐市民病院麻酔・集中治療科
弓削　孟文	広島大学副学長
田口　仁士	関西医科大学附属滝井病院麻酔科
角田　俊信	虎の門病院麻酔科
光畑　裕正	順天堂大学医学部附属順天堂東京江東高齢者医療センター　麻酔科・ペインクリニック科
尾﨑　眞	東京女子医科大学医学部麻酔科学教室
橋口　さおり	慶應義塾大学医学部麻酔学教室
武田　純三	慶應義塾大学医学部麻酔学教室
堀本　洋	静岡県立こども病院麻酔科
行岡　秀和	行岡医学研究会行岡病院麻酔・救急・集中治療科
白神　豪太郎	京都大学医学部附属病院麻酔科
福田　和彦	京都大学医学部附属病院麻酔科
金子　伸一	杏林大学医学部麻酔科学教室
亀井　淳三	星薬科大学薬学部薬物治療学教室
川合　眞一	東邦大学医療センター大森病院膠原病科
仙波　恵美子	和歌山県立医科大学医学部解剖学第2
有田　英子	JR東京総合病院麻酔科・痛みセンター　日本大学医学部附属板橋病院麻酔科

（執筆順）

改訂第2版序

　術後痛は患者が経験する痛みの中でも，最大の急性痛の一つであるにもかかわらず，最近まで，術後痛への対策にはあまり関心が得られていなかった。これは，痛みに関しては我慢するのが当然であるという古来からの日本人の姿勢でもあり，この観念が医療のベースにも存在していたためであろう。近年，痛みはヒトの人生を狂わせるだけでなく，生活の質にも大いに影響することが認識されてきて，痛みに関する社会的関心度も大きく膨らんできている。

　術後痛は単なる急性痛としてみなされる痛みだけではなく，遷延した術後痛の概念も構築され，難治性慢性痛として，その後の痛みに悩まされる原因にもなることが解明されてきた。このような背景にあって，術後痛対策が図られるようになってきた。成書「術後痛」が発刊されたのは，13年以上前のことである。その後，術後痛研究会が組織され，術後痛に関する学会発表や論文報告が盛んになされ，術後痛対策に対して一定の見解を得るにいたった。術後痛研究会においても，術後痛対策に関するガイドラインが作成され，本研究会も役目を果たして解散された。

　術後痛に関する情報やその対策について手術患者に対して説明されて同意が得られるようになって以来，患者が手術を受けることへの恐怖感や不安感も軽減されてきた。その結果，患者の早期受診，早期手術がやりやすくなり，医療費の削減にも少なからず，貢献できているものと思う。また，それに加えて，術後痛の軽減によって，術後早期に患者に対して，リハビリテーションが開始でき，呼吸・循環器系への安定化も図れることによって，術後の回復が促進され，早期退院が可能になってきている。このことも，医療費の削減に大きく寄与しているものと確信している。

　今回，この13年間の術後痛対策の進展のみならず，術後痛の解明をも含めた集大成として改訂第2版が発刊されることになり，誠に時機を得た企画であると感じている。著者の方々は本書の意義を理解された術後痛に関するそれぞれの分野の専門家である。

　本書によって，手術患者の苦しみが少しでも軽減できれば幸いである。

　最後に，本書の刊行にあたり，多大なご協力を戴いた克誠堂出版（株）編集部の土田明氏，関貴子氏，同社社長今井良氏に厚く御礼申し上げる。

2006年10月2日

花岡　一雄

初版監修者序

　術後痛の管理は，麻酔科医に課せられた大切なテーマである。

　第39回日本麻酔学会総会の学術講演の特別講演として，急性痛のメカニズムを「Spinal route of analgesia」として，前世界疼痛学会会長 Michael J. Cousins シドニー大学麻酔科教授に，さらに「急性痛の激痛変化への過程」と題して，滋賀医科大学第1生理の横田敏勝教授に教育講演をお願いした。

　この「術後痛」のシンポジウムは，これら一環のシリーズの「結び」として，花岡一雄教授・百瀬　隆医長の司会で行われた。硬膜外鎮痛（山室誠科長），ディスポーザブル注入器による硬膜外鎮痛（宮崎東洋教授），PCA（光畑裕正講師），特殊状態の鎮痛：小児（堀本洋医長）・ICU（行岡秀和助教授）と麻酔科医の発表に続いて，さらに基礎から岐阜大学薬理学の野崎正勝助教授（opioids），和歌山県立医科大学仙波恵美子教授（c-fos, c-jun などの細胞性癌遺伝子との関係）のお二人にお願いした。これらを花岡教授，百瀬医長のお骨折りによって，論文としてまとめたものが本書である。

　術後痛のコントロールについては，臨床上の実感を文中に山室科長が述べているように，克苦して切り開いたと思った方法が時には手ひどい批判に合う。またこんな方法がと思う方法で驚くほどの感謝に接したりする。しかし，最近の急性痛に対する科学的解析と対応方法は急速に結実へと進んでいる。術後痛は外科医と病棟看護婦によって管理される解き難いクイズと思ったりしていると，思わぬ進歩の前にわれわれ麻酔科医がほぞをかむ「苦いテーマ」のような気がしてならない。

　本書が花岡教授，百瀬医長の御努力によって著作物となったことを慶ぶとともに，Cousins 教授，横田教授の成書とともに利用頂けることを望んで止まない。

1993年　皐月

檀　健二郎

初版編者序

　医療技術の発展とともに病変部にのみ目が注がれて，患者が置いてきぼりになることも珍らしくはない．近代医療は患者の気持を重視しなくてはならない．いわゆる全人的医療を行う必要がある．

　術後痛は，人間が一生のうち経験する「痛み」のうち最も痛いものの一つである．ひと昔前までは，手術は「痛いもの」とか「痛みを感じるのは生きている証拠」などと言われ，患者も「痛い」と訴えるのは恥だと思っていた面が少なからずあった．このことは患者ももちろん医療サイドも「術後痛」を単なる治癒過程としかとらえていなかった．

　第39回日本麻酔学会総会会長，檀健二郎教授はかなり以前から術後痛には関心を寄せておられ，主管された総会シンポジウムで取り上げられた．予想に違わず，多くの会員が参加し，活発な討論でシンポジウムも盛り上がった．各シンポジストの発表内容も素晴らしく，活字として是非残しておきたいと思い，檀会長に監修をお願いした．各シンポジストには発表テーマを中心にまとめて頂いた．内容的には，術後痛の成因を遺伝子レベルからマクロまでについて説明し，術後痛への対処法としては，硬膜外鎮痛法，ディスポーザブル微量持続注入器による鎮痛法，patient-controlled analgesia などについて詳細に説明して頂いた．また，今まであまり関心が寄せられていなかった小児の術後痛やICU患者の痛みについてもまとめて頂いた．それに加えて，最も一般的に術後鎮痛薬として使用されているオピオイド鎮痛薬の基礎知識を余すことなく説明して頂いた．

　本書が，今後の手術患者の術後痛への苦しみを救うための指針として少しでもお役に立てれば幸いである．

　最後に，本書の刊行にあたり，多大な御協力を頂いた克誠堂出版（株）編集部の古賀教子氏，同社社長今井　彰氏に厚く御礼申し上げる．

1993年　6月吉日

編　者

目　　次

I　術後痛の成因　———— 林田　眞和，藤本　幸弘，花岡　一雄 … 1

はじめに……………………………………………………………………… 3
術後痛コントロールの基本的考え方……………………………………… 3
疼痛の伝達経路……………………………………………………………… 5
術後痛の発生機序…………………………………………………………… 8
疼痛の抑制機構……………………………………………………………… 13
術後痛による生体への影響………………………………………………… 15
おわりに……………………………………………………………………… 17

II　術後痛に対する硬膜外鎮痛法
　　　―局所麻酔＋鎮痛薬― ———————————————— 19

胸　部　———————————————— 石村　博史 … 21

はじめに……………………………………………………………………… 21
術前患者評価………………………………………………………………… 21
硬膜外穿刺…………………………………………………………………… 22
硬膜外試験注入……………………………………………………………… 22
術中管理……………………………………………………………………… 22
術後評価……………………………………………………………………… 24
術後硬膜外鎮痛……………………………………………………………… 24
おわりに……………………………………………………………………… 32

上腹部　———————————— 田中　裕之，弓削　孟文 … 33

はじめに……………………………………………………………………… 33
上腹部痛に対する硬膜外鎮痛の基礎……………………………………… 33
上腹部痛に対する硬膜外鎮痛の実際……………………………………… 35
術後痛研究会の知見………………………………………………………… 42
特殊な場合…………………………………………………………………… 42
おわりに……………………………………………………………………… 43

下腹部　———————————————— 田口　仁士 … 45

はじめに……………………………………………………………………… 45

下腹部手術の種類と侵襲	45
下腹部手術患者の特徴	48
硬膜外鎮痛に用いる薬物	50
硬膜外鎮痛法の手技	51
硬膜外鎮痛の利点と問題点	53
産婦人科手術の術後鎮痛	54
泌尿器科手術の術後鎮痛	55
消化器外科手術の術後鎮痛	55
副作用・合併症対策	56
まとめ	56

四肢・体表 ──────角田 俊信, 花岡 一雄…60

はじめに	60
硬膜外鎮痛法	60
各種四肢・体表手術の術後硬膜外鎮痛法	62
術後硬膜外鎮痛法の副作用への対応	64
神経系の可塑性と術後硬膜外鎮痛	65
まとめ	66

Ⅲ ディスポーザブル微量持続注入器による術後疼痛管理 ──────光畑 裕正…67

はじめに	69
ディスポーザブル微量持続注入器を用いた術後鎮痛法	69
使用薬物の選択	71
ディスポーザブル微量持続注入器による投与方法	76
副作用	80
疼痛評価	81
急性疼痛管理チーム	81

Ⅳ 自己調節鎮痛（PCA）用ポンプ ──────尾﨑 眞…87

PCAとPCA用ポンプ	89
PCAポンプとその使用について	90
PCAポンプの実際─ハードウェア─	91

V 術後鎮痛法としての自己調節鎮痛（PCA） ————— 橋口　さおり，武田　純三 … 97

- 自己調節鎮痛（patient-controlled analgesia：PCA）の原理 ………… 99
- minimum effective analgesic concentration（MEAC）と
  maximum concentration with pain（MCP） …………………… 100
- PCAの設定項目 …………………………………………………………… 101
- PCAを術後痛に使用するメリットとデメリット ……………………… 103
- 機　器 ……………………………………………………………………… 103
- 投与経路 …………………………………………………………………… 104
- 副作用対策，安全管理 …………………………………………………… 105
- acute pain service ………………………………………………………… 110
- おわりに …………………………………………………………………… 111

VI 特殊な鎮痛対象 ——————————————————— 113

小児の術後痛とその管理 ————————————— 堀本　洋 … 115

- はじめに …………………………………………………………………… 115
- こどもへの術後鎮痛総論 ………………………………………………… 116
- こどもへの術後鎮痛各論 ………………………………………………… 118
- 術後鎮痛の新しい流れ …………………………………………………… 127

ICU患者の鎮痛 ————————————————— 行岡　秀和 … 130

- はじめに …………………………………………………………………… 130
- 術後痛に関与する因子 …………………………………………………… 130
- 術後痛の評価 ……………………………………………………………… 131
- 人工呼吸患者の鎮静の評価 ……………………………………………… 132
- 各種鎮痛法 ………………………………………………………………… 134
- 人工呼吸中の鎮痛・鎮静法 ……………………………………………… 136
- 食道切除術後痛管理 ……………………………………………………… 137
- 胸部外傷患者の鎮痛・鎮静法 …………………………………………… 138

日帰り麻酔患者 ————————————— 白神　豪太郎，福田　和彦 … 140

- はじめに …………………………………………………………………… 140
- 術後痛の頻度と強度 ……………………………………………………… 140
- 術後痛に伴う問題 ………………………………………………………… 141
- 術後痛の評価と予測 ……………………………………………………… 141
- 麻酔方法の選択 …………………………………………………………… 141

予防鎮痛と多用式鎮痛……………………………………………… 142
　　　日帰り麻酔の鎮痛計画…………………………………………… 148
　　　おわりに…………………………………………………………… 150

下腹部・下肢の術後痛
―脊髄くも膜下硬膜外併用麻酔患者― ―――金子　伸一…152

　　　はじめに…………………………………………………………… 152
　　　脊硬麻の分類……………………………………………………… 153
　　　穿刺針の種類……………………………………………………… 153
　　　脊硬麻の利点……………………………………………………… 155
　　　脊硬麻の欠点……………………………………………………… 155
　　　脊硬麻の実際……………………………………………………… 156
　　　脊硬麻の合併症…………………………………………………… 156
　　　脊硬麻の臨床……………………………………………………… 158
　　　脊硬麻の硬膜外投与による術後痛管理………………………… 159
　　　おわりに…………………………………………………………… 161

VII オピオイド鎮痛法の薬理学的特性―――亀井　淳三…165

　　　オピオイドとは…………………………………………………… 167
　　　オピオイド受容体………………………………………………… 167
　　　オピオイド受容体の構造………………………………………… 168
　　　オピオイド受容体の情報伝達機構……………………………… 168
　　　オピオイドの作用とその構造活性相関………………………… 169
　　　オピオイド受容体の薬理作用…………………………………… 169
　　　オピオイドの薬理作用機序……………………………………… 171
　　　部分作動薬………………………………………………………… 176
　　　拮抗薬……………………………………………………………… 177
　　　モルヒネの鎮痛作用発現機構…………………………………… 178
　　　モルヒネの吸収・代謝…………………………………………… 179
　　　塩酸オキシコドン………………………………………………… 179
　　　フェンタニル……………………………………………………… 180

VIII 非ステロイド性抗炎症薬の
薬理学的特性 ―――川合　眞一…183

　　　はじめに…………………………………………………………… 185
　　　基礎情報…………………………………………………………… 185

臨床薬理･･･ 193
　　おわりに･･･ 198

IX　術後の疼痛ストレスと脳 ─────仙波　恵美子…201

　　はじめに･･･ 203
　　術後のストレスと脳･･･ 203
　　術後痛の受容のメカニズム･･･ 208
　　術後痛と過敏症（hypersensitivity）･･････････････････････････････････ 211
　　痛みの中枢回路と術後痛･･･ 215
　　まとめ･･･ 219

X　術後痛の予防：preventive analgesia ─────有田　英子…223

　　はじめに･･･ 225
　　preemptive analgesia とは･･･ 225
　　なぜ preemptive analgesia か･･ 225
　　小動物の preemptive analgesia に関する研究結果･････････････････････ 227
　　臨床において preventive analgesia
　　（広義の preemptive analgesia）を達成するには･･････････････････････ 227
　　preemptive analgesia に関するこれまでの臨床研究････････････････････ 231
　　おわりに･･･ 233

索　引 ──────────────────────────239

術後痛の成因

I

〔はじめに〕

　手術操作によって術中に加えられる種々の侵害刺激による侵害性疼痛は，麻酔という強力な鎮痛法によって，かなりの部分をコントロールすることが可能となっている。一方，麻酔の効果が消失したあとに患者が感じる術後痛に関しては，近年までコントロール不十分のまま放置されてきた傾向がある。しかし，十分な術後痛のコントロールが患者の術後回復と予後をも改善させうることが判明してくるにつれ，また周術期の患者の"生活の質"（quality of life：QOL）が重視されるようになるにつれ，術後痛コントロールの重要性が叫ばれるようになってきた[1]。患者を疼痛から開放するためには，そのメカニズムを明らかにすることが必要である。本章では術後痛の成因の概略を述べる。

術後痛コントロールの基本的考え方

　術後痛は，基本的には比較的持続の短い急性痛であり，もっとも強い痛みの1つに数えら

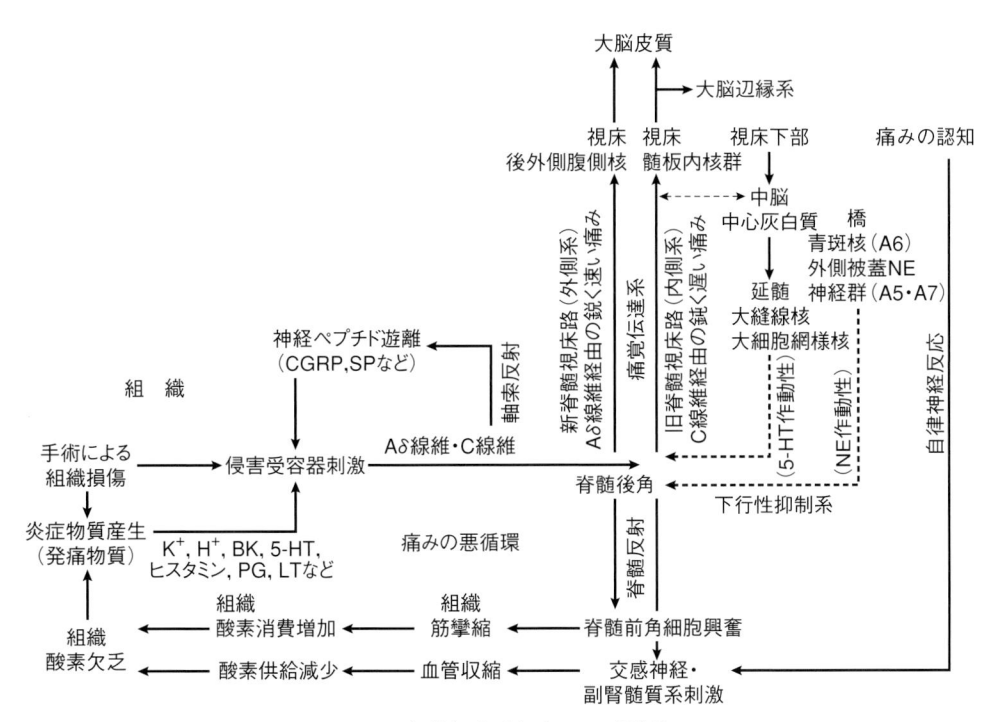

図1　痛覚伝達系と痛みの悪循環
BK：ブラジキニン，5-HT：セロトニン，PG：プロスタグランジン，LT：ロイコトリエン，NE：ノルエピネフリン，CGRP：カルシトニン遺伝子関連ペプチド，SP：サブスタンスP

れている。強い術後痛を放置すると，交感神経・副腎髄質系が刺激され，血管の収縮による局所の乏血が生じる。一方で，脊髄反射によって損傷部位の筋攣縮が生じ，同部位の酸素消費が増大する。このため組織の酸素欠乏が生じ，さまざまな内因性発痛物質が産生され，疼痛をさらに増大するという，いわゆる痛みの悪循環が生じる（図1）。また，強い術後痛を放置すると，後述するように中枢神経の痛み伝達ニューロンの興奮性の増大，すなわち中枢神経の感作が生じる。これらの状態に陥ると痛みが増大するとともに痛みの機序が複雑化し，

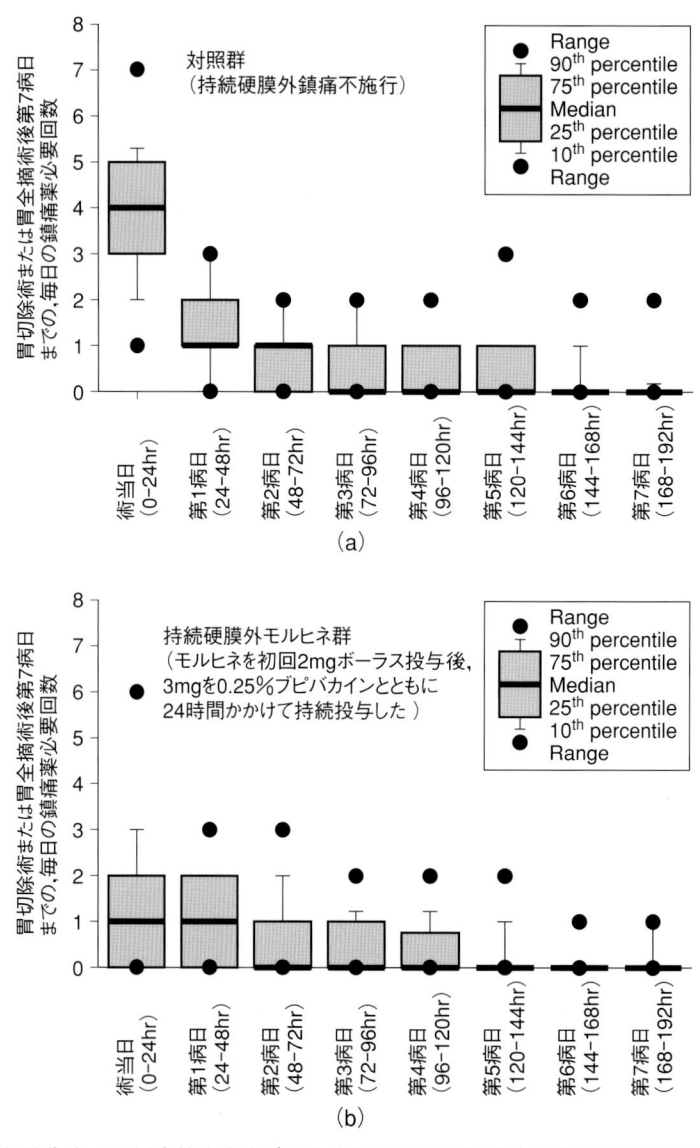

図2　胃切除術または胃全摘出術を受けた症例における術後鎮痛薬必要回数の経日的変化
（a）術後硬膜外鎮痛を受けなかった群，（b）術後24時間の硬膜外モルヒネ持続投与を受けた群

鎮痛処置の効力が低下する。近年では，痛みが発生してから鎮痛処置を行うよりも，術前・術中から術後痛対策を開始したほうがより効率的に疼痛コントロールができるという，先制鎮痛（preemptive analgesia）の概念が普及されつつある[2]。術後痛としてもっとも激しく疼痛を感じるのは術後数時間から24時間であり，それを過ぎると痛みの程度は急速に減少していく（図2-a）。それゆえに，早期の適切な鎮痛処置が，術後痛を大きく軽減できる（図2-b）。

疼痛の伝達経路[3][4]

A. 侵害受容器

痛みを誘発しうるほど強い，熱，機械的，あるいは化学的刺激は，基本的に組織損傷を誘発しうる刺激であるため侵害刺激と呼ばれる。侵害刺激は末梢組織の侵害受容性求心性線維，すなわち侵害受容器の終末を脱分極させる。これが伝導性の活動電位・インパルスとなって侵害受容器から脊髄（主に後角），視床，大脳へと伝達されて痛み感覚として認知される。神経線維末端で発生したインパルスを脊髄後角まで伝導する侵害受容器の線維は，跳躍伝導によって速い痛み（一次痛）を伝える有髄の$A\delta$線維（直径 1〜5 μm，伝導速度 12〜30 m/秒），および遅い痛み（二次痛）を伝える無髄のC線維（直径 0.4〜1.2 μm，伝導速度 0.5〜2m/秒）の2種類がある。$A\delta$線維とC線維の中には，非侵害性の機械的刺激や温度刺激を伝えるものもある。一方，非侵害性の触覚・圧覚・振動覚情報を伝える線維は，太い有髄の$A\beta$線維（直径 5〜12 μm，伝導速度 30〜70m/秒）である。

侵害受容器，および非侵害性の温度覚および機械的刺激の受容器は，脊髄後根神経節に細胞体が存在する双曲型ニューロンであり，細いC線維と$A\delta$線維は後根神経節における小型ニューロンに由来する。一方，$A\beta$線維は脊髄後根神経節の中型または大型ニューロンに由来する（図3）。これらの侵害受容性あるいは非侵害受容性の一次求心性ニューロンを総称して，脊髄後根神経節ニューロン〔dorsal root ganglion（DGR）neuron〕と呼ぶ。

末梢側の侵害受容器終末は特別な付属装置を有しない自由神経終末であり，皮膚など表面の体性痛を感じる組織，骨・関節・筋肉など深部の体性痛を感じる組織，あるいは内臓のそれぞれに分布し，侵害刺激に反応して脱分極する。侵害受容器には，機械的侵害刺激にのみ反応する高閾値機械性受容器〔high-threshold mechanoreceptor（$A\delta$線維）〕と，熱刺激に特異的に反応する熱性侵害受容器〔thermonociceptor（C線維）〕，機械的刺激・熱刺激・発痛物質などによる化学的刺激のいずれにも反応するポリモーダル受容器〔polymodal receptor（主にC線維）〕など数種類が存在するが，ポリモーダル受容器がもっとも多い。

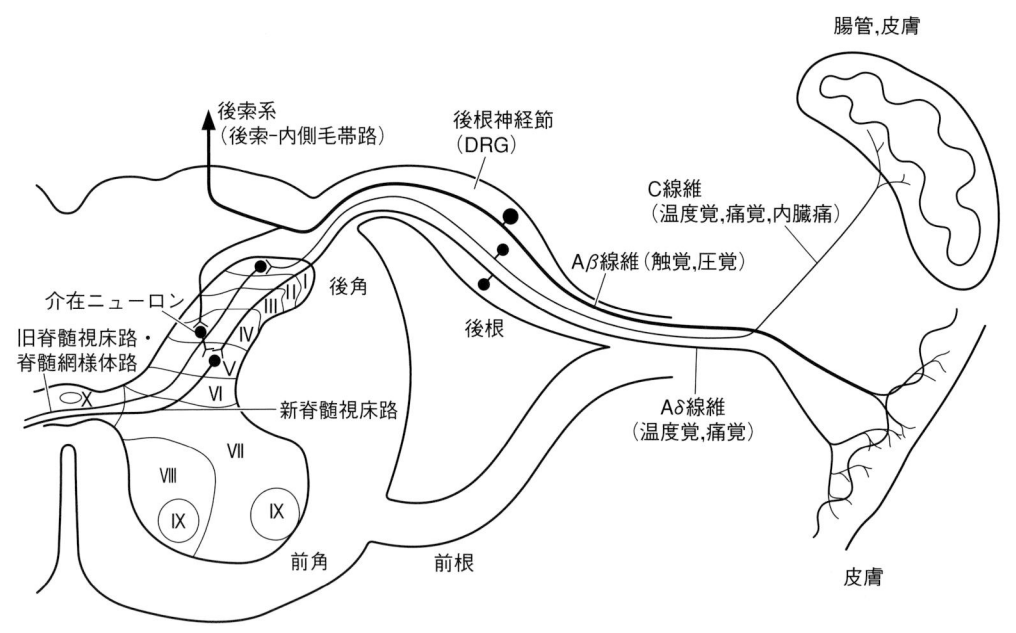

図 3　侵害受容器を含む感覚受容器と脊髄後角
実際は図4のようにAδ線維とC線維は，脊髄に侵入した脊髄分節レベルよりも2～5分節高位で，二次ニューロンとシナプスを形成する．Ⅰ～Xは脊髄灰白質の層分類を示す．

B.　脊髄後角

　痛覚を伝える侵害受容性のインパルス（Aδ線維およびC線維），および触圧覚など非侵害性の感覚を伝えるインパルス（Aβ線維）は，脊髄後根経由で脊髄後角に伝えられる．このとき後根は脊髄に近い部分で内側群と外側群とに分かれる．内側群にはAβなどの太い線維群が含まれ，外側群にはAδやC線維などの細い線維群が含まれている（図3）．脊髄灰白質はⅠ～X層に分けられるが，侵害受容性のAδ線維は主に脊髄後角の第Ⅰ層と第Ⅴ層に入力し，C線維は主に第Ⅰ層と第Ⅱ層に入力する．一方，触圧覚を伝えるAβ線維は，主にⅢ層とⅣ層に入力するが，後角に入力せずそのまま同側の脊髄後索を上行する軸索もある（後索系，図3）．侵害受容性の二次ニューロンは主にⅠ，Ⅱ，Ⅴ層に存在し，触圧覚刺激を受けるニューロンはⅢ，Ⅳ層に存在する（図3）．侵害受容性の二次ニューロンには，侵害刺激にのみ反応する特異的侵害受容ニューロン（nociceptive specific neuron）と，非侵害刺激と侵害刺激の両者に反応する広作動域ニューロン〔wide dynamic range（WDR）neuron〕とがあり，それぞれ一次求心性ニューロンの神経線維終末とシナプスを形成する．侵害受容性インパルスが到達すると，一次求心性線維のシナプス前終末からサブスタンスP（substance P：SP），カルシトニン遺伝子関連ペプチド（calcitonin gene-related peptide：CGRP）などの神経ペプチドや，グルタミン酸やアスパラギン酸などの興奮性アミノ酸

(excitatory amino acid：EAA) など，興奮性神経伝達物質が放出され，シナプス後の二次ニューロンを興奮させる。こうして侵害受容性インパルスが二次求心性ニューロンに伝達される。

C. 上行性伝導路

脊髄後角において，二次求心性ニューロンに伝達された侵害受容性インパルスは，二次ニューロンの長い軸索内を上行性に伝播する。この軸索線維は，一次ニューロンが脊髄に侵入した脊髄分節レベルよりも2〜5分節高位で，侵入側とは反対側に交叉し，脊髄白質の前

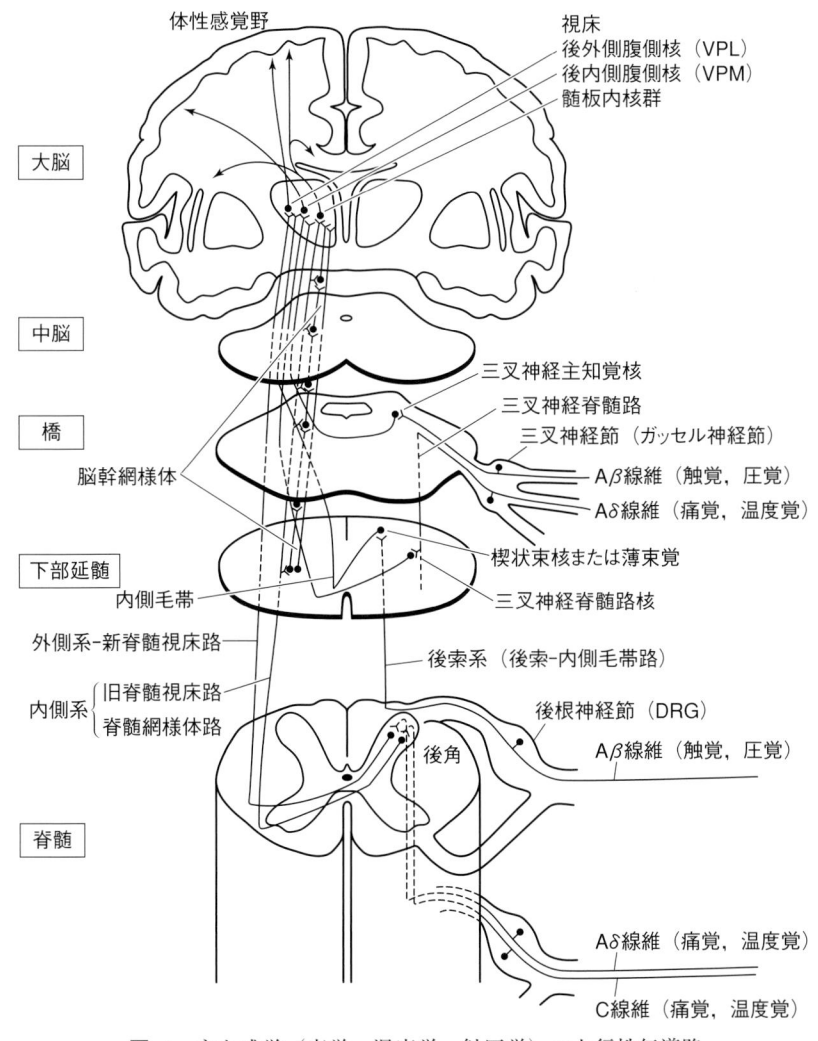

図4 主な感覚（痛覚，温度覚，触圧覚）の上行性伝導路

側索内を上行する（図4）。温度覚も，この経路を経由する。

　この伝導路のうち，より外側・背側にある束は，新脊髄視床路と呼ばれ，脊髄後角を出て対側の前側索を上行し，主に視床の後外側腹側核（ventral posterior lateral nucleus：VPL）に投射し，再び中継されて大脳皮質中心後回の体性感覚野に投射される。この系は，主にAδ線維由来の識別性のよい，鋭い，速い痛み（一次痛）の認識に関連する（図1，図4）。もう一つのより内側・腹側にある束は，旧脊髄視床路と呼ばれ，長短いろいろの軸索から形成される。やはり入力側の反対側の前側索を上行し，直接あるいは脳幹網様体を経由して主に内側視床の髄板内核群で中継されて，大脳辺縁系や広範な大脳皮質領野に投射される。この系はC線維由来の局在性の乏しい，鈍い，遅い痛み（二次痛）を伝えるほか，不安，苦しみなどの情動反応に関係する（図1，図4）。

　Aβ線維によって伝えられた触覚や圧覚の情報は，後角で二次ニューロンに中継されて反対側の脊髄視床路を上行する経路のほかに，一次ニューロンのAβ線維の軸索がそのまま入力側の脊髄後索内を上行して延髄の薄束核（下半身からの情報を中継），または楔状束核（体幹上半身からの情報を中継）に至る経路がある（後索系）。薄束核と楔状束核から出る二次ニューロンは正中線を交叉して内側毛帯を上行し，視床のVPLに終わる（図4）。

　顔面・頭部領域の疼痛のインパルスは，三叉神経に含まれる侵害受容性ニューロンによって伝えられ，一次求心性線維は三叉神経節ニューロンに由来し橋で脳幹に入る。侵害情報は，三叉神経脊髄路核と延髄外側網様体を経由して視床の後内側腹側核（ventral posterior medial nucleus：VPM）に送られる（図4）。

　内臓痛はC線維を介して脊髄から脳へと伝達されるが，内臓神経からのC線維は後角のI層とV層を中心に入力する。また，内臓性の侵害情報伝達は体性感覚と異なり主に脊髄後索を上行することが示唆されている。内臓痛は時に皮膚の特定の部分に不快感や痛みを感じる関連痛（referred pain）として現れる。例えば，膵臓や後腹膜臓器由来の背部痛，肝臓・胆嚢由来の右肩痛などである。関連痛の現象は，一次ニューロンからの入力が脊髄後角において内部連結によって連絡しあっていることにより生じる[4,5]。

術後痛の発生機序[6]

A. 疼痛の種類

　一般に疼痛を発生様式により分類すると，侵害受容性疼痛（侵害刺激が侵害受容器を興奮させて生じる痛み），神経因性疼痛（神経の損傷に続発する，末梢性または中枢性の侵害受容性ニューロンの興奮性増大に由来する痛み），そして心因性疼痛に分けられる。手術中の

痛みは，基本的に侵害刺激による侵害受容性疼痛であり，術後痛は，基本的に損傷部位での炎症による炎症性の侵害受容性疼痛であるが，種々の割合で神経因性や心因性の要素も加味される。

B. 手術部位の影響

　術後痛には，手術部位に応じて体性痛（somatic pain）あるいは内臓痛（visceral pain）がかかわってくる。体性痛は，皮膚表面や，骨・関節・筋肉などの深部組織の侵害受容器が刺激され，また神経が損傷されることにより生じる。体性痛のうち，表面痛は鋭く，局在明瞭であるが，深部痛は，びまん性のうずくような不快な痛みである。内臓痛は，腹膜・胸膜の炎症，内臓の拡張，内臓の虚血，管腔臓器の平滑筋の蠕動亢進・攣縮などにより生じる，鈍く，びまん性の，局在不明瞭の，不快な，耐え難い痛みである。管腔臓器の攣縮による場合は疝痛発作として現れる。内臓痛は，しばしば冷汗，徐脈，低血圧などの自律神経反射を伴い，また時に関連痛として現れる。

　一般に，内臓痛のかかわる開胸術・開腹術に続く術後痛は疼痛程度が強い。これらの術後では深呼吸，咳嗽，体位変換など手術創を緊張させる動作によって強い疼痛が誘発される。四肢の骨，関節の手術，脊椎の手術など深部痛のかかわる手術後にも，反射性の筋肉攣縮による疼痛と創部の疼痛が重なり，かなり強い術後痛が生じる。これに対して，表面痛のみのかかわる頭部，頸部，胸壁，腹壁，四肢の体表面の手術の術後痛は弱く，術後鎮痛薬を必要

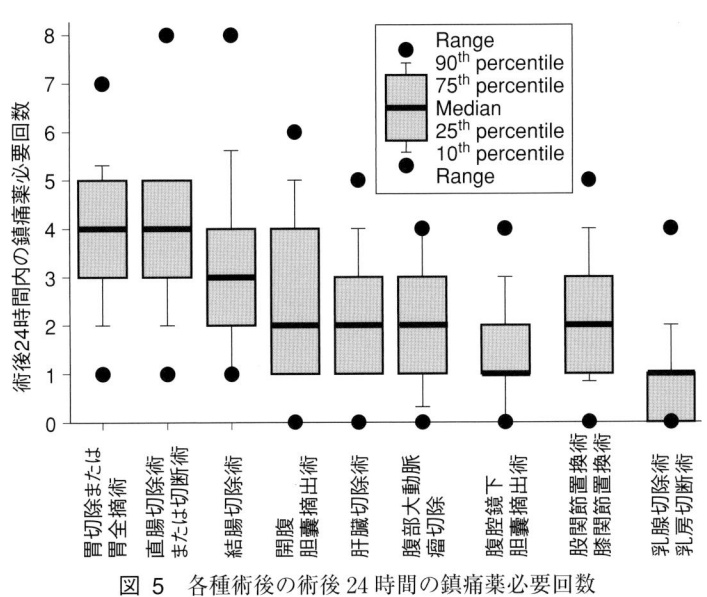

図 5　各種術後の術後24時間の鎮痛薬必要回数

としない症例も多い（図5）。

C. 組織傷害による疼痛発生の機序

1. 炎症性疼痛（図6）

組織が損傷されると，損傷組織，炎症細胞（多核白血球，肥満細胞），血小板，痛覚神経終末や交感神経終末，あるいはそれらの断端から種々の化学メディエータが放出され，内因性発痛物質，あるいは発痛増強物質（それ自身の疼痛誘発効果は弱いが，発痛物質による疼痛誘発の閾値を下げる物質）として侵害受容器（AδとC線維）終末を興奮させ，強い自発痛を生じる（図6）。以下に主な化学メディエータを説明する。

カリウムイオン（kalium ion：K^+）：細胞損傷により，細胞内のK^+が細胞外に流出すると，局所の組織液のK^+濃度が上昇する結果，神経細胞の脱分極・興奮が生じ，疼痛が誘発される。

ブラジキニン（bradykinin：BK）：BKは，血漿プレカリクレインの活性化によりキニノーゲンから生成されるポリペプチドで，痛覚神経の自由終末の，Gタンパク共役性B_2受容体を活性化して痛覚線維を興奮させる。強い発痛作用以外に，血管拡張，血管透過性亢進作用を有し，発赤，腫脹，浮腫，局所発熱，疼痛などの炎症の主徴候を招来する。

セロトニン（5-hydroxytryptamine：5-HT）：炎症巣の凝集血小板より，5-HTが放出される。5-HTは神経線維自由終末の興奮性の5-HT受容体を活性化して，侵害受容器を興奮させ

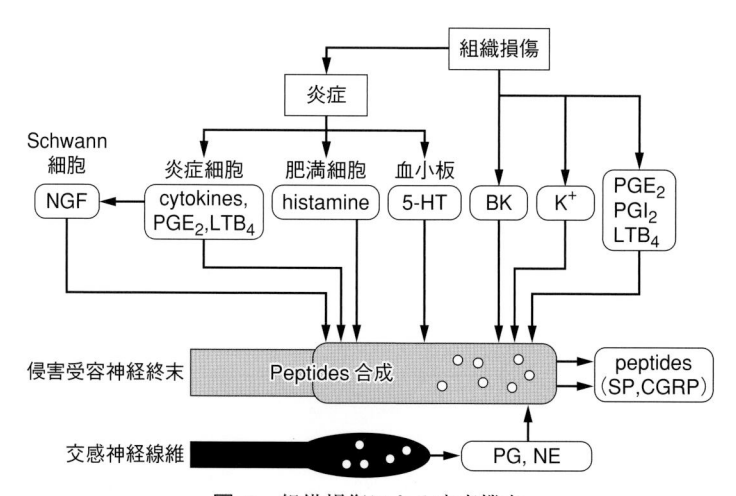

図6 組織損傷による疼痛機序
（表 圭一，並木昭義．術後痛とは．ペインクリニック 1997；18：12-3 より改変引用）

る。5-HT はまた，BK など他の発痛物質の発痛作用を増強する。

ヒスタミン：炎症巣の肥満細胞や好塩基球からヒスタミンが遊離される。ヒスタミンは，強力な血管拡張作用と血管透過性亢進作用，および発痛作用を有し，局所の炎症徴候を生じる。侵害受容線維自由終末の，Gタンパク共役性 H_1 受容体と結合して侵害受容器を興奮させる。発痛濃度は BK や 5-HT より高く，低濃度では瘙痒感を，高濃度では疼痛を生じる。

プロスタグランジン（prostaglandin：PG）とロイコトリエン（leukotrien：LT）：組織損傷により細胞内 Ca^{2+} の増加が生じる。Ca^{2+} は細胞内カルモジュリンと結合して，細胞膜ホスホリパーゼ A_2 が活性化され，この酵素が細胞膜リン脂質からアラキドン酸を遊離する。アラキドン酸はシクロオキシゲナーゼ（cyclooxygenase：COX）によってPGを，5-リポキシゲナーゼによってLTを生成する。PGのうち PGE_2 と PGI_2 は，BKなど発痛物質の侵害受容器興奮閾値を低下させる発痛増強作用を発揮するほか，血管拡張作用，血管透過性亢進作用を発揮する。LTのうち LTB_4 は白血球遊走促進作用と発痛増強作用を有する。糖質コルチコイドはホスホリパーゼ A_2 を抑制することによって，非ステロイド性抗炎症薬（nonsteroidal anti-inflammatory drugs：NSAIDs）は COX 抑制することによって消炎鎮痛作用を発揮する。

サイトカイン：サイトカインのうちインターロイキン6（interleukin-6：IL-6）は，炎症や神経損傷による痛覚過敏を増強させる。

神経成長因子（nerve growth factor：NGF）：炎症や神経損傷時，シュワン細胞や線維芽細胞からのNGF産生が促進される。NGFは神経ペプチド産生を増加させ，受容体や膜チャネルのタンパク生成を調節する。同時に痛覚過敏状態形成に寄与する。

神経ペプチド：侵害受容器終末は末梢で枝分かれしていて複数の自由終末を有し，痛覚受容器として働いている。そのひとつが刺激されてインパルスが脊髄へ向かう際，途中の分岐点で，他の分枝内をインパルスが逆方向に伝導して末梢の神経線維終末からサブスタンスP（substance P：SP），カルシトニン遺伝子関連ペプチド（calcitonin gene-related peptide：CGRP）など神経ペプチドを遊離する（軸索反射）。これらの神経ペプチドは血管拡張作用や血管透過性亢進作用を有し，炎症反応を増強する。また，末梢神経損傷時には，交感神経線維から遊離したノルエピネフリン（NE）が，侵害受容器に直接作用してそれを興奮させる。

2. 末梢神経の興奮性増大

術後痛には，神経損傷による神経因性疼痛の要素も関与する。炎症性疼痛においては，上述の種々の炎症性メディエータが発痛物質あるいは発痛増強物質として作用し，侵害受容器の興奮閾値を低下させる。この結果，圧迫や接触など通常は痛みを生じない非侵害刺激で痛みを生じる〔アロディニア（allodynia）〕，弱い侵害刺激で強い痛みを生じる〔一次性痛覚過敏（primary hyperalgesia）〕，損傷部の周囲にまで痛覚過敏が広がる〔二次性痛覚過敏

(secondary hyperalgesia)〕など侵害受容器の過敏化，興奮閾値低下，興奮性増大，興奮時間の延長など，いわゆる神経の末梢性感作と呼ばれる状態が成立する．

　一方，手術による神経損傷の結果，神経損傷部位より遠位部ではミエリン鞘に沿ってワーラー変性が生じる．その後 NGF などの働きで，神経線維の再生が促される．しかし，有髄神経の軽度の脱髄部，侵害受容器の後根神経節付近，さらには神経線維再生部位に生じた側芽や神経腫においては，異所性興奮（ectopic firing）が発生する．脱髄部には Na^+ チャネルが発現し，これが自発的に興奮するとされている[7]．脱髄部や神経腫内では近隣の神経線維間にエファプス（ephapse）が形成され，その結合を通じて神経線維から別の線維へとインパルスが乗り移るようになる（ephaptic conduction）．また，神経損傷・再生時に α_2 受容体が，侵害受容器，後根神経節，神経腫内の神経線維，ポリモーダル受容器などに新たに発現し増加する．これらの"異所性 α_2 受容体"は，交感神経末端から分泌されるノルエピネフリン（NE）や血中のカテコラミンに反応して神経を興奮させる[7]．以上のような神経損傷と再生時の病態生理学的変化も，術後の侵害受容器の興奮性増大に関与する．

3. 中枢神経の興奮性増大

　侵害刺激情報の入力により，脊髄後角の一次ニューロン末端から興奮性アミノ酸（グルタミン酸，アスパラギン酸）が放出され，二次ニューロンの α-amino-3-hydroxy-5-methylisoxazole-4-propionic acid（AMPA）受容体およびカイニン酸 kainate 受容体を活性化する．また SP が放出され，ニューロキニン-1（neurokinin-1：NK1）受容体を活性化する．以上により，二次ニューロンに興奮性シナプス後電位（excitatory postsynaptic potential：EPSP）が生じ，インパルスが伝達される．末梢神経の強い痛み刺激が持続的に脊髄後角に入力されると，Mg^{2+} による N-メチル-D-アスパラギン酸（N-methyl-D-aspartate：NMDA）受容体の遮断が解除される．興奮性アミノ酸による NMDA 受容体の活性化によりニューロンの興奮性が高まり，細胞内情報伝達系を変化させて，脊髄後角や視床など，痛覚情報伝導路内の神経細胞の機能的・構造的変化，すなわち可塑性変化が生じる．その結果，これらのニューロンの自発発射数の増加，興奮閾値の低下と求心性入力に対する反応性の増大，末梢感覚受容野の拡大などが生じ，アロディニアと一次性・二次性の痛覚過敏が出現する．この状態を中枢性感作と呼ぶ．求心性C線維を繰り返し刺激すると，脊前後角に存在する WDR ニューロンの興奮が強さ，持続とも増加する．これは"wind-up 現象"として知られる中枢性感作の一例である．

　疼痛インパルスの脊髄への入力を予防し，中枢性感作の発生を予防することによって術後痛を軽減するという先制鎮痛（preemptive analgesia）の概念は，動物実験でその有効性が示されている．臨床上の先制鎮痛の有効性は動物実験ほど明確にされていないが，持続的硬膜外ブロックなどにより先制鎮痛が得られたとする報告はいくつか見られる．

疼痛の抑制機構[8]

A. 大脳皮質による疼痛抑制

疼痛に対する情緒および精神的影響は，疼痛患者が仕事や，音楽などの趣味に専念している間は痛みが楽になること，術前不安が強いと術後の痛みが強く，鎮痛薬を多く必要とする傾向があることなどから，よく理解できる。このように大脳皮質による疼痛抑制機構が存在する。

B. 抑制性介在ニューロン（図3, 図7）

脊髄から脳に至る痛覚路の中継点には，多数の抑制性介在ニューロンが存在しており，γアミノ酪酸（gamma-aminobutyric acid：GABA）やグリシンなどの抑制性伝達物質によって侵害受容性ニューロンの興奮を調節している。

C. 脊髄後角部における変調機構（図7）

関門調節説（gate-control theory）は，痛みの脊髄入力への調節機構を説明している。痛みを伝える細い神経線維からの侵害受容性インパルスの入力は，脊髄後角にあるWDR

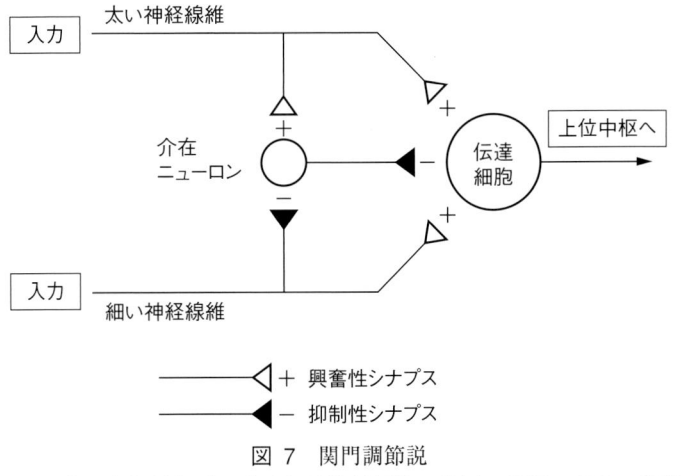

図 7 関門調節説

（角田俊信，花岡一雄．中枢神経系の疼痛伝達抑制経路．花岡一雄編．痛み―基礎・診断・治療．東京：朝倉書店；2003．p. 61-5 より引用）

ニューロンである伝達細胞を興奮させ，ここから脊髄視床路を通って侵害受容性インパルスが脳へと伝わる．しかし，抑制性介在ニューロンから抑制がかかった場合，伝達細胞の興奮が抑制され痛みが軽減される．すなわち，この介在ニューロンは門番の役目を果たす．触・圧覚を司る太い神経線維からの入力が脊髄に伝わってくると，この入力は側枝からのシナプスを介して介在ニューロンを興奮させるので，門番機構が促進され，伝達細胞の興奮を抑制する．疼痛部付近を擦る，圧する，マッサージする，電気刺激する（transcutaneous electric nerve stimulation：TENS）などの刺激は閉門方向に働くために和痛効果を示す．

D. 下行性疼痛抑制系 (図1, 図8)

脊髄視床路は途中で中脳中心灰白質（periacaductal gray matter：PAG）や中脳網様体（mid-brain reticular formation）に側枝を出している．これら脳幹部にある上位中枢から脊髄後角の侵害受容機構に対して下行性の抑制機構が働いている．これらの下行性抑制系には，ノルエピネフリン（NE）作動性のものとセロトニン（5-HT）作動性のものが知られている．NE作動性のものは青斑核（A6）と橋外側被蓋のNE神経群（A5とA7）から脊髄の後外側索を下行して脊髄後角に投射し，侵害受容性の一次ニューロン終末と二次ニューロン上のアドレナリン作動性 α_2 受容体を刺激することによって，痛み情報の伝達を抑制する．5-HT作動性のものは，PAGから延髄の大縫線核（nucleus raphe magnus：NRM）および大細胞性網様亜核（subnucleus reticularis magnocellularis：RMC）を経由して脊髄の後外側索を下行して脊髄後角に投射し，一次ニューロンの終末と二次侵害受容ニューロン上の抑制性5-HT受容体，および γ アミノ酪酸（GABA）を伝達物質として持つ抑制性介在ニューロン上の興奮性5-HT受容体を刺激することによって，痛み情報の伝達を抑制する．PAGは視床下部からの入力を受けている．モルヒネの鎮痛作用の一部に5-HT作動性の下行性抑制系の賦活化が関与している．

E. オピオイド受容体 (図9)

モルヒネやフェンタニルなどの麻薬性鎮痛薬やペンタゾシンなどの拮抗性鎮痛薬は，中枢および末梢神経のオピオイド受容体に特異的に結合することによって鎮痛作用を発揮する．オピオイド受容体はGタンパク共役性で，μ，κ，δ などのサブタイプが知られている．これらは脊髄後角，脊髄後根神経節，中脳中心灰白質，視床の中継核などに広く分布している．オピオイド受容体の活性化は，アデニル酸シクラーゼ活性の抑制，サイクリックAMP（cAMP）生成抑制，N型やQ型電位依存性 Ca^{2+} チャネルの抑制，内向き整流 K^+ チャネル開口の促進などを生じる．この結果，K^+ チャネルの開口促進・過分極による細胞興奮性の

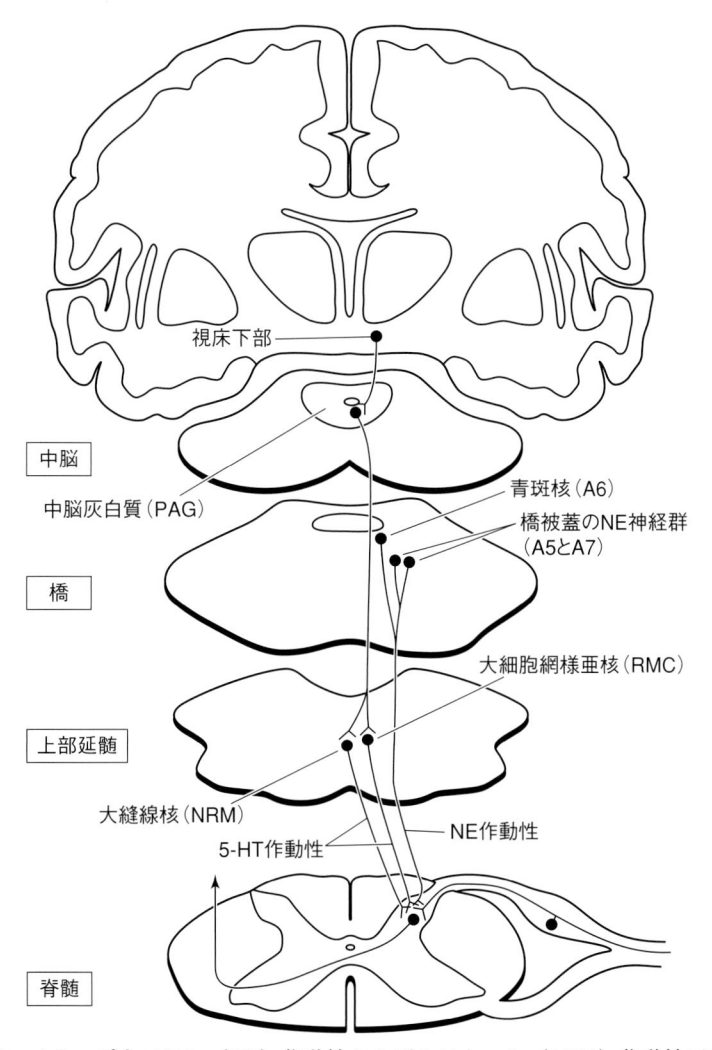

図8 ノルエピネフリン（NE）作動性およびセロトニン（5-HT）作動性下行性抑制系

抑制や，神経終末 Ca^{2+} チャネルの抑制，細胞内 Ca^{2+} 濃度上昇の抑制による神経伝達物質の放出抑制を通して，鎮痛作用が発揮される。内因性オピオイドペプチドとしては，エンドルフィン，エンケファリン，ダイノルフィンなど20種以上が存在し，急性の疼痛やストレス時にそれらの遊離が促進され，内因性鎮痛物質として作用する。

術後痛による生体への影響[1]

術後痛を放置すると，下記のような種々の悪影響が生体に及ぼされる。良好な術後鎮痛が

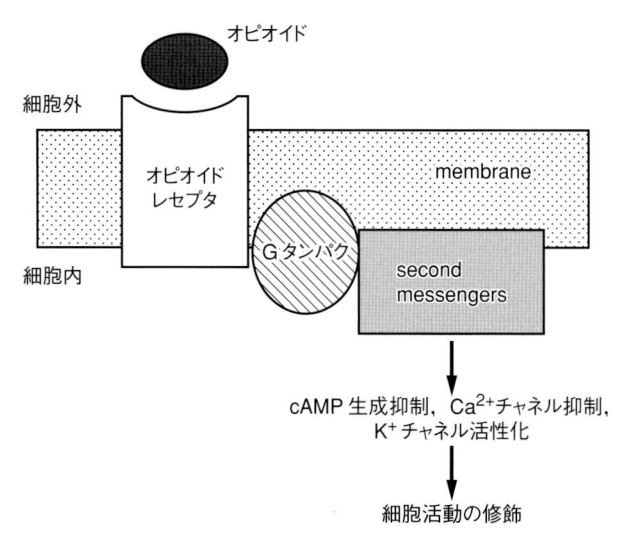

図9 オピオイドレセプタ

オピオイド受容体は，百日咳毒素感受性GTP結合タンパク質（guanine nucleotide protein, G proteins）と共役して，cAMP生成抑制，Ca^{2+}チャネル抑制，K^+チャネル活性化を起こす。
（角田俊信，花岡一雄．中枢神経系の疼痛伝達抑制経路．花岡一雄編．痛み—基礎・診断・治療．東京：朝倉書店；2003．p.61-5 より引用）

これらの悪影響をある程度軽減し，患者の回復を促進することが知られている。

A. 呼吸器系への影響

胸郭や上腹部の手術など手術部位が横隔膜に近いほど術後呼吸機能が大きく低下する。疼痛によって反射的に咳嗽や十分な深呼吸が阻害されるので，分泌物貯留，末梢気道の閉塞による無気肺と低酸素血症，肺炎などが生じやすくなる。術後の呼吸機能低下は，（努力）肺活量，1回換気量，残気量あるいは機能的残気量，1秒量，最大呼気流速，動脈血酸素分圧などの呼吸機能諸指標の低下で示される。

B. 循環器系への影響

術後痛によって交感神経が刺激され，不整脈，頻脈，高血圧，心仕事量増加，心筋酸素消費の増加などがもたらされる。冠動脈疾患を合併する患者では，労作性狭心症や心筋梗塞の発生リスクが増加する。また，運動時痛のために身体活動が減少し離床が遅れれば，下肢の静脈うっ滞と術後の凝固能亢進とが相乗的に作用する結果，深部静脈血栓，およびそれに由来する肺塞栓の発生リスクが増大する。

C. 消化器系への影響

術後の嘔気・嘔吐やイレウスは，手術や麻酔に関連した種々の原因で起こりうる。特に開腹手術後においては，通常，結腸壁運動（結節）低下による消化管運動抑制が働き，イレウスが術後2〜3日間続く。

D. 代謝への影響

外科的損傷と術後痛により交感神経系と視床下部・下垂体・副腎系が活性化され，カテコラミンやコルチゾールをはじめとする種々の異化ホルモンの分泌が亢進し，逆にインスリンやテストステロンなどの同化ホルモンの分泌は抑制される。この影響で体内に水分とナトリウムが貯留し，代謝基質が貯蔵部位から動員され，グルコース，遊離脂肪酸，ケトン体および乳酸の血中濃度が上昇する。異化が亢進し，窒素バランスは負に傾く。これらは術後の消耗や疲労の原因ともなる。

E. 精神面への影響

不安感や恐怖感がある患者は術後痛を強く訴え，オピオイドなどの鎮痛薬の要求量も多い傾向がみられる。逆に強い術後痛は，恐怖と不安を引き起こすので悪循環が成立する。強い術後痛が適切に治療されなかった場合，恐怖や不安は，怒り，恨み，さらには医師・看護師への敵対感情にすら変化する可能性がある。また，抑うつ，不眠症や術後譫妄のような精神異常をも生じる。術前から患者の不安や恐怖を取り除くよう精神面のケアに努めること，および術後十分な鎮痛処置を施すことが肝要である。

〔おわりに〕

本稿では術後痛の成因と結果について概説した。術後痛は，手術を受けた人のみが感じることのできる特異な感覚である。術後痛は早期にもっとも強く，術後疼痛の程度は個々人で大きく異なることを念頭に置きつつ，術後早期に個々の患者のニーズに応じた十分な鎮痛を図ることが，術後のQOL改善と回復促進に重要である。

参考文献

1) 林田眞和, 花岡一雄. 術後痛の生体に及ぼす影響. ペインクリニック 2003 ; 24 : 14-8.

2) 柴田正彦, 吉矢生人. 先制鎮痛. ペインクリニック 1997；18：29-32.
3) 花岡一雄. 痛みの機構. 十時忠秀, 並木昭義, 花岡一雄編. ペインクリニック療法の実際. 東京：南江堂；1996. p. 3-14.
4) 野口光一. 疼痛の伝達と抑制に関する神経路. 花岡一雄編. 痛み―基礎・診断・治療. 東京：朝倉書店；2003. p. 6-9.
5) 関山裕詩, 花岡一雄. 深部組織からの疼痛と関連痛. 花岡一雄編. 痛み―基礎・診断・治療. 東京：朝倉書店；2003. p. 57-60.
6) 表 圭一, 並木昭義. 術後痛とは. ペインクリニック 1997；18：12-13.
7) 細川豊史. 異所性アドレナージック α_2 受容体, Ectopic Firing（異所性興奮）. 小川節郎編. ペインクリニシャンのためのキーワード 100. 東京：真興交易（株）医書出版部；2000. p. 224-8.
8) 角田俊信, 花岡一雄. 中枢神経系の疼痛伝達抑制経路. 花岡一雄編. 痛み―基礎・診断・治療. 東京：朝倉書店；2003. p. 61-5.

〔林田　眞和, 藤本　幸弘, 花岡　一雄〕

II

術後痛に対する硬膜外鎮痛法
―局所麻酔＋鎮痛薬―

胸 部

[はじめに]

　胸部外科における術後痛管理の目的は，単に安静時の痛みを自制内に緩和することだけにとどまらない。究極のゴールは，術後合併症の予防と在院日数の短縮を目標に，術翌日から始まる早期リハビリテーションを促していくことにある。そのためには，

① 咳，深呼吸，体動にも耐える強力な鎮痛
② 運動機能障害がない（呼吸筋，下肢）
③ 血圧低下，起立性低血圧がない
④ 傾眠傾向がない
⑤ 排尿機能障害がない
⑥ 術後悪心・嘔吐（postoperative nausea and vomiting：PONV）がない

ことが求められる。

　この目的を達成するためには硬膜外鎮痛法，とりわけ低濃度の局所麻酔薬に少量のオピオイド鎮痛薬を混ぜたものを自己調節鎮痛（patient-controlled analgesia：PCA）併用下に高流量で投与することが勧められる。そこで，本稿では術前評価から術中管理も含め，筆者の実践する術後硬膜外鎮痛の実際を簡単にまとめて紹介する。

術前患者評価

　術後に局所麻酔薬を高流量で持続投与する際にしばしば問題視・危惧されるのが，血圧低下と起立性低血圧である[1)2)]。この副作用の発生を予見するうえで，術前患者評価は重要である。Jamesら[3)]は，開胸術後の硬膜外鎮痛として局所麻酔薬を投与した場合に重篤な血圧低下を招く危険因子として，心筋梗塞の既往とchronic pulmonary inflammationを指摘した。この肺の慢性炎症の指摘はこれまでの筆者の経験ともよく一致する。肺実質の破壊と気腫化の進行具合を術前胸部X線写真，CT，呼吸機能検査，聴診，胸郭の視診，日常活動度

の問診などにより評価しておく．術前心エコーが参考になることがある（後述）．

硬膜外穿刺

開胸術の術後痛としては主に
① 後側方開胸による術創部の痛み
② ドレーン刺入部の痛み（皮膚の穿刺部と肋間貫通部の痛み：通常は開胸した肋間より1肋間下で貫通）
③ 術側の肩の痛み
が挙げられる．

このうち硬膜外鎮痛が適応となるのは①と②である．皮膚分節でみると，肩甲骨下縁に沿ってきり上がった創の上端からドレーン刺入部の下端まで，T2–3 から T6–7 までが含まれる．したがって，理想的な穿刺部位としては T4–5 椎間か T5–6 椎間となる．

硬膜外試験注入

Touhy 針が硬膜外腔に到達したら慎重に 2％ メピバカイン 5 ml を注入する．正確に 10 分待ってブロック範囲を確認する．0〜4 度に冷蔵した保冷剤による冷覚の完全な喪失で評価した場合，通常 5〜7 分節のブロックを得る．血圧はこの 10 分に限れば，降下するとしてもせいぜい投与前値の 10〜20％ 程度にとどまる．この 10 分後のブロック範囲，血圧変動に対する評価を術中・術後管理の参考にする．ただし，術前評価によっては，4 ml もしくはそれ以下の量を慎重に分割注入する．動脈内留置カテーテルによる血圧の連続監視下に施行することを勧める．

カテーテルは 5〜7.5 cm とやや深めに留置している．カテーテルの固定は手術終了後に改めて消毒しなおしたうえで厳重に行う（図1）．翌日からのリハビリテーションにより自然に抜け出してくる可能性を警戒している．

術中管理

先制鎮痛（preemptive analgesia）の観点からも，十分な術中管理がよりよい術後痛管理に寄与するものと考える[4]．この点で，執刀前に非ステロイド性抗炎症薬（nonsteroidal

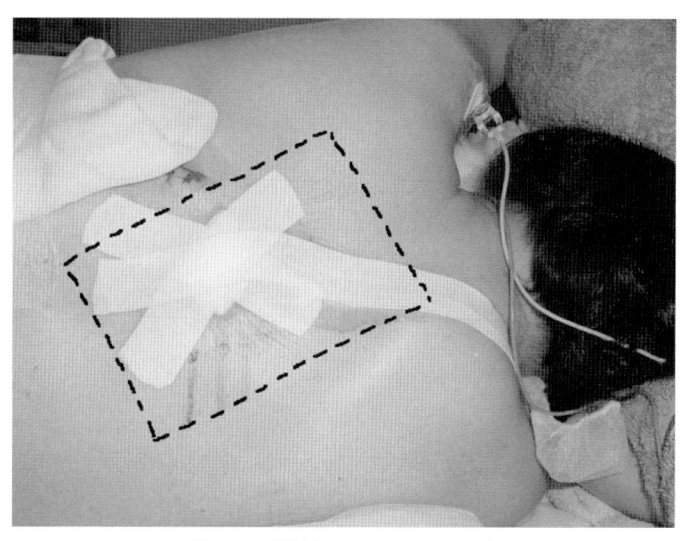

図 1 硬膜外カテーテルの固定

術後，再び消毒しなおし，エアゾール式殺菌性プラスチック包帯剤（ノベクタン®Ｌスプレー）を噴霧する。ガーゼで作った沈子を収縮テープでしっかりと押さえつけるように固定して一番上から透明なドレープ（オプサイト®，-----で表示）で保護している。

anti-inflammatory drugs：NSAIDs），ケタミンを投与することは検討の価値があるかもしれない（詳細は他項参照）。ロピバカインは0.5％もしくはそれ以下の濃度での使用を勧める。高濃度の局所麻酔薬を投与すると，症例によっては下肢の対麻痺状態が術後，長時間遷延することがある。これは，まれながらも起こりうる脊髄重大合併症をマスクし，早期発見・処置を遅らせる危険性がある。外旋位の弛緩性麻痺により腓骨神経麻痺が起きるかもしれない。静脈血栓形成が助長されるかもしれない。術後は速やかに運動機能が回復し，寝返り，膝立てなどが可能で，看護師による体位交換への協力が円滑にできることが望ましい。

　一方で，術中に開胸器が肋間にかかっている間は十分な筋弛緩が必要である。開胸器による肋間神経へのストレスは，術後急性期痛の増悪因子や開胸術後症候群の成因になる可能性がある[5]。実際には，①局所麻酔薬による筋弛緩作用，②筋弛緩薬による作用，③吸入麻酔薬による筋弛緩作用[6]によって構成される筋弛緩効果の総和で対処している。吸入麻酔薬の濃度は分離肺換気中でも酸素飽和度が許す範囲内で筋弛緩作用を期待して高めに維持している。血圧低下に対しては，ドパミンを投与する。筋弛緩の程度は筋弛緩モニターで監視しながら，四連反応比（train-of-four ratio：TOF ratio）0〜1以下，もしくは post tetanic count（PTC）で評価するレベルに維持している。

術後評価

　抜管後，ブロック範囲と上下肢運動機能を評価する。下肢の対麻痺状態が術後1時間以上続いた場合には，脊髄重大合併症を想定して，速やかに鑑別診断に向けた対処が必要である。長時間手術において，合併症が経過上早い段階にすでに発生していた場合には，この時点でも手遅れになる可能性がある。

術後硬膜外鎮痛

　下肢運動機能の回復が確認されたら，術後硬膜外鎮痛を開始する。
　0.2％ロピバカイン（フェンタニル2〜2.5 μg/ml 含有になるように調整済み）による高流量投与を行う。精密持続注入器として筆者の施設では，電気駆動式PCAポンプを採用している。術前評価，硬膜外試験注入，術中経過を総合的に評価して投与レジメを決定する。問題がないと判断された症例では5 ml/hr の持続投与とする。PCAは，ボーラス1.3 ml/回をロックアウト15分，4回/hr の追加投与による設定で開始する。5 ml/hr ではブロックが広がりすぎると判断された場合には，4 ml/hr 持続，PCAボーラス1 ml/回にする。
　制吐薬としてドロペリドールを0.5 mg/day となるように薬液バックに注入する。
　144時間（6日間）分を用意して施行している。この間，1日2回の術後回診を行っている。ピンプリックによるブロック範囲の確認，PCA履歴，リハビリの進行状況など，"はじめに"述べた①〜⑥の項目について管理シートに記入しながら術後経過を追跡する。必要に応じて持続投与速度・ボーラス投与量の調整，追加交換時の薬液内容の変更をしている。
　今回，後側方肋間/肋骨床開胸下に肺切除を施行された17症例の調査対象を得た[7]。このうち14症例は5 ml/hr，残り3症例は4 ml/hr もしくはそれ以下の持続投与で管理した。そこで，実際の症例の経過をデータに基づいて振り返る。前半は，5 ml/hr で管理した14症例の一連の調査結果を紹介する。後半は，術前患者評価と血圧低下の機序に焦点を当てる。4 ml/hr もしくはそれ以下で管理した3症例の経過を例示しながら，術後の血圧低下を考察する。

A. 5 ml/hr で持続投与した14症例の経過

　0.2％ロピバカインの平均投与速度（図2）：PCA履歴から計算された平均投与速度を示す。曲線の2つのピークから，1日目，2日目のリハビリに合わせて高流量が必要であった

図2 0.2％ロピバカインの投与量

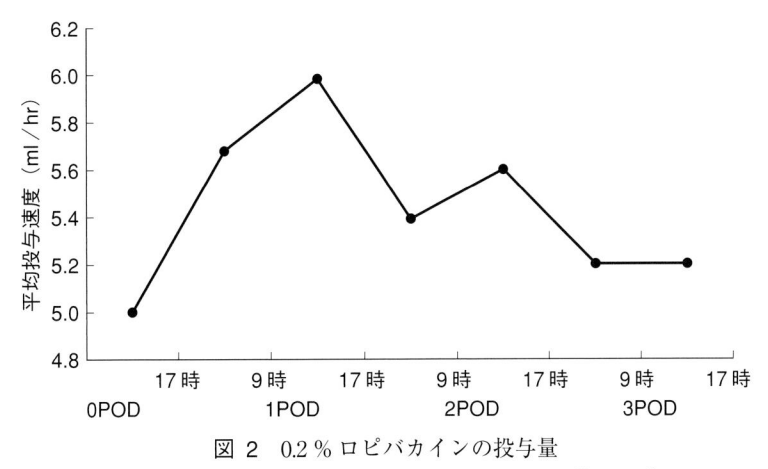

PCAの履歴を解析して得た平均投与速度。日中のリハビリの時間帯に一致してPCAリクエストが増えていた。

図3 ピンプリックによるブロック範囲の推移

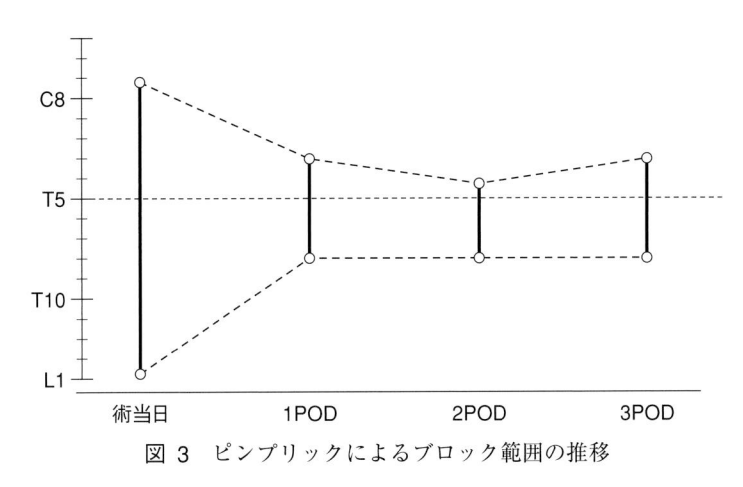

(図7，図8も参照)。

ブロック範囲（図3）：術後から1POD朝の段階では術中に使用した比較的高濃度（0.5％）の局所麻酔薬の影響がまだ残存していたと思われた。患者はPCAを併用しながら，適切な分節にブロックを維持していた。

安静時VAS（図4），咳・体動時VAS（図5），補助鎮痛薬の使用状況（図6）より，初めに述べた強力な鎮痛力価はほぼ達成できていたと思われる。ただし，術側の肩痛は評価対照から除いている。

術後経過から見た日常生活能（activities of daily living：ADL）の獲得状況（図7）：術翌日より呼吸理学療法士による訓練を開始した。ADLの内容は，レベルa：ベッド上臥位での呼吸理学療法，b：ベッドギャジアップしての呼吸理学療法，c：背もたれなしでの坐位保持からベッド端坐位まで，d：端坐位からの起立訓練とベッド周囲，室内歩行まで，e：病棟内周

図 4 安静時の VAS（肩痛を除く）

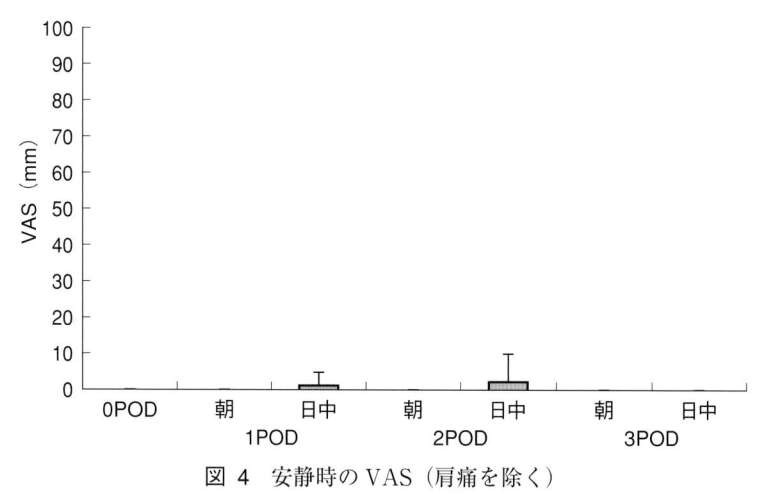

リハビリの影響か，1・2 POD の日中（リハビリ終了後に評価），安静時でもわずかに痛みをスケールする患者が散見された。

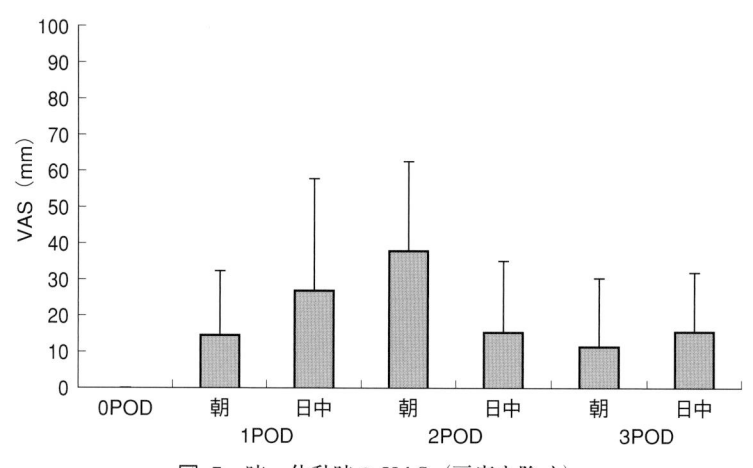

図 5 咳・体動時の VAS（肩痛を除く）
リハビリにも耐えうる十分な鎮痛力価が達成できた。

回歩行（完全離床）と区分して評価した。

離床率の推移（図8）：印象としては，開腹胃切除術よりやや離床は早く，どちらかといえば開腹胆嚢摘出術に近い経過に思われた。術後72時間以内にレベルeに到達できなかった患者の原因は，1名が起立性低血圧，他の1名が39℃の発熱であった。

主な副作用（図9）：昇圧薬の使用はすべて術中・術後（胸腔ドレーン）出血が原因であった。翌朝6時までの出血の総量が3名とも1000 ml 以上，うち1名は2000 ml 超であった。起立性低血圧に関しては後述するが，この症例は右肺下葉切除で残存肺の気腫化を合併していた。PONV の原因がすべて硬膜外持続鎮痛とは考え難い[8]。1名の女性の PONV は治療抵抗性で，硬膜外投与を中断しても継続した。患者希望で硬膜外投与は再開された。追加希望が

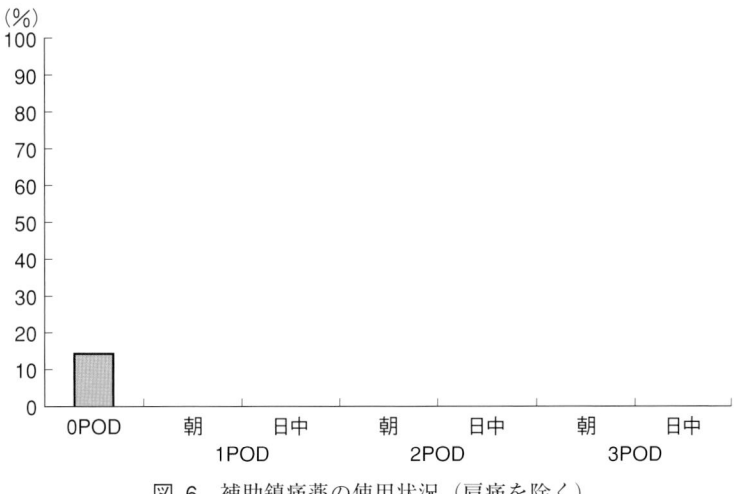

図 6　補助鎮痛薬の使用状況（肩痛を除く）

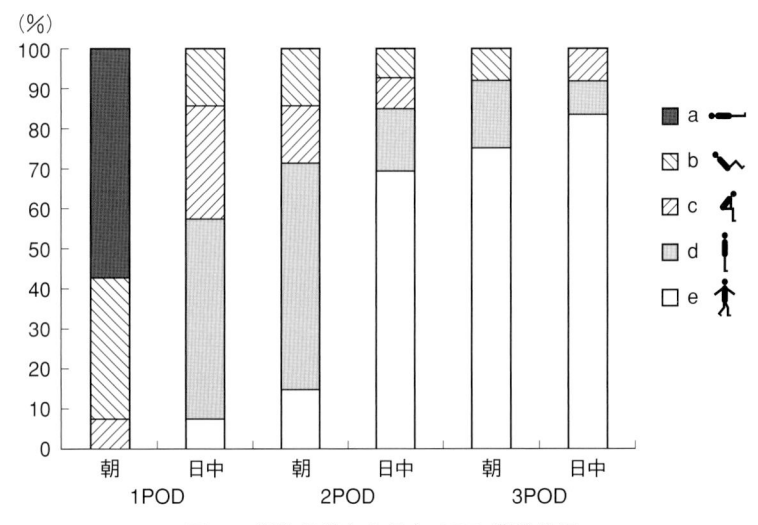

図 7　術後経過から見た ADL 獲得状況

1 POD 朝，正座をしてリハビリを待っている女性患者が 1 名いた（肺癌・右肺上葉切除術後）。

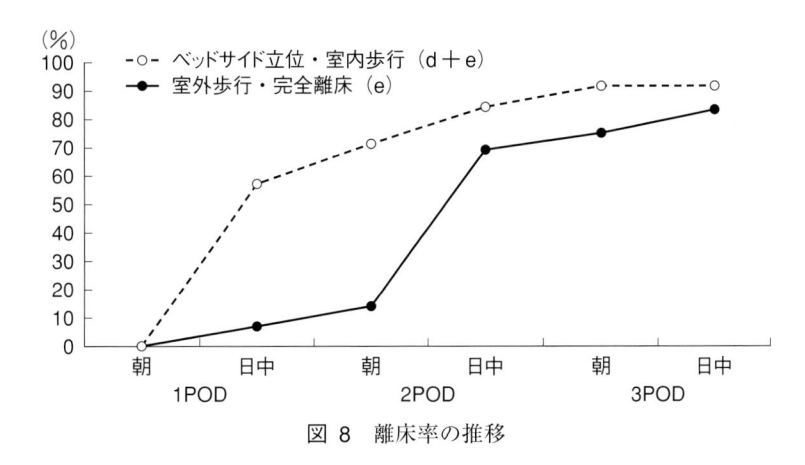

図 8　離床率の推移

図 9 副作用

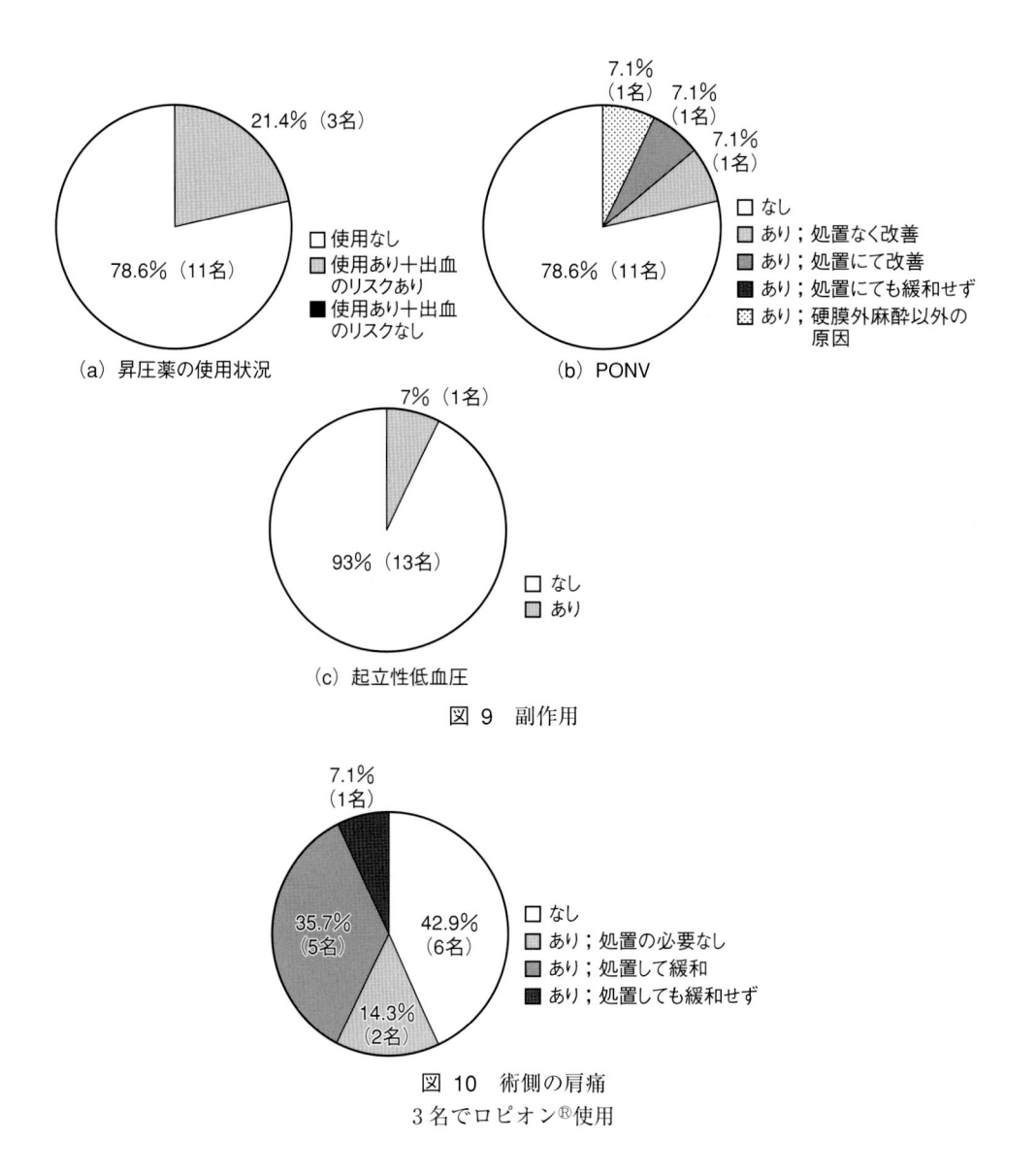

(a) 昇圧薬の使用状況
- 78.6%（11名）使用なし
- 21.4%（3名）使用あり＋出血のリスクあり
- 使用あり＋出血のリスクなし

(b) PONV
- 78.6%（11名）なし
- 7.1%（1名）あり；処置なく改善
- 7.1%（1名）あり；処置にて改善
- 7.1%（1名）あり；処置にても緩和せず
- あり；硬膜外麻酔以外の原因

(c) 起立性低血圧
- 93%（13名）なし
- 7%（1名）あり

図 10 術側の肩痛
3名でロピオン®使用
- 42.9%（6名）なし
- 14.3%（2名）あり；処置の必要なし
- 35.7%（5名）あり；処置して緩和
- 7.1%（1名）あり；処置しても緩和せず

強く，結局7日間施行したが，PCAリクエストは累計150回であった。PONVの原因が硬膜外鎮痛である場合，患者はPCAをリクエストしなくなる。

肩痛（図10）：術側の肩から上腕にかけて術後，しばらくして訴え始めた。術直後，ブロックが頸椎レベルに残っている間は訴えなかった。対処の指示として，①体位交換・楽になる姿勢を取らせる，②湿布薬を貼る，③フルルビプロフェンアキセチル（ロピオン®）静注としている。指示②までで対処可能なことが多い。湿布薬はプラセボ効果かもしれない。この痛みは術後早期リハビリの妨げにはならなかった。

排尿障害は発生しなかった[9]。問題となる傾眠傾向，下肢麻痺・脱力も発生しなかった。

上肢の脱力を 2～3 POD に 1 症例で認めた。投与速度を調整して改善した。

以上の結果から，今回提示したレジメは，十分な術後痛緩和と早期リハビリの両立に寄与しうると結論した。

B. 術前患者評価と術後の血圧低下

4 ml/hr 以下で持続投与を開始した症例①～③の経過を示す。

① 72 歳，男性，身長 155 cm，体重 38 kg。肺気腫合併，術後昇圧薬の使用あり。

② 69 歳，男性，身長 160 cm，体重 70 kg。特発性間質性肺炎合併，術後血圧低下なし。ただし 2 POD から歩行に際してドレーン刺入部の痛みにロピオン®を使用した。5 ml/hr に増量して以降は問題なし。

③ 70 歳，男性，身長 157 cm，体重 39 kg。右肺上葉感染性肺囊胞症（図 11，図 12 参照）。右肺上葉切除術後，膿胸に対して 14 POD に再開胸ドレナージを施行した。図 13 に再開胸の術後経過を示した。

上記 3 症例はいずれも術前患者評価と硬膜外試験注入の結果により，術後の血圧低下が術終了前から予見された。3 症例に共通しているのは，肺における慢性的炎症性変化の合併である。術前評価の項ですでに触れたが，これが術後血圧低下の重要な因子となる[3]。そこで，ここからは肺の慢性的炎症性変化と胸郭血液容量（thoracic blood volume：TBV），そして血圧低下について考察する。

TBV とは，肺動静脈，両肺内，4 つの心腔内，大動脈弓，胸腔内上下大静脈内に存在する中枢性血液容量から構成され，心拍出量を規定する要素の一つとして重要である[10]。肺の慢性的炎症性変化により肺実質が破壊され，肺胞の気腫化が進行する。これに伴い，肺胞周囲の肺毛細血管床は減少する。つまり左心前負荷を規定する肺内血液容量が減少する。一方，肺血管抵抗は増大する。これは右心後負荷の増大となる。肺の気腫化が進行すれば肺の過膨張を招く[11]。限られた胸腔内で気腔の占める割合が増せば，低圧系の容量血管である大静脈，右心腔内の血液容量の一部は胸腔外へシフトするかもしれない。以上の結果として，TBV が減少する。術前の心エコーによって下大静脈の狭小化や右心系の変形・容量不足を指摘されることがある。胸腔内に存在する上下大静脈の血液容量が減少すれば右心系の前負荷が減少することになり，この前負荷減少，先述の後負荷増大に加え，過膨張した肺に挟まれるなどの影響から右心からの 1 回拍出量は制限されていく。左心前負荷にあたる右心からの心拍出量が低下すれば，最終的には左心の心拍出量低下を来す。こうなれば，わずかな呼吸・循環ストレスに際しても重篤な血圧低下を招きうる。健常肺では，肺切除に伴う死腔効果によって新たに生み出される胸腔内陰圧により残存肺が代償性に過膨張する。これにより機能的残気量・肺胞周囲毛細血管床が活性化されるため，切除による影響は相殺され

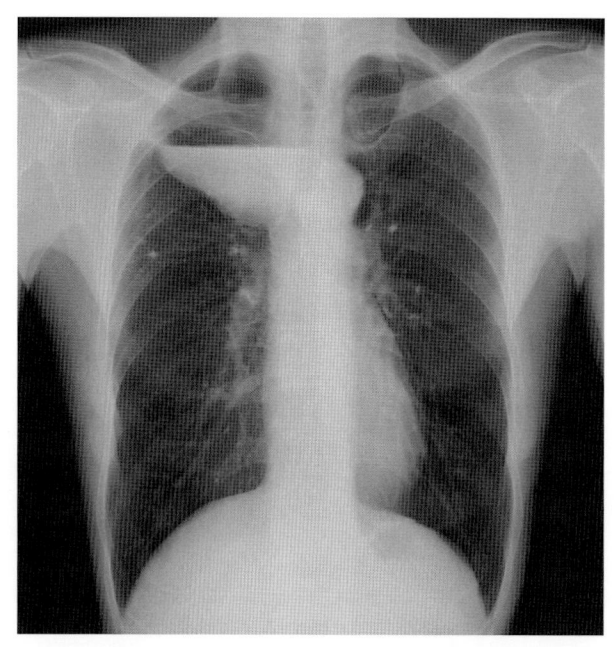

図 11 右上葉切除術の術前胸部 X 線写真
　右上肺野に液面形成を伴う囊胞を認める。横隔膜の平低，肋骨の挙上，肋間の開大，縦隔の狭小化から肺の過膨張が示唆される。肺野の透過性の亢進も見られる。

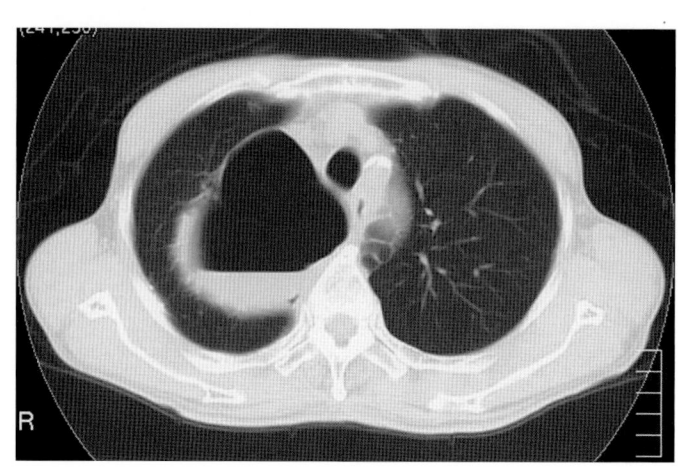

図 12 CT での囊胞のスライス
　右上葉を占有している。対側の肺野にも囊胞の集簇と，一部には気腫性の変化を認める。

る。一方，慢性的炎症性変化が進行した肺では，先述のように術前からすでに代償予備力が枯渇している。このため術後代償不全に陥りやすい。肺の慢性的炎症性変化を合併した患者における脆弱な循環動態をこのように推察している。

　肺線維症，慢性閉塞性肺疾患（chronic obstructive pulmonary disease：COPD），職業性肺疾患（塵肺，珪肺など）など，いずれも肺実質の不可逆的変化を伴う病態を合併した症例

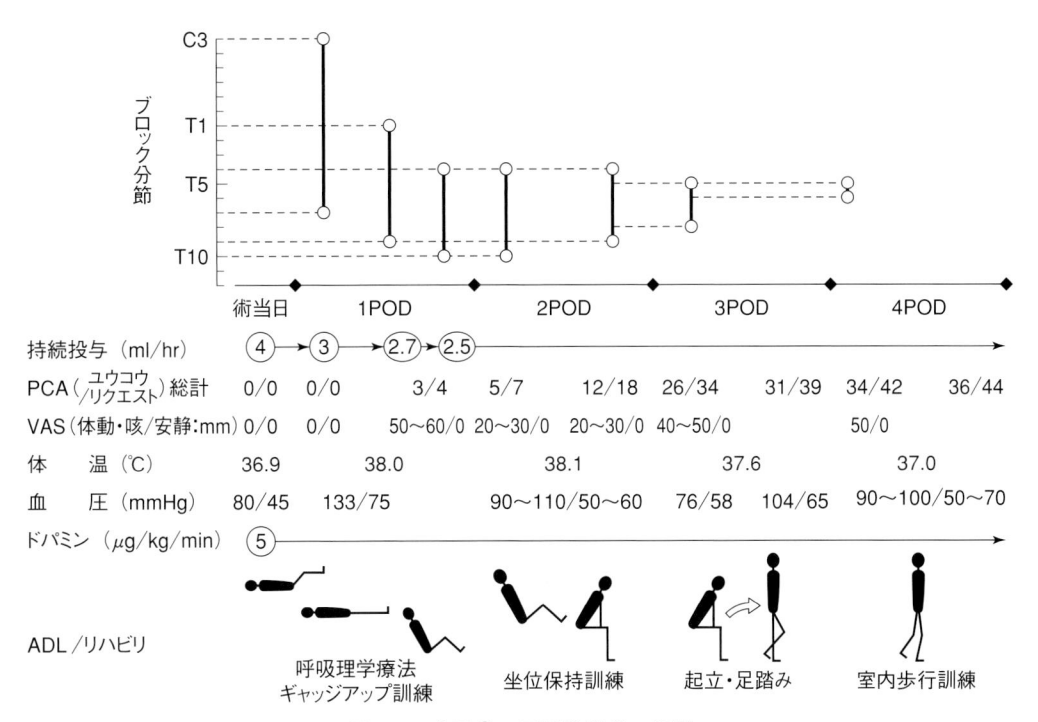

図13 症例③の再開胸術後の経過
硬膜外ブロックの範囲とは無関係に血圧は不安定である。ブロック範囲を確認しながらタイトレーションをした。リハビリ科の介入により今回の術後は離床・歩行が達成された。

では硬膜外試験注入，全身麻酔の導入などにより，しばしば重篤な血圧低下を招くことを経験してきた。通常の輸液負荷，昇圧薬投与には反応が乏しいこともよく経験する。これらの現象は胸部外科手術にかぎらない。病的に痩せた患者では特に警戒を要する。体重減少は，呼吸による酸素摂取量に比較して不相応に増大した呼吸仕事量[12]のために体内エネルギーバランスが破綻している結果であり，呼吸・循環機能不全が進行していることを示唆している（症例①③）。

リスクの高い患者には，硬膜外持続鎮痛が不可欠である。血圧低下を理由に硬膜外投与が中断され痛みを感じれば，患者の副腎髄質からエピネフリン・ノルエピネフリンが分泌するので，血圧は維持できるかもしれない。しかし，患者は痛みのために睡眠不足，体力の消耗，経口摂取不良，消化管機能低下などを来し，栄養状態の低下から容易に感染を助長してくる。このことは症例③によく現されている。1回目の術後，血圧低下を理由に硬膜外投与は中断された。疼痛コントロールがなされず，離床も進まない一方で状態は悪化していった。十分な患者評価に基づき，適切な輸液管理，昇圧薬の投与も含め，術後痛緩和に必要な処置をためらうべきではない（図13参照）。

〔おわりに〕

胸部外科術後硬膜外鎮痛における筆者の取り組みを紹介した。術前患者評価から術後痛管理までの一貫した専門麻酔科診療が術後合併症予防，在院日数短縮に寄与すると信じている。医療費の包括化が進められる厳しい医療情勢のなか，術後硬膜外鎮痛の重要性・意義は今後もますます深まっていくものと考えている。

参考文献

1) Shulman M, Sandler AN, Bradley JW, et al. Postthoracotomy pain and pulmonary function following epidural and systemic morphine. Anesthesiology 1984；61：569-75.
2) Griffiths DPG, Diamond AW, Cameron JD. Postoperative extradural analgesia following thoracic surgery：A feasibility study. Br J Anaesth 1975；47：48-55.
3) James EC, Kolberg HL, Iwen GW. Epidural analgesia for post-thoracotomy patients. J Thorac Cardiovasc Surg 1981；82：898-903.
4) 有田英子，花岡一雄．Pre-emptive Analgesia は有効か無効か？ Anesthesia 21 Century 2001；3：555-60.
5) Katz J, Jackson M, Kavanagh BP. Acute pain after thoracic surgery predicts long-term post-thoracotomy pain. Clin J Pain 1996；12：50-5.
6) 藤原元始，大森義仁，吉利 和ほか監訳．全身麻酔薬 I．吸入麻酔薬．グッドマンギルマン薬理書．第7版．東京：廣川書店；1989. p. 333-51.
7) 石村博史，岩垣圭雄，竹中伊知郎ほか．開胸術後早期リハビリに対する 0.2%ロピバカイン（フェンタニル 2 — 2.5 μg/ml）硬膜外高流量投与の影響．J Anesth 2005；19 suppl：P1-32-01.
8) Watcha MF, White PF. Postoperative nausea and vomiting：Its etiology, treatment, and prevention. Anesthesiology 1992；77：162-84.
9) 石村博史，滝塚 敦，石黒良彦ほか．一般市中病院における持続硬膜外ブロックによる術後疼痛管理の合併症・副作用―排尿障害とその防止対策―．日臨麻会誌 2004；10：637-46.
10) 村松 準 監訳．血液と循環．循環の生理．東京：医学書院；1989. p. 1-17.
11) 堀江孝至 訳．慢性閉塞性肺疾患．ウエスト 呼吸の生理と病態生理．東京：メディカル・サイエンス・インターナショナル；2002. p. 37-59.
12) 天羽敬祐．換気のメカニックス E 呼吸の仕事量．天羽敬祐編．呼吸の臨床生理．第2版．東京：中外医学社；1981. p. 50-3.

〔石村　博史〕

上腹部

[はじめに]

　上腹部手術の術後痛の全身に及ぼす影響のうちでもっとも重要なことは，呼吸器系の機能低下が大きく，その持続期間が長いことである[1]。術後合併症の予防の観点から，呼吸機能の低下を最小限にすることが術後疼痛管理に求められる。硬膜外鎮痛は低濃度の局所麻酔薬とオピオイドをうまく組み合わせることで，より少ない薬物の使用量で良好な鎮痛効果が得られるため，われわれは上腹部手術の疼痛管理の第一選択として位置づけている。手術術式は，低侵襲，機能温存，早期社会復帰を目指したものになりつつある。これらを反映して，硬膜外鎮痛には安全性，良好な鎮痛効果，少ない副作用に加えて，早期離床や機能回復の促進，さらに高い患者の満足度が求められるようになってきている。硬膜外針やカテーテルの材質の改良，簡易注入器や自己調節硬膜外鎮痛（patient-controlled epidural analgesia：PCEA）の導入，新しい局所麻酔薬ロピバカインの臨床使用などは，患者の生活の質を劇的に改善した。ここでは上腹部手術に対する術後鎮痛の意義と，われわれが行っている硬膜外鎮痛の実際について紹介する。われわれは試行錯誤を繰り返し現在の方法に至っている。術後疼痛管理は，その施設の医療事情を大きく反映する。その施設にあったシステムの構築が重要である。読者の皆様の参考になれば幸いである。

上腹部痛に対する硬膜外鎮痛の基礎

A. 上腹部痛の呼吸機能に及ぼす影響

　Craigら[1]によると，上腹部手術では下腹部手術と比較して横隔膜機能の低下の程度が大きく，持続期間が長い。肺活量は手術直後には術前の40％まで低下し，術後1週間経っても術前の60〜70％までにしか回復しない。1回換気量は低下し，有効な咳嗽を行える吸気が制限されている。機能的残気量も術後24時間までに術前の70％まで低下する。これは術

後数日続き，7～10日で正常化する。機能的残気量の低下は末梢気道の閉塞を生じ，換気血流比の低下により低酸素血症を引き起こす。

Fordら[2]は，上腹部手術後では横隔膜の機能が低下し，腹式呼吸から胸式呼吸に大きくシフトすることにより，無気肺，肺活量の低下，低酸素血症の原因となっていることを報告している。

Pansardら[3]は，上腹部手術後には全換気量，全換気量に対する腹式呼吸による換気量の割合，横隔膜の収縮力の低下が起こり，それに伴って呼吸数が増加することを報告している。硬膜外鎮痛により横隔膜の電気的な活動の増加が認められ，1回換気量，呼吸数，横隔膜の収縮力はほぼ術前のレベルまで回復するが，全換気量に対する腹式呼吸による換気量の割合は術前の50％程度までしか回復しない。硬膜外ブロックが横隔膜機能に対して抑制作用のある求心線維を遮断することがその機序であると推測している。

B. 硬膜外鎮痛は患者の予後を改善するか

低濃度の局所麻酔薬とオピオイドを組み合わせた硬膜外鎮痛は，消化管機能の回復を促し，咳嗽や深呼吸時の鎮痛に優れており，早期離床を促進し，術後の肺血栓塞栓症の発生率を下げることが期待できる。

Rogersら[4]は141施設，9559症例のメタアナリシスより，区域麻酔（硬膜外麻酔，脊髄くも膜下麻酔）の併用が術後の死亡率，合併症に及ぼす影響について検討した。区域麻酔の併用により術後30日以内の死亡率が30％，深部静脈血栓症が44％，肺塞栓が55％，肺炎が39％，呼吸不全が59％，輸血の割合が50％減少した。これに対して区域麻酔の方法が，硬膜外麻酔か，脊髄くも膜下麻酔か，持続投与か，単回投与かが統一されていないという母集団の不均一性があり，批判があった。

Riggら[5]は，オーストラリアでの多施設共同研究により，915症例の腹部の大手術を受けたハイリスク患者を対象に，術後30日の死亡率と罹患率について比較した。硬膜外鎮痛群ではブピバカインまたはロピバカインの持続投与を行い，補助的にペチジンまたはフェンタニルを使用した。一方の対照群では，オピオイドを自己調節鎮痛法（patient-controlled analgesia：PCA）または医師が調節する鎮痛法で補助的に非ステロイド性抗炎症薬を用いた。結果として，硬膜外鎮痛群のほうが，ペインスコアが低く，呼吸不全の発生が少なかった。そのほかの項目は死亡率を含めて有意差がなかった。

Peytonら[6]も追試を行ったが，呼吸不全以外に両群に有意差がなかった。前述したように，硬膜外鎮痛は呼吸機能に対しては優れた効果が期待できるが，硬膜外鎮痛が行えない患者であってもPCAのような鎮痛対策をしっかりと行えば，けっして予後は悪化しないと考えられる。

一方で，患者の生活の質に関してはどうであろうか。Carliら[7]は，大腸手術の64症例の患者を対象に，退院後3週と6週での生活の質（SF36の8項目のテストで評価），機能的運動能力（6分間の歩行テスト）と，術後の疼痛と消化管機能，離床までの時間，食事開始，入院期間や合併症について硬膜外鎮痛とPCAとで比較した。硬膜外鎮痛群のほうが，生活の質と機能的運動能力の低下が少なく，安静時，体動時，咳嗽時のVASが低く，消化管機能の回復，食事，生活の質の回復が良好であった。入院期間や合併症には有意差がなかった。

これらの結果を踏まえ，われわれは上腹部手術に対しては硬膜外鎮痛を第一選択とするが，それが禁忌となる患者に対してはオピオイドによるPCAを行っている。

上腹部痛に対する硬膜外鎮痛の実際

われわれの施設で行っている方法について文献的考察を加えて紹介する。

A. 硬膜外鎮痛の適応

開腹手術または腹腔鏡（補助下）手術で，患者（または保護者）の同意が得られれば，以下の禁忌とならない症例に行っている。協力が得られない患者，脊椎や脊髄の疾患，出血傾向や抗凝固療法中，菌血症，アトピー性皮膚炎や穿刺部位に感染のある患者は除外する。術中に全身ヘパリン化を行う患者には前日に硬膜外カテーテルを挿入し，出血のないことを確認したのちに使用する。肝硬変や血小板減少を合併した患者では，臨床的な出血傾向がなく，血小板数5万/mm^{3}以上，プロトロンビン時間（prothrombin time：PT）50％以上，prothrombin time-international normalized ratio（PT-INR）1.5未満，活性化部分トロンボプラスチン時間（activated partial thromboplastin time：APTT）50秒以内を目安に適応を決定している。血小板数に関しては，術後の低下も考慮しなければならない。除外症例ではモルヒネやフェンタニルによるPCAを行っている。

B. 施行期間

腹腔鏡下胆嚢摘出術などの比較的疼痛が軽度である場合は1日から2日であるが，一般的には4日から6日程度としている。ドレーン抜去をひとつの目安にしている。食道癌手術，膵頭十二指腸切除術，区域切除以上の肝切除術は1週間としている。感染の頻度が増加するため，原則として1週間を超えないようにしている。

C. 硬膜外カテーテルの挿入と管理

術後の硬膜外膿瘍を経験して以来，消毒方法と使用機材の見直しを行った。

1. 消　毒

Kinironsら[8]の報告によると，消毒効果はクロルヘキシジンアルコールを使用する場合がもっとも効果があった。われわれは，まずクロルヘキシジンアルコールで1回消毒を行ったのち，ポビドンヨードを2回しっかり方向を変えて塗布し，4分以上待ってから穿刺を行うようにしている。

2. 使用機材

Touhy針を含むすべての機材は図1に示すオールインワンの滅菌パックで供給されている。挿入直前に開封して使用する。カテーテル挿入部位は，手術中の腹腔洗浄などで汚染される危険性があるので，透明なドレープで被覆する。手術終了後に再度，刺入部の観察とポビドンヨードによる消毒を行う。細菌フィルタは使用するが，交換は行わない[9]。

3. 硬膜外腔の穿刺部位と穿刺方法

食道癌の場合は硬膜外カテーテルを1本しか入れないため，第6-7胸椎間から挿入している。それ以外の上腹部手術では，第7から第10胸椎間から穿刺している。穿刺方法は傍正中法，または正中法で行い，硬膜外腔の確認は生理食塩液による抵抗消失法で行っている。

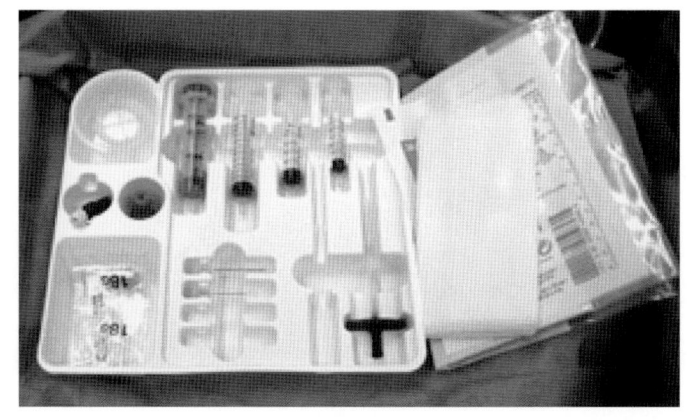

図 1　硬膜外穿刺セット

Touhy針，カテーテル，フィルタのほか，注射器，注射針，ドレープ，ガーゼ，消毒用ブラシがひとつのパッケージになっている。穿刺直前に開封して使用する。

4. カテーテルの固定

痩せて皮膚の可動性の大きい患者では、カテーテルの自然抜去が多い。2割程度の患者で術後2～3日後に自然抜去が生じたため、3日以上使用する場合は絹糸またはナイロン糸で皮膚に固定している。この場合、皮下でカテーテルが屈曲し、薬液の注入が困難になることがあるので、注意が必要である。機械式ポンプを使用する場合は閉塞アラームに注意し、ディスポーザブル簡易注入器を使用する場合は定期的に薬液の残量をチェックする必要がある。

5. テストドース

吸引試験により髄液や血液の逆流がないことを確認したのち、テストドースとして2％リドカインまたはメピバカインを3ml注入する。エピネフリンは使用していない。下肢の運動麻痺や呼吸困難がないことを確認したのちに全身麻酔を導入する。時間的な余裕があればコールドサインテストやピンプリックテストを行う。明らかな髄液の逆流がなく、テストドースで異常を認めない場合でも、術後にくも膜下腔へのカテーテルの迷入が疑われた数症例を経験しており、注意が必要である。

6. 麻酔回復室での観察と術後の管理（回診）

麻酔回復室では、コールドサインテストまたはピンプリックテストを行い、麻酔範囲を同定する。その後ディスポーザブル簡易注入器またはPCAポンプを接続する。PCEAは表1の設定で開始する。視覚的評価尺度（visual analogue scale：VAS）やPrince Henry score（PHS）を用いた疼痛評価と下肢の運動麻痺の有無、傾眠、悪心・嘔吐、血圧低下などの副作用の観察を行う。術後はアメリカ麻酔学会のガイドライン[10)11)]に従って、acute pain serviceの担当者が朝夕に1日2回の回診を行っている。表2に示す項目について観察し、図2に示す用紙に記録する。鎮静度、悪心・嘔吐、瘙痒、尿閉、睡眠、下肢の運動麻痺はスコア化している。疼痛と副作用に応じて設定は変更する。通常、術後2～3日で疼痛が軽減してくるので、持続投与を徐々に減量する。急に中止するとanalgesia gapを生じて[11)]、患者の満足度が低下する。表3の項目について硬膜外カテーテルの管理を行う。硬膜外カテーテル刺入部の消毒は術後48時間、以後48～72時間の間隔で行っている[12)]。表皮剥離や刺入部からの浸出液がある場合は毎日、観察と消毒を行う。消毒はクロルヘキシジンアルコールまたはポビドンヨードで行っている。

D. 使用薬物

薬物とその投与量は施設ごとで大きく異なると考えられる。その施設の方針にあったもの

表 1 PCEA の設定

	成人	小児
組成	0.15％ロピバカイン＋フェンタニル2 μg/ml #	0.2％ロピバカイン＋フェンタニル2 μg/ml *
持続投与	3〜4 ml/hr	0.05〜0.1 ml/kg/hr
ボーラス	2〜3 ml	0.05〜0.1 ml/kg
ロックアウト時間	20分	20分

\#：80歳以上は1.5 μg/ml，30歳以下3 μg/ml
＊：新生児，乳児は0.1％ロピバカイン＋フェンタニル1 μg/ml

表 2 術後回診の観察項目

PCAポンプの設定の確認と変更
　履歴の確認と記録，薬物の使用量と残量の確認
疼痛評価
　VAS（安静時と体動時または咳嗽時）
　Prince Henry score
鎮静度の評価
副作用の評価
　悪心・嘔吐
　瘙痒
　尿閉
　下肢の運動麻痺（Bromage scale）
回復の指標
　消化管機能：排ガス，飲水，食事開始
　運動機能：坐位，立位，歩行開始
補助鎮痛薬の使用状況
イベントの記録
バイタルサインのチェック

を選択すればよいと考える．詳細は他項に譲る．われわれは PCEA では表1に示すように 0.15％ ロピバカインと 2 μg/ml のフェンタニルの混合液を使用している．

1. 局所麻酔薬

2002年より，ブピバカインからロピバカインに変更した．ロピバカインは中枢神経系，循環器系の副作用が少なく，運動神経の遮断作用が弱いので使用しやすい．上腹部手術では第10胸椎以上の椎間で硬膜外カテーテルを挿入しているので，0.2％ 以下の濃度のロピバカインで下肢の運動麻痺を生じることは非常にまれである．局所麻酔薬単独で使用することは腹腔鏡下手術のみで，原則としてオピオイドを併用している．

上腹部

科 _____ 氏名 _____ 年齢 ___ 歳 M／F（___ 号室） 主治医： 診断／術式																
Epidural, iv	0PDO /		1PDO /		2PDO /		3PDO /		4PDO /		5PDO /		6PDO /		7PDO /	
	回復室	病棟帰室後	AM	PM	AM	PM	AM	PM	AM	PM	AM	PM	AM	PM	AM	PM
時間	：	：	：	：	：	：	：	：	：	：	：	：	：	：	：	：
設定 持続投与（ml/h）																
ボーラス・LOT																
総量（ml）																
注入回数（追加量／総量）リクエスト	/	/	/	/	/	/	/	/	/	/	/	/	/	/	/	/
薬液量（追加量／総量）	/	/	/	/	/	/	/	/	/	/	/	/	/	/	/	/
疼痛評価 VAS（安静時）																
VAS（体動時）																
PHS																
VRS																
副作用 鎮静（score）																
PONV（score）																
掻痒（score）																
排尿障害（score）																
Bromage score																
その他																
回復 ①排ガス／②飲水／③摂食																
①坐位／②起立／③歩行																
観察医署名																
その他 ①睡眠（薬物の使用の有無）、②補助鎮痛薬の使用状況、③ドレーン・胃管・バルーンの抜去など、④創とドレーンの略図	☐		☐		☐		☐		☐		☐		☐		☐	
ガーゼ交換（マーカー）	☐															

図 2 PCA 管理表

acute pain service の担当医が少なくとも 1 日 2 回の回診を行って記録する。夜間や休日でも当直医が見て一目で経過が分かるようになっている。

表 3 硬膜外カテーテルの管理

感染の予防（消毒とドレッシング）：48〜72時間ごと
刺入部の観察
浸出液，出血の有無
皮下でのカテーテルの屈曲の有無
テープかぶれ，表皮剝離の有無
カテーテルマーカー
カテーテル接続部の観察

2. オピオイド

日本では，モルヒネとフェンタニルのみが使用できる。われわれは作用発現が速く，遅発性の呼吸抑制の危険性が少ないフェンタニルを使用している。モルヒネの硬膜外投与では，静脈内投与と比較して排尿障害と瘙痒の頻度が高い[11]。

E. 薬物の投与方法と投与量

以前はシリンジポンプを使用していたが，シリンジ交換の煩雑さと携帯性から，現在では主にPCAポンプを使用している。腹腔鏡下手術のみディスポーザブル簡易注入器を使用している。ロピバカインに変更して低濃度，高用量になったため，容量の大きなディスポーザブル簡易注入器になっている。可変式，PCA機能付きのものがあるが，われわれは図3に示す可変式のもの（2，3，5 ml/h または 2，4，6 ml/h）を使用している。履歴が分からないため安全管理の点からPCA機能付きディスポーザブル簡易注入器は使用していない。表1にPCEAの薬液の組成と設定を示す。調剤は手術室で行っている。約5〜6日使用できるように症例に応じて500〜600 mlを調製する。図4のように，コスト削減のために500 ml生理食塩液のバッグを利用している。静脈ルートと誤認されないように識別可能な赤色のラベルと注入口の封鎖を行っている。

F. 副作用

最近のPCEAでの副作用の頻度は，血圧低下が8％，悪心・嘔吐が17％，排尿障害が8％であった。過鎮静や呼吸抑制はなかった。基本的に術後はintensive care unit または high care unitに収容するので，副作用が出現すると持続投与量を減量することで対応できている。

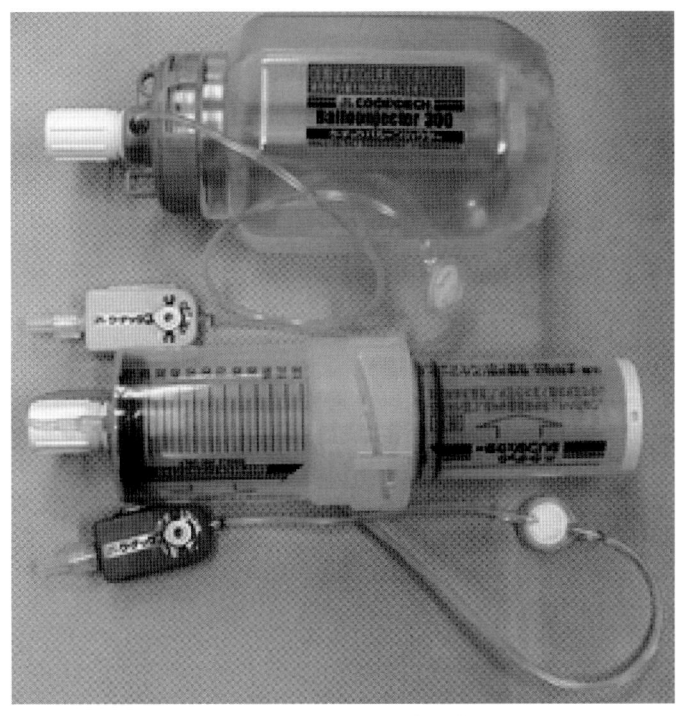

図3 ディスポーザブル簡易注入器
上はバルーン式のもので300 mlと高容量の充填が可能であるが，使用量は重量を計測しなければ分かりにくい。下は120 mlの容量で，注入量が正確に分かる。

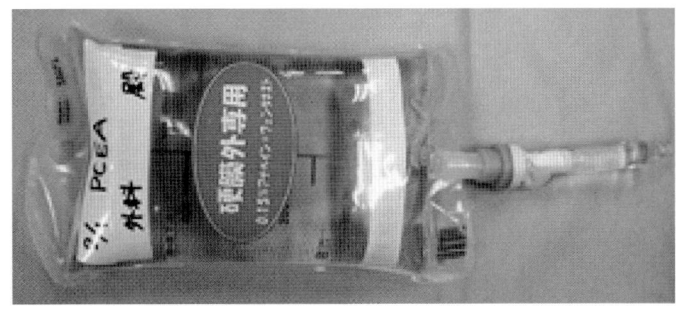

図4 PCEAの薬物調製用バッグと専用回路
コスト削減のため通常の生理食塩液の500 mlのソフトバッグで調製している。専用の回路は通常の輸液セットと同じ形状のため，誤接続を防ぐために接続部はテープを巻いて封鎖している。薬物名を書いた赤色のラベルを貼り，他の輸液製剤と識別しやすくしている。

G. 合併症

血管内やくも膜下への硬膜外カテーテルの迷入は，挿入時の吸引試験やテストドースである程度鑑別できる。もっとも重篤な合併症として，硬膜外膿瘍や血腫が挙げられる。いずれも神経学的な後遺症を生じ，患者に多大な不利益を与えるので十分な注意が必要である。数

年前に重篤な硬膜外膿瘍を経験して以来，前述した機材，消毒法や硬膜外カテーテルの管理の見直しを行った。硬膜外血腫の経験はないが，術後の深部静脈血栓症の予防としてヘパリンを使用する症例が増えてきている。硬膜外カテーテル抜去の時期は，アメリカの局所麻酔学会のコンセンサス[13]に従って，ヘパリン中止後4時間後としている。

術後痛研究会の知見

過去7回にわたる多施設共同研究の結果，上腹部痛に対するオピオイドを併用した局所麻酔薬による持続硬膜外鎮痛において以下に示す知見が得られた[14]。

① 手術開始前に局所麻酔薬をボーラス投与したあとで持続投与を行ったほうが，術後早期の鎮痛効果が改善する。

② 1日あたりのオピオイドの至適投与量はフェンタニル300 μg，モルヒネ3 mgである。

③ オピオイドの投与量が同じであれば，局所麻酔薬の投与量が多いほど鎮痛効果が高いが，血圧低下の頻度が高くなる。

④ 3 mg/日のモルヒネを併用したロピバカインの至適濃度と投与速度を決定するために，0.2％・4 ml/hr，0.1％・8 ml/hr，0.133％・8 ml/hrで比較したところ，0.2％・4 ml/hrがもっとも鎮痛効果が高く，副作用が少なかった。

ディスポーザブル簡易注入器を用いた持続硬膜外鎮痛においては，3 mg/日のモルヒネを併用した0.2％ロピバカイン4 ml/hrがひとつの目安になるであろう。

特殊な場合

小児の場合は基本的に意識下にカテーテルを挿入しているが，年少児で患者の協力が得られない場合は全身麻酔下に挿入している[15)16]。8歳くらいから意識下の挿入が可能である。年少児では胸部からカテーテルを挿入するとカテーテルの屈曲の頻度が高い。腰部から挿入するほうが，閉塞アラームが鳴る頻度は低い。カテーテルが細いので屈曲や挿入部からの薬液の漏出が多い。仙骨裂孔から硬膜外カテーテルを挿入する場合は，尿や便により汚染されやすいので注意が必要である。年少児で全身麻酔下に硬膜外カテーテルを挿入する場合は，カテーテルが比較的まっすぐに進展しやすいので，無理に胸部からは挿入せずに腰部から行っている。

〔おわりに〕

　上腹部痛は呼吸機能を低下させ，術後の呼吸器系合併症の原因となる。低濃度の局所麻酔薬とオピオイドを組み合わせた硬膜外鎮痛は優れた鎮痛方法である。手術の低侵襲化が進み，入院期間の短縮による医療費削減が進む中で，術後鎮痛には安全性，良好な鎮痛効果，少ない副作用に加えて，早期離床や機能回復の促進，さらに高い患者の満足度が求められている。ここ十数年で，新しい薬物や機器の出現により術後疼痛管理は飛躍的に進歩した。一方で，術後疼痛管理はその施設の医療事情を反映している。施設ごとの術後疼痛管理のコンセンサスと acute pain service のようなシステムの構築が今後の課題であろう。

参考文献

1) Craig DB. Postoperative recovery of pulmonary function. Anesth Analg 1981；60：46-52.
2) Ford GT, Wihtelaw WA, Rosenal TW, et al. Diaphragm function after upper abdominal surgery in human. Am Rev Respir Dis 1983；127：431-6.
3) Pansard J, Mankikian B, Bertrand M, et al. Effects of extradural block on diaphragmatic electrical activity and contractility after upper abdominal surgery. Anesthesiology 1993；78：63-71.
4) Rogers A, Walker WS, McKee A, et al. Reduction of postoperative mortality and morbidity with epidural or spinal anaesthesia. Br Med J 2000；321：1493-7.
5) Rigg JRA, Jamrozik K, Myles BS, et al. Epidural anaesthesia and analgesia and outcome of major surgery：a randomized trial. Lancet 2002；359：1276-82.
6) Peyton PJ, Myles PS, Silbert BS, et al. Perioperative epidural analgesia and outcome after major abdominal surgery in high-risk patients. Anesth Analg 2003；96：548-54.
7) Carli F, Mayo N, Klubien K, et al. Epidural analgesia enhances functional exercise capacity and health-related quality of life after colonic surgery：results of a randomized trial. Anesthesiology 2002；97：540-9.
8) Kinirons B, Mimoz O, Lafendi L, et al. Chlorhexidine versus povidone iodine in preventing colonization of continuous epidural catheters in children：a randomized, controlled trial. Anesthesiology 2001；94：239-44.
9) De Cicco M, Matovic M, Castellani GT, et al. Time-dependent efficacy of bacterial filters and infection risk in long-term epidural catheterization. Anesthesiology 1995；82：765-71.
10) American Society of Anesthesiologists：Practice guidelines for acute pain management in the perioperative setting：A report by the American Society of Anesthesiologists Task Force on Acute Pain Management. Anesthesiology 1995；82：1071-81.
11) Practice Guidelines for Acute Pain Management in the Perioperative Setting. An updated

report by the American Society of Anesthesiologists Task Force on Acute Pain Management. Anesthesiology 2004 ; 100 : 1573-81.
12) 櫻木忠和, 比嘉和夫, 檀健二郎ほか. 持続硬膜外ブロック中の皮膚消毒間隔の検討. 麻酔 1990 ; 39 : 328-34.
13) Horlocker TT, Wedel DJ, Benzon H, et al. Regional anesthesia in the anticoagulated patient : Defining the risks (The Second ASRA Conference on Neuraxial Anesthesia and Anticoagulation). Reg Anesth Pain Med 2003 ; 28 : 172-97.
14) 田中裕之, 田口仁士. 術後痛研究会7次研究発表レポート. 術後研究会編. 2005.
15) 田中裕之, 弓削孟文. 小児の術後疼痛とPCA. ペインクリニック 2000 ; 21 : 49-55.
16) 田中裕之. 小児の術後疼痛管理の合併症・副作用とその対策. ペインクリニック 2004 ; 25 : 909-18.

（田中　裕之, 弓削　孟文）

下腹部

〔はじめに〕

　手術患者の術後管理において，積極的にさまざまな苦痛を取り除くことが求められているが，下腹部手術においても例外ではない。下腹部手術の場合，骨盤臓器の手術がほとんどであり，呼吸・循環への影響が少ないものの神経支配は広範囲にわたり，下腹部の切開創や腹膜，臓器への手術侵襲は強い痛みを生じさせる。術後の直腸・膀胱機能障害も苦痛を増強させる。全般的には，下腹部手術は上腹部手術よりも侵襲や術後痛が少ないとされるが，侵襲と術後痛の程度は手術内容や手術時間などによって異なり，下腹部手術後の苦痛が少ないものではない[1]。

　硬膜外鎮痛法は，鎮痛薬の全身投与と比較して，手技は複雑であるがより優れた鎮痛効果が期待できる[2)3)]。実際上は，術中の鎮痛のために硬膜外カテーテルを利用して持続硬膜外麻酔を行い，引き続いて術後の硬膜外鎮痛を行うことになる。合併症なく満足度の高い術後鎮痛を得るために，局所麻酔薬（以下局麻薬）やオピオイドを用いて，患者やその手術に合わせた適切な硬膜外鎮痛法を行うことが大切である。

下腹部手術の種類と侵襲

　産婦人科，泌尿器科，大腸肛門外科がほとんどを占め，種類として帝王切開，子宮・卵巣手術，前立腺・膀胱手術，直腸・肛門手術などがある。切開創の下腹部腹壁は，T10-L1の肋間，肋下，腸骨下腹神経の支配を受けている（図1）。下腹部手術で侵襲を受ける腹壁以外の臓器・組織としては，子宮，卵巣，尿管，膀胱，前立腺，尿道，虫垂，S状結腸，直腸，肛門，会陰部，関係する腹膜などであるが，それらの神経支配を考慮して硬膜外鎮痛を行わなければならない[4]。

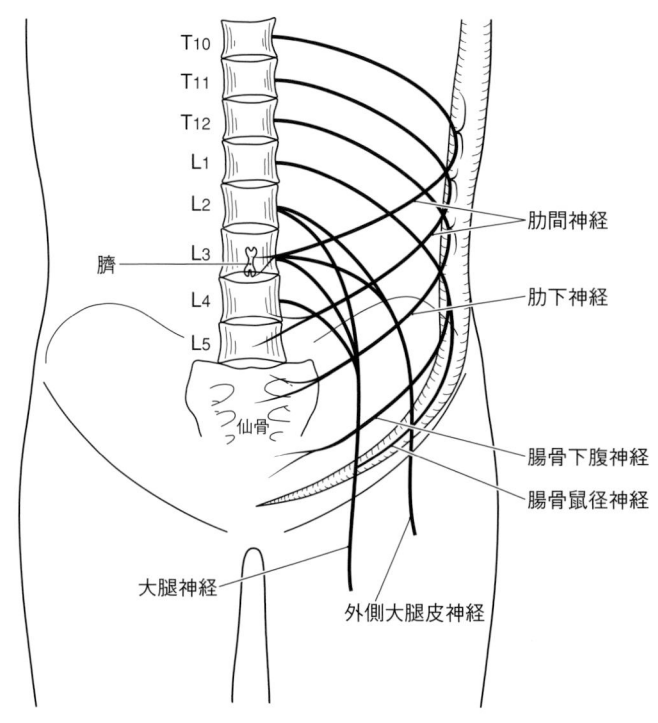

図 1 下腹部腹壁の神経支配

下腹部（臍から恥骨レベルまで）の腹壁には，肋間（T10-11），肋下（T12），腸骨下腹（L1）の各神経が分布する．

A. 産婦人科手術の特徴（図2）

　対象患者が女性であり，手術部位・臓器が比較的限定されている．特に侵襲の大きい手術は，骨盤腔内のリンパ節郭清を伴う広汎性子宮全摘出術であり，術後痛も強い．帝王切開後では子宮収縮による後陣痛があり，また婦人科手術の特徴として術後によく腰痛の訴えがある．知覚神経支配については，子宮体・底部と卵巣・卵管は T10-12（L1）の下腹神経であり，子宮頸部，膣，会陰は S2-4 の骨盤内臓神経または陰部神経である．

B. 泌尿器科手術の特徴（図3）

　前立腺手術が含まれるために男性患者の比率が高い．痛みに加えて排尿に関連した障害や苦痛があり，尿路のカテーテルによる膀胱・尿道刺激症状が問題となる．侵襲の大きい手術は，膀胱全摘術，回腸導管造設術や前立腺全摘除術（恥骨後式）などである．知覚神経支配について，腎臓，尿管，膀胱体・底部は T10-L1（L2）の下腹神経であり，膀胱頸部，前立腺は S2-4 の骨盤内臓神経が主で一部下腹神経（T11-L2）の支配を受ける．

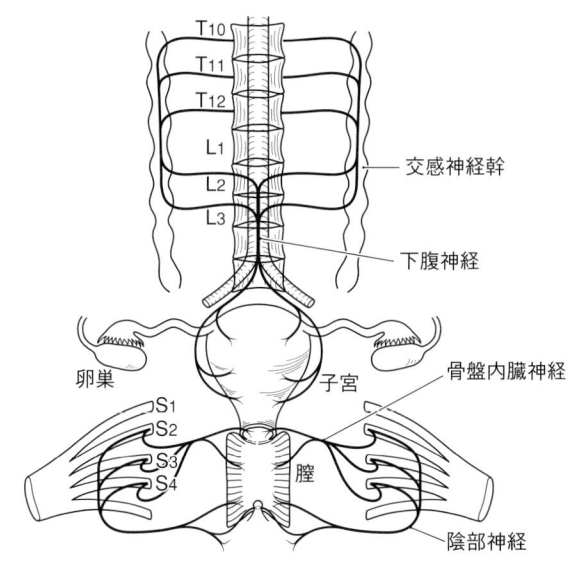

図 2 婦人科手術に関係する臓器・組織と神経支配

　子宮体・底部，卵巣，卵管にはT10–12（L1）の下腹神経が，子宮頸部，腟，会陰にはS2–4の骨盤内臓神経，陰部神経が分布する。

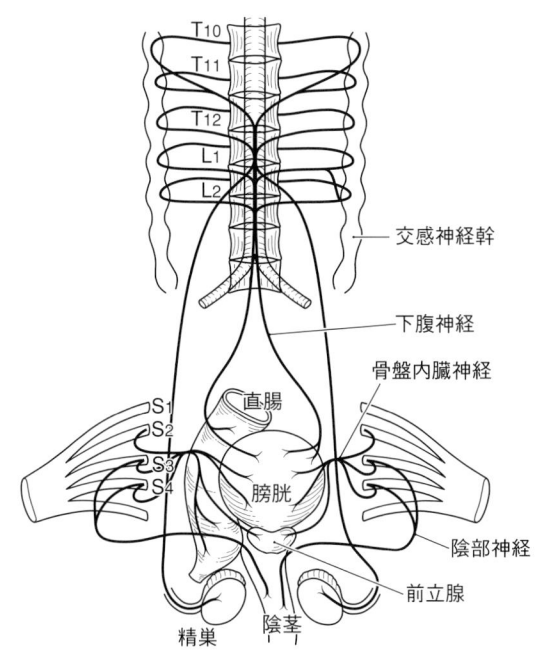

図 3 泌尿器科および大腸肛門外科手術に関する臓器・組織と神経支配

　腎臓，尿管，膀胱体・底部にはT10–L1の下腹神経が，膀胱頸部，前立腺にはS2–4の骨盤内臓神経（一部T11–L2の下腹神経）が分布する。また，会陰部には陰部神経が分布する。

C. 大腸肛門外科手術の特徴 (図3)

下腹部切開手術となるのは，主にS状結腸，直腸の手術であり，骨盤，膀胱，下腹の各神経叢が骨盤内リンパ節郭清により損傷されやすい。痛みだけでなく，排便，排尿，性機能に関連した障害や苦痛が問題となる。また，直腸内細菌による汚染，感染が生じやすく，砕石位の長時間手術では下肢静脈血栓が生じやすい。直腸および肛門部の知覚神経支配は，主にS2-4（骨盤内臓神経または陰部神経）であり，一部下腹神経の支配も受ける。腹・会陰式直腸切断術（Miles手術）では，S2-4の内臓痛とともに腹壁（T10-L1）および会陰部（S2-4）の体性痛が加わる。

下腹部手術患者の特徴

A. 年齢と性

産科手術はほとんどが若年の女性であるが，婦人科手術は若年から高齢者まで幅広い。泌尿器科手術は高齢者が多く，男性の比率が高くなる。大腸肛門外科においては，S状結腸癌や直腸癌の患者で中年から高齢者が多くなる。

B. 手術内容

手術侵襲や苦痛が少なく術後の回復も早い最小限侵襲手術（腹腔鏡下手術など）が，急速に普及しつつある。しかし，それらの適応になりにくい手術や広範で侵襲の大きい手術などを含め，開腹による手術も数多く行われている。術後痛の強さと持続は，手術部位と侵襲度によってもっとも大きな影響を受けると考えられる。各科，各疾患における手術内容や患者の特徴が異なるために，それらを考慮した術後鎮痛における個別の対応が必要である（表）。リンパ節郭清を伴う癌の手術や長時間手術では，一般的に手術侵襲が大きく，術後痛も強い。高齢者や高リスク患者では，術後全身管理上の問題も加わる。

C. 硬膜外腔と薬物の広がり

下腹部手術患者の硬膜外穿刺は，下部胸椎か上部胸椎で行われることが多い。硬膜外腔の薬液の広がりについては，高齢者は若年者と比較して硬膜外脂肪組織が粗であるために，また椎間孔からの薬液漏出が少ないともいわれて，広範に広がるとされている。しかし，高齢

表　前立腺・膀胱手術と子宮・卵巣手術における患者の特徴，侵襲範囲，硬膜外ブロック効果の比較

	前立腺・膀胱手術	子宮・卵巣手術
患者の一般的特徴	すべて男性 高齢者が多い 身長が比較的高い	すべて女性 中年以下が多い 身長が比較的低い
侵襲範囲 （知覚神経支配）	骨盤内臓神経（S2-4） 下腹神経〔T11-12, L1（L2）〕 肋間・肋下神経，腸骨下腹神経 （T10-12, L1）	骨盤内臓神経（S2-4） 下腹神経〔T10-12,（L1）〕 肋間・肋下神経，腸骨下腹神経 （T10-12, L1）
硬膜外局麻薬の広がり	高齢ほど腰椎の変形があり，尾側への広がりが悪い傾向あり	中年までは腰椎の変形が少なく，尾側への広がりが良い傾向あり

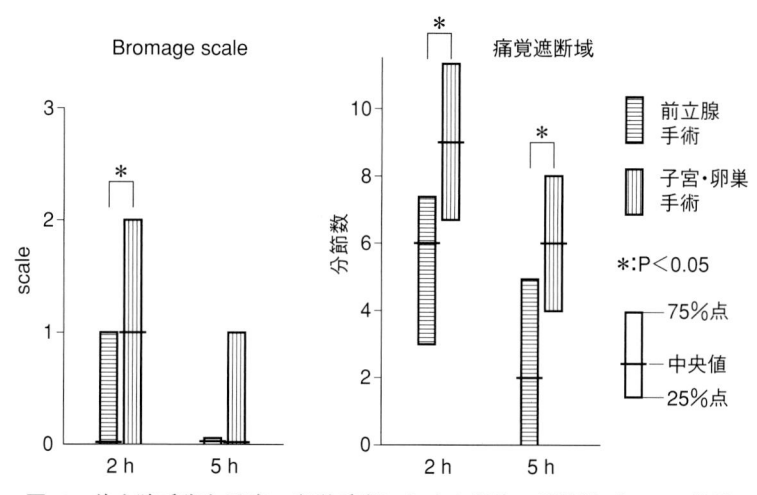

図 4　前立腺手術と子宮・卵巣手術における術後の硬膜外ブロック効果

0.2％ロピバカイン 4 ml/h の持続硬膜外注入では，手術当日 Bromage scale は子宮・卵巣手術が前立腺手術よりも高値であり，下肢運動麻痺が比較的強かった．痛覚遮断域は，子宮・卵巣手術のほうが有意に広かった．

者では脊柱管の構成要素である脊椎骨（椎体・椎弓），椎間板および椎間関節の変形や後縦靱帯および黄色靱帯の肥厚が生じ，その結果，硬膜外腔全体の形が不整となり，薬液の広がりも不均一となりやすい．特に腰椎部の硬膜外腔は胸椎部よりも変形や狭窄が強く，薬液のまだらな広がりが生じやすいと推測される（図4）．硬膜外投与薬物の広がりは，統計学的に年齢と相関があったとしても，硬膜外造影で確認されているように，それ以上に個体差が大きいといえる[5]．

硬膜外鎮痛に用いる薬物

A. 局麻薬

　硬膜外麻酔および術後硬膜外鎮痛として，リドカイン，メピバカイン，ブピバカインが以前より使用されてきた。最近では，ロピバカイン[6]が広く臨床使用されるようになり，現在レボブピバカイン[7]が国内で治験中である。

　術後鎮痛として局麻薬の単独投与を行った場合，手術部位が完全に硬膜外ブロックによる無痛域内であれば良好な鎮痛が得られる。しかし，必ずしも手術部位が完全には無痛域内に入らない場合があり，また持続性注入の場合，無痛範囲がしだいに縮小していくことも少なくない。十分な鎮痛を得ようとすると低血圧や運動麻痺が生じやすくなるので，安全性を考慮すると局麻薬単独で得られる鎮痛効果には限界があるといえる。

B. オピオイド

　運動神経や交感神経の遮断が生じないので，運動麻痺や低血圧を避けることができる。一般的に，内臓痛に対する有効性は高いが体性痛には効果が少なく，硬膜外オピオイド投与のみで満足のいく術後鎮痛が得られるとはかぎらない。特に，咳嗽などの呼吸運動や体動・動作によって，下腹部といえども創部の痛みが生じやすい。フェンタニルとモルヒネは，脂溶性の違いなどにより鎮痛効果の発現や持続，そして脊髄への局所作用に差異があり，特徴を生かした使用法が望ましい[8]。また，悪心・嘔吐，かゆみや呼吸抑制などの好ましくない作用が問題となる。

C. 局麻薬＋オピオイド

　2つの薬物の硬膜外同時投与による術後鎮痛が，それぞれの薬物の利点を引き出す目的で広く行われている[9,10]。過去（1999〜2000年）の下腹部術後における硬膜外鎮痛の調査[1]では，ブピバカイン（0.16〜0.25％）とモルヒネの混合液を 2 ml/h で持続硬膜外注入する方法が多いが，現在は低濃度ロピバカインの使用が増加している。低濃度局麻薬とオピオイドの組み合わせは，単独使用よりもそれぞれの投与量を減らすことができ，より少ない副作用で，より良好な鎮痛が得られることが多い[11]。鎮痛効果については，2種類の薬物の組み合わせによって，動物でいわれているような相乗効果[12]よりも，むしろ相加的効果が臨床的には期待できるかもしれない。反面，副作用については，局麻薬とオピオイドそれぞれの副

作用が発生することも予想され，副作用の重症度は低くても発生数が増える可能性はある。

硬膜外鎮痛法の手技

A. 硬膜外カテーテルの位置

　少量の薬液でより有効な鎮痛効果を得るために，手術部位に合わせて硬膜外穿刺およびカテーテル留置の位置を決める必要がある。解剖学的には，主な手術部位が胸髄神経（T）領域と仙髄神経（S）領域に分かれ，その間に下肢へ分布する腰髄神経（L）が位置する。下腹部手術の場合は，特に下肢筋力の低下や尿閉などの副作用を避けるように配慮する必要がある。一般的には，T11からL1までの椎弓間腔から硬膜外穿刺を行い，頭側へ向けてカテーテルを挿入・留置して，術中は硬膜外麻酔として適切な局麻薬の種類と量を使用する。術後は低濃度局麻薬を使用し，痛みがより強いと考えられる下腹部腹壁のT領域の鎮痛が十分得られるように注入量を調整する。高齢者での腰椎の変形に伴う薬液の拡散制限を考慮すると，硬膜外カテーテルの先端を胸椎レベルとするほうが，良好な薬液の広がりが得られる可能性が高い。硬膜外腔へのカテーテル挿入の長さは，カテーテルが必ずしも直線的に進まないことや，ある程度自然に抜けることを考慮して，4 cm前後が適当である。

B. 薬液の選択

　局麻薬としては，従来からのリドカイン，メピバカイン，ブピバカインなどに加えて，最近ではロピバカインがよく使用され，レボブピバカインの報告もみられる。ブピバカインの持つ心血管系や中枢神経系への毒性と，術後鎮痛には好ましくない運動神経遮断効果から，比較的運動麻痺が少なくて鎮痛効果の持続が長く，しかも心血管系や中枢神経系への悪影響が少ないロピバカインが広く使用されるようになってきた。オピオイドとしては，モルヒネまたはフェンタニルが多いが，ブプレノルフィンやブトルファノールも使用される。海外ではスフェンタニルも使用されている。

　開腹術の術後痛に対しては，0.1～0.2％ロピバカインが4～8 ml/hの持続硬膜外注入で使用されることが多く，モルヒネは2～6 mg/day，フェンタニルは200～600 μg/dayの使用が多い[13)14)]。術後痛研究会（第7次）では，下腹部術後痛に対してロピバカインとモルヒネの混合液を持続硬膜外注入したが，0.2％で4 ml/hと0.13％で6 ml/h（モルヒネは3 mg/day）において，副作用が少なく優れた鎮痛効果が得られた（図5）。0.1％ロピバカインと0.1％レボブピバカインは，モルヒネと組み合わされた場合，腹部外科手術における術後

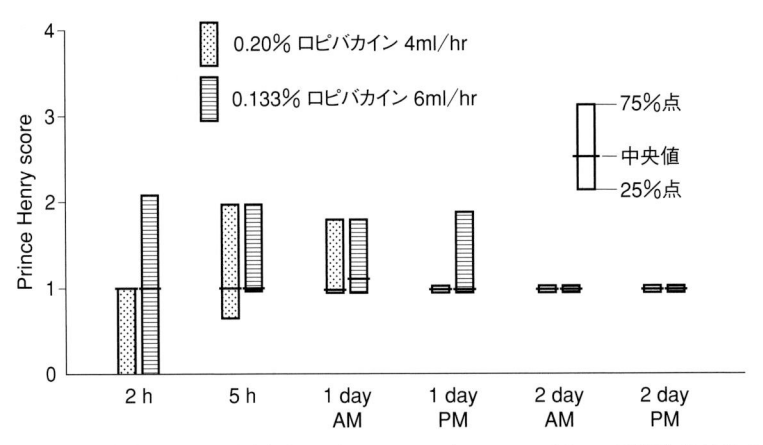

図5 下腹部術後痛に対する低濃度ロピバカイン（＋モルヒネ）の硬膜外持続注入効果
0.20％ロピバカイン4 ml/hrと0.133％ロピバカイン6 ml/hrは，深呼吸や咳嗽時の痛みを判定するPrince Henry scoreにおいて各時点で中央値が1であり，優れた術後鎮痛効果を示した。

鎮痛効果と副作用は同程度とされている[15]。

C. 自己調節硬膜外鎮痛（patient-controlled epidural analgesia：PCEA）

　患者の術後痛の強さや痛みの感受性における個人差を考慮して，患者の痛みに素早く対処する鎮痛法として術後2日間ほど実施されることが多く，患者の鎮痛満足度が高くなる点で優れている[16]。結果的に，局麻薬やオピオイドの総投与量を減少させることができるといわれている[17]。

　PCEAの場合，疼痛時の患者による注入を，持続注入の基本の上に行うか持続注入なしで行うかについては，持続注入で副作用が増えるとの報告[18]があるが，一般的には持続注入を基本的に行ったほうがより優れた鎮痛が得られる[19,20]。鎮痛効果の発現については，局麻薬の効果は早いがオピオイドの効果は比較的遅く，特に低脂溶性のモルヒネの場合は，高脂溶性のフェンタニルよりも遅い。局麻薬＋オピオイドのPCEAにおいて，局麻薬の即効性鎮痛が十分得られるなら問題ないが，不十分であればその不足分を補うオピオイドとしては，モルヒネよりもフェンタニルのほうがよいかもしれない。PCEAでは，患者は速やかに痛みが取れることを期待しているので，下肢がしびれるだけで痛みが取れないような状況が生じないように工夫する必要がある。注入機器としては，バルーン圧を駆動源としたディスポーザブルタイプが一般的であるが，理解不足や故障などで適正に使用されない場合もあり，PCEAの利点を生かすために主治医，看護師との連携や，患者への分かりやすい説明が大切である。

硬膜外鎮痛の利点と問題点

A. 利点

　局麻薬の硬膜外投与による神経遮断効果で，知覚神経遮断による無痛と交感神経遮断による血流増加が得られるため，良好な術後経過に貢献し，術後の罹患率や死亡率を減少させることが示されている[21)～24)]。術後回復において，特に消化管機能の回復が早く，結果的に退院時期が早まる。免疫機能低下に対する抑止効果に関しても，PCEA が他の鎮痛法よりも優れている可能性がある[25)]。しかし，凝固線溶系や精神神経機能に及ぼす影響については，まだ明確にはなっていない。

　術後における患者の鎮痛満足度に関しては，硬膜外鎮痛のほうが，生活の質（quality of life：QOL）や日常生活の活動性（activities of daily living：ADL）の改善などから，全身投与のオピオイドや非ステロイド性抗炎症薬（nonsteroidal anti-inflammatory drugs：NSAIDs）よりも優れている。また，開腹術後の創部組織において，PCEA のほうが静注 PCA より酸素圧が高いことも有利な点と考えられる[26)]。高リスク開腹術患者では，良好な鎮痛だけでなく呼吸不全などの重篤な合併症を減少させる点で，全身麻酔＋硬膜外麻酔に続く硬膜外鎮痛法が優れている[3)]。

B. 問題点

　十分な硬膜外鎮痛を得るためには，カテーテルが適正に留置され，注入器具が正しく作動することが条件として必要である。カテーテルの位置が適正でも，硬膜外腔が必ずしも一様でなく，薬液が期待どおりに硬膜外腔を広がらないことも少なくない。また，静注などの全身投与と異なり術者や使用器具に影響されやすく，常に一定の効果が得られるとはかぎらない。硬膜外鎮痛法の技術的な問題は大きいといわざるをえない。

　硬膜外鎮痛法に伴う合併症・副作用については，手術患者の術前状態も影響する。抗凝固療法中の患者の場合，ワルファリン，ヘパリン，各種抗血小板薬は術前に減量または中止されることが多いので，硬膜外カテーテルの挿入と硬膜外鎮痛法の実施については，普通問題にならない。むしろ抗凝固薬の投与再開に関連して，カテーテルの抜去が硬膜外腔での出血を生じさせる可能性があるので，抜去時期を検討する必要がある[27)]。カテーテルに対しての異物反応や感染に対しても注意が必要で，糖尿病や重症の患者においては感染が生じやすく，長期の留置は避けるべきである。

　局麻薬による広範囲の神経遮断は，低血圧などの循環抑制だけでなく，運動麻痺や直腸・

膀胱障害を引き起こす．運動神経遮断は，その程度や部位にもよるが，姿勢維持，歩行，呼吸運動を抑制する点で好ましくない．なるべく運動神経遮断作用が弱いロピバカインなどの局麻薬を低濃度で使用するのがよい．

オピオイドの硬膜外投与は，C線維で伝達される疼痛の抑制において優れており，内臓痛に対して有効性が高いが，呼吸抑制，悪心・嘔吐，瘙痒，腸蠕動抑制，膀胱機能抑制が問題となる．

産婦人科手術の術後鎮痛

良性疾患の卵巣腫瘍や子宮筋腫などの手術は，手術時間も短く比較的侵襲が少ないが，リンパ節郭清を行う子宮癌や卵巣癌などの手術は侵襲が大きい．女性患者の場合，一般的に男性よりも痛みの感受性が高いといわれ[28]，術後痛に関しても女性のほうが痛みを強く訴え，満足度も低いとされる[29]．また，女性は男性よりも術後の悪心・嘔吐の発現率が高く，ゴナドトロピンなどのホルモンの作用，腹腔内手術，オピオイドの使用が，術後の悪心・嘔吐のリスクファクターになりうる[30]．女性特有の術後不快感や術後痛に対して，適切な配慮が必要である．

最近，術中・術後における肺塞栓症の対策が欠かせないものとなっているが，その原因として下肢の深部静脈血栓症がある．特に婦人科悪性腫瘍の手術では，周術期における対策を十分に実施する必要があり，そのひとつとして臥床期間の短縮が下肢深部静脈血栓の発症や

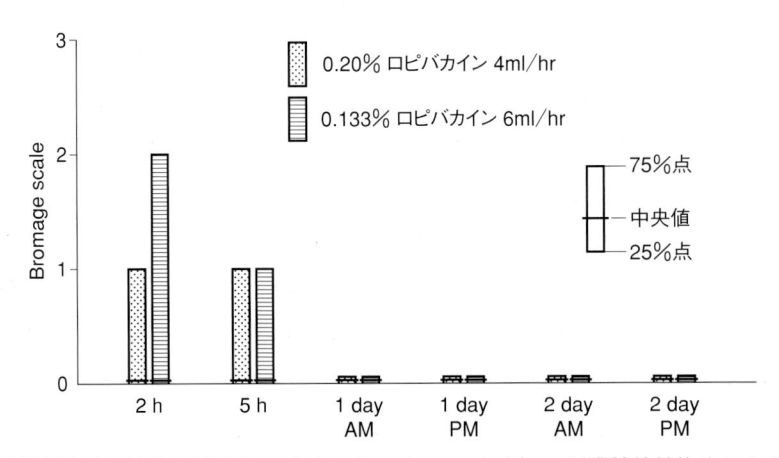

図6 下腹部術後痛に対する低濃度ロピバカイン（＋モルヒネ）の硬膜外持続注入による下肢運動麻痺

Bromage scale による評価では，手術当日は軽度の下肢運動麻痺がみられたが，翌日からはほとんどみられなかった．

悪化を防ぐうえで重要となる[31)32)]。したがって，下肢の運動麻痺を避けて歩行可能とするために，局麻薬での硬膜外ブロックはT10-L1の範囲とし，L2-S2の大腿神経や坐骨神経の遮断が生じないようにしたほうがよい。オピオイドを併用していればS2-4領域の知覚神経遮断は，下腹部術後痛の抑制に必ずしも必要でない。TからSまでの広範囲の神経遮断は，血圧低下や下肢麻痺などの不都合な症状を招きやすいので，避けたほうがよい。

　運動神経遮断が少なく知覚神経遮断に優れている低濃度ロピバカインは，モルヒネやフェンタニルの併用により優れた硬膜外鎮痛効果が期待できる[33)]。ロピバカインは0.13％から0.2％の濃度であれば，運動神経遮断効果は少なく，手術翌日には歩行可能となる（図6）。

泌尿器科手術の術後鎮痛

　下腹部手術としてもっとも多いのは前立腺と膀胱の手術であるが，手術侵襲が骨盤腔内に限られる場合は，硬膜外鎮痛や手術自体が患者の呼吸や循環に及ぼす悪影響は少ない。術後鎮痛としては，体性痛である下腹部腹壁のT10-L1の鎮痛と内臓痛であるS2-4の鎮痛を図ればよい。婦人科手術と同様に，局麻薬とオピオイドを組み合わせた硬膜外鎮痛法がよいが，高齢者が多くて術後管理上問題となる合併症を持つ患者も少なくないので，低血圧や呼吸抑制などには注意が必要である[34)]。

　膀胱全摘・回腸導管造設術のような侵襲が大きく広範に及ぶ場合には，さらに強力で広範囲の鎮痛が必要となる。下腹部切開による前立腺全摘除手術では，周囲リンパ節郭清が行われ，比較的出血量が多くなり，術後痛も強い。手術侵襲が大きくなれば，痛みが強いだけでなく術後の合併症も多くなり，重篤になる可能性が高くなる。特に高齢者，高リスク患者の場合，局麻薬とオピオイドの濃度や時間あたりの注入量に注意して，副作用・合併症を避けながら硬膜外鎮痛法を行う必要がある。

消化器外科手術の術後鎮痛

　日本における大腸癌患者およびその手術件数は，年々増加している。下腹部手術としては直腸癌手術が多く，低位前方切除術，腹会陰式直腸切断術（Miles手術），骨盤内臓全摘術などが行われ，癌の部位や進行程度によって手術侵襲が異なる。侵襲度が高く比較的多いのはMiles手術であるが，この場合にはS2-4の内臓痛だけでなく下腹部腹壁（T10-L1）と会陰部（S2-4）両方の体性痛が生じるために，広範囲で強力な鎮痛が必要となる。また，患者の状態や出血量によっては，術後に循環動態が悪化する可能性もあるので注意を要する。

硬膜外鎮痛法として局麻薬による広範囲の神経遮断とオピオイドでの鎮痛を組み合わせる場合は，血圧低下や呼吸抑制に十分注意して，術後の呼吸・循環モニターを厳重に行うべきである。

副作用・合併症対策

　下腹部手術であっても，術後の低血圧は，循環血液量の減少，心・血管疾患あるいは広範囲の硬膜外ブロックなどで発生する。的確な診断と急速輸液や昇圧薬の投与などの対応が速やかに行われる体制が必要である。下肢運動麻痺は，腰・仙神経領域（L2-S2）の運動神経遮断が生じると発現するが，ごくまれには硬膜外腔の血腫や膿瘍がその原因となることがあるので注意を要する。悪心・嘔吐は特に不快な症状であり，オピオイドが量依存性に関与する場合が多い[35]が，女性の開腹術の場合，高頻度で悪心・嘔吐が生じ，時には非常に大きな苦痛となる。術後回復に関して，術後早期から高栄養価の食物の経口摂取が重要であるとされており[36]，その点からも悪心・嘔吐を抑える必要がある。対策として，オピオイドの減量または中止，あるいは制吐薬の投与があるが，デキサメタゾンの静注[37]やドロペリドールの静注あるいは硬膜外投与[38]が有効であるとの報告もある。かゆみも不快な症状であるが，その機序は明確ではない。モルヒネよりもフェンタニルやブプレノルフィンのほうが少ないとされている[35,39]。尿閉は脊髄のオピオイドレセプタが関与しており，オピオイドの全身投与より硬膜外投与のほうが生じやすい。尿閉の程度は，必ずしもオピオイドの量依存性ではない。局麻薬による広範囲の硬膜外ブロックも尿閉を生じさせる。

〔まとめ〕

　下腹部手術の種類や術後の苦痛はさまざまであり，手術の部位や侵襲度あるいは患者の全身状態に配慮した鎮痛法が必要となる。手術の組織損傷に伴う炎症性疼痛に対してNSAIDsの投与は理にかなったものであるが，十分な鎮痛には局麻薬とオピオイドを用いた硬膜外鎮痛がもっとも適している。手術に対する患者満足度の向上のためには，合併症なく良好な術後経過および入院期間の短縮と早い社会復帰とともに，術後における苦痛軽減の安全で効果的な硬膜外鎮痛法の工夫が重要である。

参考文献

1) 井上荘一郎, 瀬尾憲正. 術後鎮痛の現状と対策—下腹部手術の術後鎮痛の現状と対策. ペ

インクリニック 2002；23：15-21.
2) Mann C, Pouzeratte Y, Boccara G, et al. Comparison of intravenous or epidural patient-controlled analgesia in the elderly after major abdominal surgery. Anesthesiology 2000；92：433-41.
3) Rigg JR, Jamrozic K, Myles PS, et al. Epidural anaesthesia and analgesia and outcome of major surgery：A randomized trial. Lancet 2002；359：1276-82.
4) Bonica JJ, Loeser LD. Applied anatomy relevant to pain. In：Loeser JD, editor. Bonica's management of pain. 3ed ed. Philadelphia：Lippincott Williams & Wilkins；2001. p. 196-221.
5) 横山正尚．硬膜外腔と広がり—硬膜外造影と無痛域．日臨麻会誌 2005；25：71-80.
6) McClellan KJ, Faulds D. Ropivacaine：an update of its use in regional anaesthesia. Drugs 2000；60：1065-93.
7) Foster RH, Markham A. Levobupivacaine：a review of its pharmacology and use as a local anesthetic. Drugs 2000；59：551-79.
8) de Leon-Casasola OA, Lema MJ. Postoperative epidural opioid analgesia：What are the choices? Anesth Analg 1996；83：867-75.
9) Scott DA, Blake D, Buckland M, et al. A comparison of epidural ropivacaine infusion alone and in combination with 1, 2, and 4 microg/mL fentanyl for seventy-two hours of postoperative analgesia after major abdominal surgery. Anesth Analg 1999；88：857-64.
10) Liu SS, Moore JM Luo AM, et al. Comparison of three solutions of ropivacaine/fentanyl for postoperative patient-controlled epidural analgesia. Anesthesiology 1999；90：727-33.
11) Sakura S, Uchida H, Saito Y, et al. Continuous epidural infusion for postoperative pain relief：a comparison of three regimens. J Anesth 1990；4：138-44.
12) Kaneko M, Saito Y, Kirihara Y, et al. Synergistic antinociceptive interaction after epidural coadministration of morphine and lidocaine in rats. Anesthesiology 1994；80：137-50.
13) 松永万鶴子，比嘉和夫．術後鎮痛・鎮静療法．硬膜外鎮痛．稲田英一ほか編．麻酔科診療プラクティス 16 これだけは知っておきたい術後管理．東京：文光堂；2004. p. 52-4.
14) Wu CL. Acute postoperative pain. In：Miller RD, editor. Miller's anesthesia. Vol 2. 6th ed. New York：Churchill Livingstone；2005. p. 2729-62.
15) Senard M, Kaba A, Jacquemin MJ, et al. Epidural levobupivacaine 0.1 % or ropivacaine 0.1 % combined with morphine provides comparable analgesia after abdominal surgery. Anesth Analg 2004；98：389-94.
16) Liu SS, Allen HW, Olsson GL. Patient-controlled epidural analgesia with bupivacaine and fentanyl on hospital wards：Prospective experience with 1,030 surgical patients. Anesthesiology 1998；88：688-95.
17) Gambling DR, McMorland GH, Yu P, et al. Comparison of patient-controlled epidural analgesia and conventional intermittent "top-up" injections during labor. Anesth Analg 1990；70：256-61.

18) Wong K, Chong JL, Lo WK, et al. A comparison of patient-controlled epidural analgesia following gynaecological surgery with and without a background infusion. Anaesthesia 2000 ; 55 : 212-6.
19) Komatsu H, Matsumoto S, Mitsuhata H, et al. Comparison of patient-controlled epidural analgesia with and without background infusion after gastrectomy. Anesth Analg 1998 ; 87 : 907-10.
20) Komatsu H, Matsumoto S, Mitsuhata H. Comparison of patien-controlled epidural analgesia with and without night-time infusion following gastrectomy. Br J Anaesth 2001 ; 87 : 633-5.
21) Wu CL, Hurley RW, Anderson GF, et al. Effect of postoperative epidural analgesia on morbidity and mortality following surgery in medicare patients. Reg Anesth Pain Med 2004 ; 29 : 525-33.
22) Liu S, Carpenter RL, Neal JM. Epidural anesthesia and analgesia. Their role in postoperative outcome. Anesthesiology 1995 ; 82 : 1474-506.
23) Wu CL, Fleisher LA. Outcomes research in regional anesthesia and analgesia. Anesth Analg 2000 ; 91 : 1232-42.
24) Rodgers A, Walker N, Schug S, et al. Reduction of postoperative mortality and morbidity with epidural and spinal anaesthesia : Results from overview of randomised trials. BMJ 2000 ; 321 : 1493-504.
25) Beilin B, Shavit Y, Trabekin E. The effects of postoperative pain management on immune response to surgery. Anesth Analg 2003 ; 97 : 822-7.
26) Buggy DJ, Doherty WL, Hart EM, et al. Postoperative wound oxygen tension with epidural or intravenous analgesia : a prospective, randomized, single-blind clinical trial. Anesthesiology 2002 ; 97 : 952-8.
27) Krombach JW, Dagtekin O, Kampe S. Regional anesthesia and anticoagulation. Current Opinion in Anaesthesiology 2004 ; 17 : 427-33.
28) Berkley KJ, Holdcroft A. Sex and gender differences in pain. In : Wall PD, Melzack R, editors. Textbook of pain. 4th ed. London : Churchill Livingstone ; 1999. p. 951-65.
29) Thomas T, Robinson C, Champion D, et al. Prediction and assessment of the severity of post-operative pain and of satisfaction with management. Pain 1998 ; 75 : 177-85.
30) Watcha MF, White PF. Postoperative nausea and vomiting. Its etiology, treatment, and prevention. Anesthesiology 1992 ; 77 : 162-84.
31) 小林隆夫．産婦人科領域における肺血栓塞栓症．臨床麻酔 2003 ; 27 : 1297-303.
32) 米山剛一，沖野恵子，土居大祐ほか．婦人科悪性腫瘍術後の血栓症発症因子に関する臨床的検討．産婦人科の実際 2003 ; 52 : 789-93.
33) 川股知之，表 圭一．婦人科領域の術後鎮痛．ペインクリニック 2003 ; 24 : 169-76.
34) 野村岳志，齋藤洋司．泌尿器科領域の術後鎮痛．ペインクリニック 2003 ; 24 : 177-82.
35) Gedney JA, Liu EH. Side-effects of epidural infusion of opioid bupivacaine mixtures. An-

aesthesia 1998 ; 53 : 1148-55.
36) 鈴木　裕．術後鎮痛の現状と対策―外科系からみた術後鎮痛の現状と未来．ペインクリニック 2002 ; 23 : 49-53.
37) Wang JJ, Ho ST, Liu YH, et al. Dexamethasone decreases epidural morphine-related nausea and vomiting. Anesth Analg 1999 ; 89 : 117-20.
38) Nakata K, Mammoto T, Kita T, et al. Continuous epidural, not intravenous, droperidol inhibits pruritus, nausea, and vomiting during epidural morphine analgesia. J Clin Anesth 2002 ; 14 : 121-5.
39) 鈴木俊成，小山　薫，福山達也ほか．硬膜外モルヒネによる掻痒感に対する硬膜外ブプレノルフィンの効果．臨床麻酔 2002 ; 26 : 1647-49.

〔田口　仁士〕

四肢・体表

〔はじめに〕

　本来疼痛は，組織が損傷されるか損傷される危険があるような強い刺激を受けたときに生じる生体防御反応である。しかし，大抵の病気では疼痛は有益なものではなく，不快感，機能障害をもたらし，治療にも悪影響を及ぼす。手術侵襲（侵害刺激）が末梢神経，脊髄を介して中枢へと伝わり痛みが認知されると，交感神経を介して副腎髄質からエピネフリンが分泌され，血管の収縮により局所乏血を招く。これに加えて筋緊張の増大も局所の乏血に関与する。その結果，組織の酸素が欠乏し，さまざまな内因性発痛物質が生じ，疼痛をさらに増大する（痛みの悪循環）。痛み以外にも多様な生体反応が起こり，内分泌機能，循環機能，呼吸機能などの変化として現れる。これらは痛みと同様，生体にとって悪影響を及ぼすため，できるだけ速やかに取り除いて早期離床させることが望ましい[1]。早期離床はまた，周術期の肺血栓塞栓症（pulmonary thromboembolism：PTE）などの術後合併症を減少させるとともに，術後患者の生活の質（quality of life：QOL）を向上させる。

　開腹・開胸手術に比べて体表手術の術後痛は一般的に強くないことが多いが，整形外科関係の手術，特に骨折の手術などではかなり術後痛が強い。骨折周囲の軟部組織などに手術する前から炎症が存在している場合には，特に痛みが強く出てくる。整形外科関係の手術以外でも，閉塞性動脈硬化症（arteriosclerosis obliterans：ASO）などの下肢血管手術では術後硬膜外鎮痛法による交感神経遮断が有効である。

硬膜外鎮痛法

　手術が体表や局所の手術で入院を必要としない場合，一般的に内服の非ステロイド性抗炎症薬（nonsteroid anti-inflammatory drugs：NSAIDs）を使用することが普通である。また，入院による手術でも，経口摂取が可能になれば内服薬も併用される。軽い疼痛では，NSAIDsが頻用される。強い疼痛にはオピオイドが効果的であるが，副作用のため投与量と

投与間隔に制限がある。

　体表手術であっても，局所麻酔または伝達麻酔（硬膜外麻酔や末梢神経ブロック，場合によっては脊髄くも膜下麻酔）を全身麻酔に併用すると，使用する全身麻酔薬の量を減らすことができるため，覚醒遅延などの頻度が減少する利点がある。同時に，術後鎮痛の面でも優れており，特にカテーテルを留置して持続的に行えば調節性にも富む。頸部以下の体表手術・四肢の手術では，上腹部手術や下腹部手術と同様に硬膜外鎮痛法を用いることが可能である。局所麻酔薬のみによる硬膜外鎮痛法では，副作用として低血圧や運動麻痺，排尿障害（腰部硬膜外鎮痛法）などを来す。その点，硬膜外オピオイド鎮痛法では血圧低下や運動麻痺などは少なく，鎮痛作用もかなり強力であり，優れた術後鎮痛法である。しかし，あとになって呼吸抑制が起こりうるので注意する必要がある。また，瘙痒や嘔気・嘔吐などのオピオイド特有の副作用は存在する[2]。塩酸ブピバカイン（0.25％マーカイン® 2-5 ml/hr），塩酸ロピバカイン（0.2％アナペイン® 4-10 ml/hr）などの局所麻酔薬または生理食塩液とともに注入する。術後硬膜外オピオイド鎮痛法の例を表に示す。硬膜外鎮痛法でも，静注鎮痛法と同様に自己調節鎮痛（patient-controlled analgesia：PCA）を用いることも可能である〔自己調節硬膜外鎮痛（patient-controlled epidural analgesia：PCEA）〕。

　硬膜外鎮痛法では使用するオピオイドによる差異が存在する。モルヒネのような水溶性オピオイドは，脊髄への透過性が低く，クリアランスも少ないため，発現が遅く，持続が長い。しかし，髄液中を頭側へ移行して遅発性呼吸抑制を起こしやすい。一方，フェンタニルのような脂溶性オピオイドは，発現が早く，持続が短い。遅発性呼吸抑制を起こしにくい

表　硬膜外オピオイドの投与量（成人）

	one shot 注入法	持続注入法
塩酸モルヒネ	2-5 mg 1日2回	0.1-0.4 mg/hr
フェンタニル	0.05-0.1 mg 1日3-4回	10-25 μg/hr
ブプレノルフィン（レペタン®）	0.06-0.3 mg 1日1-2回	8-20 μg/hr

※手術内容や個々人の感受性の違いなどにより調整を要するが，一般的に，上腹部や胸部などの侵害刺激の強い場合は，下肢や下腹部などの低侵害刺激の術後よりも高用量のオピオイドを要する。

局所麻酔薬とオピオイドの持続注入の例

薬物の組み合わせ	流量	時間あたりオピオイド
0.2％アナペイン® 100 ml ＋フェンタニル 8 ml（400 μg）	4 ml/hr	14.8 μg/hr
0.2％アナペイン® 100 ml ＋フェンタニル 12 ml（600 μg）	4 ml/hr	21.4 μg/hr
0.2％アナペイン® 100 ml ＋モルヒネ 5 mg	4 ml/hr	0.21 mg/hr

が，硬膜外からは全身的に吸収されてしまい，全身投与と変わらなくなる可能性がある。

仙骨ブロックは硬膜外鎮痛法の一種であり，鼠径ヘルニア根治術，陰部・直腸の手術，下肢の手術などで優れた術中の補助麻酔と術後鎮痛を得ることができる。使用する局所麻酔薬は，メピバカイン（カルボカイン®），リドカイン（キシロカイン®）なら1％，ブピバカイン（マーカイン®）なら0.25％を，体重（kg）×0.5-1.0 ml程度の注入量（one shot）を目安として注入する。

硬膜外併用脊髄くも膜下麻酔〔脊硬麻（combined spinal-epidural anesthesia：CSEA）〕は，四肢・体表手術（下半身）にも有用である。詳細は別項に譲るが，特に2か所穿刺法は，従来どおりの脊麻と硬麻を行うだけなので，特殊な針を必要とせず，また硬麻の穿刺部位を自由に選べるため，麻酔の広がりや術後鎮痛も考えて穿刺部位を選ぶことができる。

各種四肢・体表手術の術後硬膜外鎮痛法

A. 甲状腺腫瘍

気管挿管による全身麻酔で手術が行われることが多く，術後鎮痛では各種鎮痛薬の全身投与が一般的である。頸部硬膜外カテーテルを挿入して硬膜外鎮痛法も可能であるが，頸部硬膜外ブロックでは呼吸運動も抑制するので，できるだけ低濃度の局所麻酔薬を用いる。

B. 乳腺腫瘍

各種鎮痛薬の全身投与が主として行われる。胸部硬膜外カテーテルを挿入して硬膜外鎮痛法を行うこともできる。しかし，腋下リンパ節郭清部は胸部硬膜外ブロックだけでは鎮痛が不十分となる可能性がある。一方，ブロックが頸部まで及ぶ場合は，呼吸抑制する必要がある。

最近，乳癌に対する手術法としては，従来の乳房と大小胸筋の合併切除（ハルステッド手術）に代わって，より小さな手術（いわゆる乳房温存療法）が普及しつつある。このため，術後鎮痛法も比較的軽度のもので間に合うようになってきた。しかし一方で，併用される放射線療法や化学療法の影響による気分不良とともに，局所再発への不安がつきまとうため，心理面でのケアの必要性は逆に高まっている。

C. 鼠径ヘルニア

成人では，脊髄くも膜下麻酔および硬膜外麻酔（または両者の併用）で行われることが多い。小児では，仙骨麻酔または局所浸潤麻酔を併用することが多い。いずれにしても，術直後の鎮痛には有用である。その後は，各種鎮痛薬の全身投与が行われる。

D. 下肢血管手術

ASO などでは，術後硬膜外鎮痛法による鎮痛効果とともに交感神経遮断効果が有効である。下肢静脈瘤は脊髄くも膜下麻酔および硬膜外麻酔（または両者の併用）で行われることが多い。その後は，各種鎮痛薬の全身投与が行われる。

E. 頭頸部手術（耳鼻科，眼科，形成外科，口腔外科）

手術部位から考えて，神経ブロックによる鎮痛法は困難である。各種鎮痛薬の全身投与が行われる。咽頭・喉頭全摘術，舌癌手術のように術後長期間経口摂取が不可能になる症例では，静注法による PCA も良い適応である。

F. 泌尿器科手術

泌尿器科手術の中で，経尿道的手術（前立腺，膀胱），尿路疾患（尿路結石など），陰部手術（陰嚢水腫，包茎手術）は，術後硬膜外鎮痛法の適応である。

G. 整形外科手術

大腿骨頸部骨折は高齢者に多く，いろいろな合併症を有していることが多い。術後硬膜外鎮痛法では，低血圧，呼吸抑制に注意しなければならない。

整形外科手術では，伝達麻酔はしばしば非常に良い適応となる。上肢の手術では腕神経叢ブロックや頸部硬膜外ブロック，下肢の手術では腰部硬膜外ブロックや脊椎ブロック，three-in-one ブロックなどが用いられる。しかし，伝達麻酔は術後鎮痛に有利な反面，末梢循環障害や神経障害の徴候（疼痛，しびれ，運動麻痺など）を見逃してしまう危険性があるので，十分注意が必要である[3]。

術後硬膜外鎮痛法の副作用への対応

　四肢・体表手術でも特に日帰り手術では，入院手術では許容されるような軽度の副作用も術後回復の妨げとなるので，速やかな対処が求められる。

A. 運動・知覚神経の過剰なブロック時の対応

　運動神経，知覚神経の過剰なブロックは，カテーテルの位置，局所麻酔薬の濃度，持続投与量などの調整によって対処する。ロピバカインはブピバカインよりも運動神経ブロックは少ないといわれている。

　術後早期の運動神経ブロックは，術中の高濃度局所麻酔薬の影響もありうる。術後6時間くらいたっても運動神経ブロックが続くようであれば，持続投与量を 1/2-2/3 に減量する。数時間たっても運動神経ブロックがさらに続く場合には，局所麻酔薬の濃度を半減するか，生食に変更する。鎮痛が不良になった場合は，鎮痛薬の全身投与も考慮する。

B. 術後低血圧

　循環血液量の不足，降圧薬の投与，低心拍出量，心筋虚血，くも膜下へのカテーテルの迷入など低血圧の原因となる要素をまず検索する。それでも低血圧がある場合は，局所麻酔薬の持続投与量を 1/2-2/3 に減量するか，濃度を減じる。適応があれば，昇圧薬の投与も行う。

C. 呼吸抑制

　オピオイドによる呼吸抑制は，呼吸数が減少するのが特徴である。呼びかけに答えられる程度なら，持続投与量を減じることによって対処するが，呼びかけに答えない場合は，持続硬膜外鎮痛を中止して，ナロキソン（最大 0.2 mg）投与も考慮する。

　ベンゾジアゼピン系薬物が投与されていた場合には，フルマゼニル（最大 1 mg）投与も考慮する。

D. 嘔気，嘔吐

　術後の嘔気，嘔吐にはさまざまな要因が関与しており，術中・術後のオピオイド投与や術

中の吸入麻酔薬，外科手術そのものの影響なども原因となる。
　メトクロプラミド（プリンペラン®）：10–20 mg IV，6 時間ごと
　ドロペリドール（ドロレプタン®）：0.625 mg–0.125 mg IV，6 時間ごと

E. 瘙痒感

抗ヒスタミン薬を投与する。
　ジフェンヒドラミン（レスミン®）：10–30 mg IV or IM
　ヒドロキシジン（アタラックス P®）：10–30 mg IV or IM
　オピオイド投与が原因と考えられる場合には，少量のナロキソン（0.02 mg IV）投与も考慮する。

神経系の可塑性と術後硬膜外鎮痛

　術後痛が長引くと，単純な侵害受容痛だけではなくなってくる。刺激に対する神経系の反応様式は固定したものではなく流動的なものであり，いったん反応様式が変わってしまうと，そのために痛みの感覚も変化してしまう。行動学的には，疼痛閾値の低下（アロディニア），疼痛反応の亢進（primary hyperalgesia），刺激部位以外での過敏（secondary hyperalgesia）などの形で現れる。外科的侵襲により，神経系には末梢性および中枢性の変化が起こるため，術後痛は，創傷が治癒したあとも存在する可能性がある。

　末梢性の過敏は，侵害受容器の閾値低下，興奮時間の延長として現れる。侵害受容器の閾値は，炎症性メディエータ（前述）や交感神経アミンの影響を受ける。末梢性感作により強い自発痛が起こり，Aα や Aβ 神経線維も疼痛を伝えるようになる。

　中枢性の過敏は，後角ニューロンに機能的・構造的変化が生ずる。中枢性感作（central sensitization[4]）と呼ばれるこの現象は，電気生理学的には，特に脊髄後角に存在する広作動域ニューロン（wide dynamic range neuron：WDRN）で観察される wind-up 現象[5]（自発活動および後発射の増加）が有名である。興奮性アミノ酸〔N-メチル-D-アスパラギン酸（N-methyl-D-aspartic acid：NMDA）など〕やサブスタンス P などの神経伝達物質は，中枢性感作形成に重要な役割を果たし，これらの受容体の拮抗薬は，中枢性感作を抑制することが示されている。非競合 NMDA 拮抗薬であるケタミンは，少なくとも動物実験では中枢性感作を抑制することが示されている[6]。硬膜外鎮痛によって積極的に術後鎮痛を図ることは，炎症性メディエータの局所放出を抑制しないが，中枢性感作を抑えることにより術後回復を早めるという報告[7)8)]が多い。しかし，中枢性感作を予防することによる先制鎮痛

(preemptive analgesia) という概念は，動物実験では有効であることが示されているが，臨床的には議論が多い[9]。

〔まとめ〕

　四肢・体表手術の術後鎮痛法は，患者の年齢・性別，手術の種類，術後の全身状態などに応じて適切な鎮痛法を組み合わせる必要がある．特に，硬膜外オピオイド鎮痛法は合併症に注意すれば優れた鎮痛法であり，頸部以下の体表手術・四肢手術でも適応がある．今後はPCEAなどの普及にも期待したい．

参考文献

1) 角田俊信，花岡一雄．四肢・体表の術後鎮痛の現状と対策．ペインクリニック 2002；23：22-9．
2) 角田俊信，花岡一雄．モルヒネ鎮痛　目でみるモルヒネの薬理作用・3　鎮痛作用．日医雑誌 1999；121 (5)：MM7-9．
3) 野口貴弘．整形外科の麻酔．田上　恵編．最新臨床麻酔の理論と実際 III．東京：真興交易医書出版部 1999；p. 75-149．
4) Woolf CJ. Evidence for a central component of post-injury pain hypersensitivity. Nature 1983；306：686-8.
5) Mendel LM, Wall PD. Response of single dorsal cord cells to peripheral cutaneous unmyelinated fibres. Nature 1965；205：97-9.
6) Schmid RL, Sandler AN, Katz J. Use and efficacy of low-dose ketamine in management of acute postoperative pain：a review of current techniques and outcomes. Pain 1999；82：111-25.
7) Brodner G, Pogatzki E, Van Aken H, et al. A multimodal approach to contrl postoperative pathophysiology and rehabilitation in patients undergoing abdominothoracic esophagectomy. Anesth Analg 1998；186：228-34.
8) Christopherson R, Beattie C, Frank SM, et al. Perioperative morbidity in patients randomized to epidural or general anesthesia for lower extremity vascular surgery. Anesthesiology 1993；78：422-33.
9) Kissin I. Preemptive analgesia. Anesthesiology 2000；93：1138-43.

〔角田　俊信，花岡　一雄〕

III

ディスポーザブル微量持続注入器による術後疼痛管理

〔はじめに〕

　以前は麻酔科医を含めたほとんどの医師や医療従事者は術後疼痛管理に対して問題意識がなく，"術後は痛いのが当たり前"との態度であり，疼痛を訴えたときの鎮痛法も鎮静薬と鎮痛薬の筋注がほとんどであった。さらに急性痛の病態を理解することができない医療従事者は"鎮痛薬は身体に悪い"などという間違った考え方で術後疼痛管理を行うと同時に，患者にそのような誤った考え方を押しつけるような状態であった。しかし，十数年前から，積極的な術後疼痛管理による術後鎮痛を的確に行うことにより，術後合併症の減少や早期離床，ひいては早期退院を促すことができることが明らかになり，現在では積極的な術後疼痛管理が多くの医師や医療従事者により行われている。米国の1997年から2001年の全メディケアー患者の5％を対象とした統計的検討では，胸部・上腹部・下腹部手術（肺部分切除術，肺全摘術，大腸部分切除術，食道再建術，複式子宮全摘術，膵頭部十二指腸切除術，腎全摘術，膀胱部分・全摘術，肝部分切除術，胃全摘・部分切除術，腹式前立腺全摘術）において術後硬膜外鎮痛を行った患者での死亡のオッズ比が低いことが示されている[1]。最近では術後疼痛管理に使用できる多くの機器が市販され，これらの機器を的確に使用することで，比較的容易に，かつ安全に患者と医療従事者が満足できる疼痛管理を行うことができるようになっている。ディスポーザブル微量持続注入器を使用し，鎮痛薬や鎮静薬と局所麻酔薬の併用を持続的に投与する方法が，わが国では現在もっとも広く行われている疼痛管理法である。現在，数種類のディスポーザブル微量持続注入器が市販されており，診療において使用しやすい状況である。また，術後疼痛管理をディスポーザブル微量持続注入器に自己調節鎮痛（patient-controlled analgesia：PCA）を併用するときには特定保険医療材料費が保険で適応されるため，病院の負担がないことにより多くの術後患者を対象にディスポーザブル微量持続注入器による鎮痛が行われている。

ディスポーザブル微量持続注入器を用いた術後鎮痛法

　現在もっとも一般的に用いられている術後鎮痛法は，一定流量を持続的に投与するディスポーザブル微量持続注入器を用いた持続硬膜外注入法と，それに簡易型PCAを併用して行う方法である。硬膜外腔以外の投与経路としては，静脈内，皮下，神経鞘内（大腿神経鞘，腕神経鞘など），関節内などがある。局所麻酔薬と麻薬または拮抗性鎮痛薬を硬膜外腔に持続的に投与する持続硬膜外注入法は，静脈内または皮下に麻薬または拮抗性麻薬を全身的に投与する方法に比べて，効果的に手術部位の鎮痛を行うことができ，かつ鎮痛薬の投与量を減少することができるなどの利点が認められる。しかし，手術症例全症例に硬膜外カテーテ

ル挿入の適応があるわけでなく，また凝固異常があるときには硬膜外カテーテル挿入は禁忌であるため，硬膜鎮痛法以外の鎮痛法も必要である．持続静脈内・皮下投与法は，手技が簡便であり，禁忌がほとんどないため，どのような患者に対してもどのような医師でも行うことができる．また，麻薬や鎮痛薬の全身投与の副作用を減少する目的で手術部位局所に局所麻酔薬を投与する方法が試みられており，神経鞘内に局所麻酔薬を持続投与する方法などがある[2)3)]．通常では術後疼痛管理は3日間の適切な管理で十分であり，ほとんどの症例は3日間の鎮痛で満足すべき結果を得ることができる．

"患者が疼痛を感じたときに鎮痛薬を筋注または静注する"従来の方法では，疼痛が消失する最小の鎮痛薬の血中濃度〔最小鎮痛効果濃度：minimum effective analgesic concentration（MEAC）〕の個体差が大きなことにより，適切な投与量の推測が難しく，術後疼痛管理を行っている期間の35％しか血中濃度がMEACを上回っていなく，65％の期間はMEAC以下の血中濃度であり術後患者は疼痛を感じている[4)]．疼痛を感じているときの最大の血中濃度（maximum concentration with pain：MCP）からMEACに達し完全な無痛を得ることができるまでの血中濃度との差は，個体間でのばらつきが少なくほぼ一定の濃度である[5)6)]ため，少量の麻薬の追加投与により血中濃度を増加させれば容易に鎮痛することができる．追加投与を少量ずつ行えば過量投与による呼吸抑制，過度の鎮静などの副作用を出現させることなく容易にMEACにまで血中濃度を上昇させ無痛を得ることができる．疼痛を感じたときに，ただちに患者が自分自身で鎮痛薬を投与することができる方法がPCAである[7)]．PCAの有効性を検証するためにPCA法と筋注または静注，皮下注による鎮痛を比較した32論文の対象患者2,072名に関してメタ分析を行い，麻薬使用のPCAは，従来の鎮痛法に比べて鎮痛の状態を改善し，肺合併症を減少させる．また，患者も術後疼痛管理としてPCA法を好んでいた[8)]．PCAは小児から老人に至るまで使用することができ，比較的良好な術後鎮痛を得ることができる[9)～12)]．

持続投与法とPCA法との有効性の比較では，PCA法がより容易にMEACを維持することができる．持続注入法では，少量の麻薬・鎮痛薬を持続的に投与するため，患者側の薬物代謝系に問題があるときにはこれらの薬物の蓄積が起こる可能性があり，必要以上の血中濃度に達する可能性がある．この点からすれば，持続注入法による鎮痛を行っているときは，患者の評価を頻繁にかつ十分に行う必要がある．実際には，持続注入法で鎮痛管理を行っているときには過量投与のことを考慮するため，一般的に投与量を少なめに設定する傾向がある．少なくとも安静痛に関しては，持続注入法でも十分に管理可能であるが，体動時痛に関しては，持続注入のみでは対処が困難なことがある．持続注入法とPCA法の効果の優劣については，PCA法のみを使用するほうが合併症は少なく総投与量も減少させることができるとする意見[13)]，PCAと持続注入との組み合わせとPCAのみとの比較ではその鎮痛効果に有意差はないとする報告[14)15)]，PCAに持続注入を併用するほうが総麻薬使用量を減少する

ことができるとする報告[16)17)]などがあり，現在に至るまで議論が続いており，明確な結論は得られていない。著者らは，現在の術後疼痛管理に割くことができる人員数や管理体制から考えると，実際的には完全にPCA法のみを使用するよりPCAに持続注入法を組み合わせたほうが使用しやすいと考えている[17)18)]。現在市販されているディスポーザブル微量持続注入器には，簡易型のPCA機器の併用が可能な機種もあるので，持続注入にPCAを併用することができる。機械式のPCA機器に比べディスポーザブル微量持続注入器に併用されているPCA機器は，PCA投与量の設定が一定であるため，きめ細かい設定はできないが，機械式PCA機器に比べ費用の点では利点が認められる。術後疼痛管理をすべての患者を対象に行うときには，相当台数の機器を準備する必要があるため，高価な機械式PCA機器をすべての患者に対して用意することは経済的な点から困難であることが多い。一方，簡易PCA併用のディスポーザブル微量持続注入器を使用することにより，経済的な問題点は解消される。また，機械式PCAポンプでは，持続注入量やPCA量，ロックアウト時間などをプログラミングする必要があり，設定ミスによる過剰投与が問題になる可能性がある。実際，機械式PCA機器のプログラミングの間違いによる事故の米国での報告を基にした統計学的推定によれば，プログラミングの誤謬による死亡率は1：33000から1：338800の頻度と推定されている[19)]。ディスポーザブル微量持続注入器に併用しているPCA機器の使用では，機械式のようなプログラミングの誤謬による事故は考えなくてよいために，どのような施設でも比較的容易に使用できる。しかし，機械式に比べてディスポーザブル微量持続注入器は全く安全かというと，持続注入速度が注入開始時と終了時で一定しない機種もあるため，実際に患者に使用しているときは臨床症状・所見には十分な注意が必要である。

使用薬物の選択

A. 麻　　薬

　麻薬の用量−作用曲線は直線的な関係ではなくS字状の関係であるため，ある時点（疼痛域値）を超えたときから少量の血中濃度の上昇で鎮痛の程度が非常によくなり，一方MEACを超えた時点からは血中濃度を大きく上昇させても鎮痛の程度にはあまり変化なく，副作用の発現率が上昇するのみである（図）。麻薬を投与するときに直線的な用量−作用曲線を考えて，鎮痛の程度に従って等用量ずつ投与したならば，麻薬血中濃度が無痛域値からMEAC以上に急速に上昇し，容易に副作用が発現する。臨床的に十分に鎮痛できる投与量を決定するためには，1回投与量を段階的に減少させながら少量ずつ鎮痛の程度を判断しながら患者に投与する必要がある。

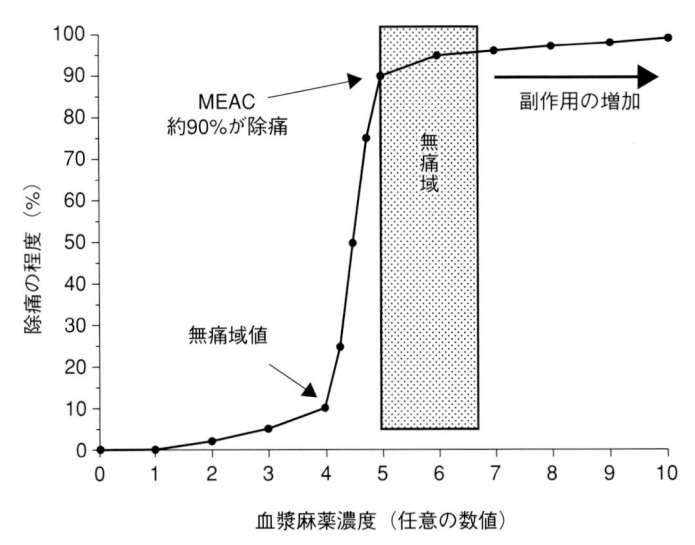

図　麻薬の用量-反応曲線の模式図

　最小鎮痛効果濃度（minimum effective analgesic concentration：MEAC）は患者が鎮痛効果を得ることができる最小の血漿麻薬濃度であり，MEAC以上に血漿濃度が上昇しても有意な鎮痛効果は変化なく，むしろ副作用や合併症の頻度が増加する．無痛域値とは血漿濃度が少し増加したときに鎮痛の程度が急激に改善する濃度である．

（Etches RC. Patient-controlled analgesia. Surg Clin North Am 1999；79：297-312より引用）

　術後鎮痛に使用するための理想的な麻薬は，作用発現時間が早く，中等度の作用時間で，副作用がほとんどない薬物である．しかし，残念ながら現在ある麻薬ですべてこの条件を満たしているものは存在しない．術後鎮痛管理に一般的に使用されているモルヒネ，フェンタニル，ペチジンの鎮痛効果と副作用を比較した研究[20]では，3種類の薬物間では鎮痛効果と患者の満足度に有意差はなく，副作用では瘙痒と悪心・嘔吐がモルヒネとフェンタニルはペチジンに比べて多い．実際的には，この3種類の麻薬ではどれを選択しても臨床的な有効性には有意差がみられない．一般的にはわが国では，モルヒネとフェンタニルが頻用されている．

　モルヒネは術後疼痛管理にもっとも広く使用されている麻薬であり，筋注，静注，硬膜外腔投与，気管内投与，直腸内投与で使用される．中等度の作用があり，フェンタニルに比較して溶脂性が低いため効果発現は比較的遅く，作用時間は長い．モルヒネは70％以上が肝臓で代謝され，モルヒネ-3-グルクロン酸（不活性）とモルヒネ-6-グルクロン酸（活性）となり，両者とも腎から排泄される．適切な投与量であるかぎりは肝機能障害の患者でも問題ないが，腎機能障害の患者では排泄が遅延し代謝産物が蓄積すると，モルヒネ-6-グルクロン酸はモルヒネより作用が強いため，作用が遅延する．肝機能障害と腎機能障害の患者において，持続注入を行うときには投与量に十分注意する必要がある．術後最初の24時間での疼痛に対するモルヒネの必要量は，年齢と一番強い相関関係がある．それ以外の要因とし

ては，体重および性別と弱い相関関係がみられ，男性は女性よりモルヒネの必要量が多い。ディスポーザブル微量持続注入器による持続硬膜外注入を行うときには一般的に局所麻酔薬と 0.0025 % から 0.005 % のモルヒネを 2 〜 4 ml/hr の速度で投与する。

　フェンタニルはモルヒネに比べて脂溶性が高いため中枢神経系に容易に浸透するため作用発現が早く，かつ持続時間は短い。フェンタニルは静注や筋注，硬膜外腔投与で用いられる[21]。ほとんどが肝臓で不活性物質に代謝され，代謝産物は腎から排泄される。腎不全はフェンタニルの薬物動態にはほとんど影響しない。フェンタニルは，肝機能障害や腎機能障害があるときもほとんど蓄積することがないため，これらの疾患を持つ患者の術後鎮痛には適した麻薬である。しかし，最終半減期が 16 時間と長いため，持続注入で使用するときには蓄積する可能性があるため，効果に対して十分に注意しながら投与量を調節する必要がある。フェンタニルを用いた持続硬膜外鎮痛法では，一般的に局所麻酔薬と 1 〜 10 μg/ml のフェンタニルを 2 〜 5 ml/hr の速度で投与する。

B. 拮抗性鎮痛薬

　拮抗性鎮痛薬は，原則的には κ 受容体の作動薬として鎮痛作用を発現し，μ 受容体の拮抗薬として呼吸抑制を減少させている。拮抗性鎮痛薬の利点として，呼吸抑制の天井効果，胆道系痙攣の減少，依存性の減少が利点とされているが，現在では"鎮痛作用と同程度の副作用が生じる"との意見もあり，その鎮痛作用の限界からも臨床的な有用性が減少している。

　ペンタゾシンは 1967 年に臨床に導入された拮抗性鎮痛薬であり，鎮痛作用は 30 mg とモルヒネ 10 mg が同程度である。呼吸抑制はナロキソンにより拮抗できる。循環系に対する作用は典型的な μ 受容体作動薬と比べ異なっており，血圧と心拍数を増加させる。60 mg 以上の非経口投与で投与患者の 7 % に幻覚誘発作用（異常思考，幻覚，不安，悪夢など）が起こり，ナロキソンで拮抗できない。ペンタゾシンは組織刺激性が高く，長期間の繰り返し投与により組織に広範な線維化を生じる。長期間使用で身体的依存を生じる。老人では若年者に比べ作用が遷延することがある。

　ブトルファノールはモルヒネ様鎮痛作用があり，中枢性作用として自発呼吸の抑制，咳嗽の抑制，嘔吐中枢の刺激，縮瞳，鎮静を示す。2–3 mg でモルヒネ 10 mg と同程度の鎮痛作用と呼吸抑制を示す。呼吸抑制に関しては天井効果があるが，循環系に対しては心臓後負荷を増大させることにより体動脈圧と肺動脈圧を上昇させる。それゆえ，心筋梗塞やうっ血性心不全，心収縮力が低下している患者での使用は好ましくない。呼吸抑制はナロキソンで拮抗することができる。0.5 mg 以上の投与でもっとも多く見られる副作用は鎮静である。

　ブプレノルフィンは高い脂肪親和性の拮抗性鎮痛薬である。0.3 mg とモルヒネ 10 mg とが鎮痛作用と呼吸抑制に関して同程度の作用を示し，作用時間はモルヒネより長い。用量依存

性に呼吸抑制を起こし，0.3 mg でモルヒネ 10 mg と同程度に呼吸数を減少させる。筋注後約6時間で最大の縮瞳が起こり，3時間後で最大の呼吸抑制がみられる。μ受容体からの解離半減期は長く166分である。ナロキソンによる前処置で呼吸抑制を改善することができるが，呼吸抑制が起きたあとでは高用量のナロキソンでも拮抗することができない。循環器系に対しては血圧と脈拍数を減少させる。他の麻薬と同様に総胆管内圧を上昇するため，胆道系疾患時の使用には十分な注意が必要である。

トラマドールはμ受容体作動性とノルエピネフリンとセロトニンの再吸収抑制により鎮痛作用を発現している。通常使用量での呼吸抑制は報告されてなく，依存性もほとんど認められない。副作用としては，めまい，傾眠，吐き気，便秘，発汗，瘙痒などが見られる。鎮痛作用はナロキソンで部分的にしか拮抗されない。ヒスタミン遊離性はなく，心拍数，左室機能，心係数に影響しないが，体位性血圧低下が見られることがある。老齢者（65歳から75歳）でも血清濃度および半減期は若年者と有意差がないが，75歳以上では血清濃度の上昇と半減期の延長が見られるので，投与量の調節が必要である。大量投与時には，てんかん発作が見られることがあり，またナロキソンによる拮抗により，てんかん発作が誘発されることがある。トラマドール静注およびフェンタニル静注，硬膜外トラマドール投与，硬膜外ロピバカインとフェンタニル持続注入を下腹部手術で比較した研究では，これら4法とも十分な鎮痛を得ることができたが，もっとも効果的のものはロピバカインとフェンタニルの持続硬膜外注入であり，もっとも効果が悪かったものは硬膜外トラマドール投与であった。トラマドール静注およびフェンタニル静注は，悪心・嘔吐の頻度が高かった[22]。

C. 局所麻酔薬

術後鎮痛に使用される局所麻酔薬としては，一般的に1％メピバカインや0.25％ブピバカイン，0.125％ブピバカイン，0.2％ロピバカインが使用されており，最近では0.2％ロピバカインの使用頻度が増えつつある。2 mg/ml のロピバカインとブピバカインの硬膜外PCA（PCEA）と持続注入による比較では，鎮痛の程度は同じであるがロピバカインは運動神経ブロック作用が少ないことより患者の満足度は大きい[23]。下腹部手術に対する0.2％ロピバカインと0.003％モルヒネによる持続硬膜外注入法による術後鎮痛は，それぞれの薬物単体でのものに比較してより効果的であり[24]，同様に下肢整形外科手術においても0.2％ロピバカインと2.2 μg/ml フェンタニルによる持続硬膜外注入は，0.125％ブピバカインや0.2％ロピバカインのみと比較して良好な鎮痛を得ることができる[25]。胸部手術後の疼痛に対して，0.2％ロピバカインとフェンタニル1.67 μg/ml のものを6 ml/hr の速度での持続硬膜外注入したときには，バイタルサインの変化がなく良好な鎮痛を得られる[26]。濃度に関しては，胸部または腹部の癌手術後の鎮痛に対しては0.1％ブピバカインと0.01％モルヒネのPCEA

で良好な鎮痛が得られる[27]。婦人科手術後では，ブプレノルフィンと0.1％ブピバカインによるPCEAにより咳嗽時の疼痛を有意に低下させることができる[28]。ブピバカインを使用するときには，一般的に使用されているものより低濃度のものでも十分な効果を得ることができている。

D. α_2受容体作動薬

術後疼痛管理での麻薬使用量を減少させるために，硬膜外腔へのα_2受容体作動薬であるクロニジンの投与が試みられており，その効果が報告されている[29]〜[31]。α_2受容体は無痛に関与しており，一次求心性神経終末や脊髄の最表層，脳幹部などの中枢神経系に存在している。髄液内や硬膜外腔にクロニジンを投与することにより，鎮痛に必要とする麻薬量を減少できる。また，髄液内に投与することにより局所麻酔薬の持続時間を延長させることができる[32]。胸部手術後の持続硬膜外注入による鎮痛法による肺機能の回復の程度を比較した研究[29]では，ブピバカインとメサドンと比較してクロニジンは術後肺機能をもっとも低下させない薬物であった。下肢の整形外科手術後の疼痛に対して，ブピバカインとフェンタニル，クロニジンによる持続硬膜外注入により良好な鎮痛を得ることが可能である[30]。持続硬膜外投与法でのクロニジン使用はさらなる研究が必要であるが，有用な薬物である可能性が示唆される。

E. N-メチル-D-アスパラギン酸（N-methyl-D-aspartate：NMDA）拮抗薬

NMDA拮抗薬であるケタミンとデキストロメトルファン併用の効果を検討するため40の論文の2034名を対象としたメタ分析を行った報告では，ケタミンとデキストロメトルファンは，それぞれ分析した研究の58％，67％において有効であった。これらの薬物は疼痛を軽減し，使用麻薬量を減少させるエビデンスが認められた。これらの予防的効果を得るためには，デキストロメトルファンは非経口的に少なくとも1 mg/kg，ケタミンは0.15〜1 mg/kgを必要とした[33]。また，PCAの投与薬物としてモルヒネとケタミンを混合したものを使用した術後鎮痛患者102名を対象に行った研究では，至適投与量はモルヒネ0.9〜1.4 mg/ml，ケタミン0.7〜1.4 mg/mlがもっとも効果的な濃度であり，モルヒネ：ケタミン＝1：1でロックアウト時間8分が最適である[34]。このように麻薬に少量のケタミンを併用することで，より効果的な鎮痛を得ることができるとの報告があるが，一方，53の無作為対照研究での対象患者2839名でのデータのメタ分析では，ケタミンの術後鎮痛に対する作用は明瞭にはできていない[35]。

ディスポーザブル微量持続注入器による投与方法

A. 持続注入法

　持続硬膜外注入法は，持続静注法に比べ，投与鎮痛薬の量を減少させることができ，特に体動時の疼痛を効果的に鎮痛することができ，硬膜外カテーテルを留置することができる症例では有用な方法である[12)18)23)36)〜38)]。212の論文の中等度から激しい術後痛を伴う手術患者19,909名のメタ分析では，硬膜外鎮痛法では約80％の患者が満足のいく鎮痛を得ており，7.8（6.1〜9.5）％の患者では激しい疼痛が見られている。PCAでは約65％が満足のいく鎮痛が得られており，10.4（8.0〜12.8）％の患者で激しい痛みが見られている。また，英国では1973年から1999年にかけて術後の中等度から高度の痛みは年1.9（1.1〜2.7）％ずつ低下してきている（表1）[39)]。硬膜外カテーテルの挿入が可能であれば，硬膜外鎮痛法は非常に有用な術後鎮痛法である。ブピバカイン1mg/mlとフェンタニル5μg/mlを速度0.1/kg/hrで投与した持続硬膜外注入法とモルヒネを用いた静脈内PCAを比較した研究では，PCAに比べて良好な鎮痛を得ることができた[40)]。大腸手術後の術後鎮痛をロピバカインとフェンタニルの持続硬膜外法とモルヒネによるPCAの比較では，持続硬膜外法が鎮痛の程度は優れており，麻薬の使用量をも減少し，有意に入院日数を短縮した[21)]。麻薬によるPCAと持続硬膜外注入法を比較検討したメタ分析では，持続硬膜外鎮痛法はPCAより良好な鎮痛を得ることができたが，しかし瘙痒の発現頻度は高かった。この2方法での利点と欠点は，こ

表1　鎮痛法による術後疼痛の出現頻度

鎮痛法	研究数	疼痛平均値±SE（％）	95％信頼区間
安静時の中等度から激しい疼痛			
筋注	29	67.2±4.4	58.1−76.2
PCA	45	35.8±2.2	31.4−40.2
硬膜外	62	20.9±1.6	17.8−24.0
体動時の中等度から激しい疼痛			
筋注	1	78	
PCA	10	25.3±7.5	8.4−42.1
硬膜外	22	37.9±3.6	30.4−45.4
激しい痛み			
筋注	21	29.1±4.9	18.8−39.4
PCA	27	10.4±1.2	8.0−12.8
硬膜外	30	7.8±0.8	6.1−9.5

（Dolin SJ, Cashman JN, Bland JM. Effectiveness of acute postoperative pain management：I. Evidence from published data. Br J Anaesth 2002；89：409-23 より引用）

のメタ分析では明確にできなかった[41]。思春期患者での特発性側彎症の術後鎮痛での，持続硬膜外注入法とPCAの比較では，術後48時間のすべての測定点（2, 4, 6, 8, 12, 24, 36, 48時間）において持続硬膜外注入法が優れていた[42]。高齢者での術後の大きな問題のひとつとして術後認知障害があり，その関与因子として術後疼痛が挙げられている。局所麻酔薬と麻薬を使用した持続硬膜外注入による術後鎮痛は，高齢者での術後合併症の発症率と死亡率を減少させ，術後認知障害に対してこの鎮痛法は有用であると考えられている[43]。

　持続静脈内注入は硬膜外カテーテル挿入のような特別な技術を必要とすることなしに，ディスポーザブル微量持続注入器を使用して簡便にすべての年齢層の患者に対して行うことができる。また持続硬膜外注入に比べて，鎮痛効果の立ち上がりは比較的早く十分な満足度を得ることができる。実際，老齢者でも上腹部手術後のモルヒネの持続静脈投与は有効な術後鎮痛法である[12]。ディスポーザブル微量持続注入器による持続注入による術後鎮痛法により，安静時痛のみを減少させることは十分可能であるが，それぞれの患者に適した，きめ細かい術後疼痛管理を目標とするときには，持続注入のみでは対応しきれない。持続注入法の問題点は，一度投与量を決定したら患者の鎮痛の程度を再評価することなく使用されることが多く，投与量の選択に柔軟性を欠く点である。現在では持続注入を単独で行うよりもPCAと組み合わせて鎮痛を行うことが多く，PCAと持続注入法を組み合わせた鎮痛法が術後鎮痛法の標準的方法である。ディスポーザブル微量持続注入器にも簡易型PCAを併用することが可能であるため，PCAを併用することが勧められる。PCA併用持続注入法が術後の予後を改善することに関しては明確な証拠はないが，少なくとも患者の満足度は優れており，対費用効果性も優れている。

　持続皮下注入法は持続静脈注入法と同様な利点と欠点を持っている。持続静注法と同様に手技が簡単で容易に施行することができる。われわれは27ゲージまたは25ゲージの翼状針を使用して，主として前胸部を穿刺部位として行っている。前胸部は比較的体動に影響を受けることなく，しっかりと固定することができ，透明なドレープを使用して穿刺部位が常に観察できるように固定している。皮下に鎮痛薬を投与したときには吸収速度が体温の影響を受けるため，体温低下を示す術後患者では鎮痛効果が一定しない可能性があるとの意見もあるが，実際の臨床で使用するかぎり大きな問題点は見られない。形成外科領域の体表面の手術，乳房切断術などの鎮痛に関して，持続硬膜外注入と比較して，持続皮下注入は鎮痛効果において差はみられない。持続皮下注入法は，症例および手術侵襲の程度を考慮して使用するかぎり，持続静脈内注入や持続硬膜外注入と比較して遜色のない鎮痛効果を得ることができる。小児術後鎮痛管理において，PCA併用持続皮下注とPCA併用持続静注とを比較した研究では，術後鎮痛の程度，副作用としての悪心・嘔吐の頻度に差はなく，持続皮下注入は有効な鎮痛法であり，むしろ持続静注よりモルヒネの使用量が減少した[44]。小児術後症例のように持続硬膜外注入を術後疼痛管理に利用することが比較的困難の状況では，持続皮下

注入法は適した鎮痛法である。また，鎮痛薬専用の静脈路の確保や硬膜外ブロック用カテーテルの挿入が困難，または禁忌の症例ではもっとも適応がある鎮痛法であり，もっと一般的に使用されてもよい方法である。持続皮下注入法も持続静脈注入法と同様にPCAと併用することで，さらに効果的な鎮痛を行うことができる。

関節内や神経鞘内に持続的に局所麻酔薬を投与する方法も試みられているが[2)45)]，わが国では一般的ではない。しかし，選択的に術後痛に関与している神経に局所麻酔薬を投与することにより全身への作用が少なくなり，循環動態の不安定や呼吸機能の抑制を少なくすることができ，結果的に副作用を軽減できる。肩関節手術後鎮痛のために0.2％ロピバカインを48時間持続的に投与した斜角筋間法による腕神経叢持続注入により良好な鎮痛が得られている[46)]。これらの方法も術後疼痛管理として有用な方法であると考えられるため，さらなる研究が望まれる。

術後直後から持続投与のみでは，もっとも疼痛の強い時期に十分な鎮痛を行うことができないので，覚醒直後に疼痛を訴えることのない，すなわちMEACを超えた濃度まで鎮痛薬を投与し，その後持続注入を行う必要がある。そして持続投与法により少量の鎮痛薬を持続的に投与することで，MEAC以上の濃度を容易に維持することができ，持続的な鎮痛を効果的に得ることができる。手術終了後の覚醒したときに強い疼痛を患者が訴えてから鎮痛薬の持続注入を開始しても効果的な鎮痛を行うことができない。このことが効果的な術後鎮痛を行うための要点である。

B. 持続注入とPCAを併用する鎮痛法

PCAを行うときには，鎮痛薬の1回投与量，最低追加投与時間（ロックアウト時間：患者がPCAボタンを押して鎮痛薬の注入を一度行ったならば，いくらそのあとボタンを押しても薬液が注入されない時間），1時間あたりの最大の投薬量および許容最大PCA回数をプログラミングする必要がある。しかし，ディスポーザブル微量持続注入器に付属するPCA機器では，このような設定が一定に規定されており，患者の疼痛に応じたきめ細かい設定ができない。ディスポーザブル微量持続注入器を用いてのPCAでは，設定の柔軟性を欠く点が欠点である。簡易型PCA装置を装着できるディスポーザブル微量持続注入器のPCAの性能および持続注入量を表2に示す。

投与経路としては，静脈内，硬膜外腔，神経叢，皮下が用いられている。手術およびその侵襲度に適した投与部位を選ぶことで，どの投与経路を選んでもPCAによる術後疼痛管理は十分に可能である。PCEAでは，局所麻酔薬を投与できることがPCAに比べて大きな利点であり，体動時痛を緩和するには有効である。静脈内PCAでの術後疼痛管理は老齢者で，かつ閉塞性肺疾患，冠動脈疾患，うっ血性心不全などの呼吸器および循環器合併症のある患

表 2 簡易型 PCA 装置を装着できるディスポーザブル微量持続注入器

製品名	クーデックシリンジェクター PCA 装置	DIB-PCA システム	バクスターインフューザー PCA システム	ニプロシュアーフューザー A PCA システム
会社	大研医器	ディヴインターナショナル	バクスター	ニプロ
容量	60 ml, 120 ml	50 ml, 200 ml	65 ml, 96 ml, 300 ml	50 ml, 100 ml
PCA 容量	1 ml, 3 ml	0.5 ml, 1 ml, 3 ml	0.5 ml, 2 ml	3 ml
充填時間	10〜180 分	30〜120 分	15〜60 分	75〜225 分
持続投与量	0.5〜6.0 ml/hr	0.5〜6.0 ml/hr	0.5〜10 ml/hr	0.7〜2.1 ml/hr

者においても効果的でかつ安全である。合併症のある老齢者において静脈内 PCA としてモルヒネ 0.01 mg/kg の追加投与量と 10 分のロックアウト時間で投与を行い、筋注としては疼痛の訴えがあったときに 3 時間以上の間隔をおいてモルヒネ 0.1 mg/kg を投与し、鎮痛効果と術後合併症の発現頻度を両群で比較した Egbert ら[47]の研究では、モルヒネの血漿濃度について PCA は筋注に比べて有意に低く、また PCA は鎮静度を増すことなしに鎮痛効果は有意に優れており、かつ術後の混迷、術後肺合併症の発症率も有意に少なく、正常な精神状態であればハイリスクの老齢者でも安全に使用でき、かつ効果的であると報告されている。静脈内 PCA において、Camu ら[48]は、フェンタニルの demand-dose を 20, 40, 60 μg の 3 群に分けて安全性と有効性を比較して、40 μg が至適であると報告している。皮下 PCA は特別な器具および手技を必要とせず、鎮痛効果も静脈内 PCA と比べて有意差は見られない。皮下 PCA は静脈内および硬膜外腔投与に比べて注射部位の選択が広く、また手技が簡便であるため、静脈の確保の困難な患者、手術後に多数の薬物を静脈投与する必要のある患者、硬膜外ブロックの禁忌または適応のない患者などに広く用いることができる。

　鎮痛効果に関しては、基礎持続注入を併用したほうが鎮痛効果は優れている[49]が、副作用の発現率が上昇するとの報告[40,50]がある。その点からすれば、基礎持続注入に関しては利点がなしとする意見[51]もある。しかし、われわれは上腹部手術後のフェンタニル PCEA では局所麻酔薬の基礎持続投与を併用するほうが効果的であると考えている[17]。

　PCA と基礎持続注入による鎮痛法では、モルヒネでは PCA1 回投与量は 1〜2 mg、基礎持続投与量は 0.5〜1 mg/hr、ロックアウト時間は 8〜10 分が使用されており、フェンタニルの場合は 1 回投与量が 7〜50 μg、基礎持続投与量は 4〜60 μg/hr、ロックアウト時間は 1〜5 分が使用されている。基礎持続投与量の設定が多いほど、設定する PCA1 回投与量は少なくなる。

副　作　用

　ディスポーザブル微量持続注入器による麻薬の持続注入併用PCA施行時にもっとも多くみられる副作用は，悪心・嘔吐および瘙痒であり，その発現頻度は20～30％である。この悪心・嘔吐に対して，ドロペリドールを含めた制吐薬の効果を14のプラセボ-対照群研究における1,117名の術後患者を対象としてメタ分析を行った[52]。モルヒネPCA使用時の頻度では，悪心は43％（22～80％），嘔吐は55％（45～71％）であり，もっとも使用頻度の多い制吐薬はドロペリドールであった。1日4～6 mg以下のドロペリドール投与で，その副作用発現は減少した。ドロペリドールの効果に用量依存性はなく，至適量は1 mgモルヒネあたり0.1 mgドロペリドール以下，またはドロペリドール4 mg/day以下である。

　臨床的に重要であり，かつ致死的な危険性のあるPCA併用持続注入法による合併症は呼吸抑制であるが，その頻度は非常に少ない。PCA法と筋注法との比較において，呼吸抑制の発症頻度に差は見られていない。PCAによる呼吸抑制の頻度は0.13％から0.7％[53]～[56]である。しかし発症頻度が少ないとはいえ，術後疼痛管理をPCA併用持続注入法で行っているときには，呼吸抑制に対する十分な注意と観察は常に必要である。もっとも危険な合併症である呼吸抑制を早期に発見するためには，酸素飽和度モニターは必須である[57]～[60]。呼吸抑制の発現頻度を高める要因としては，患者側の要因とPCA併用ディスポーザブル微量持続注入器に関連するものとが考えられる。患者側の要因としては，老齢，頭部外傷，睡眠時無呼吸症候群，肥満，呼吸不全，鎮静薬の同時投与，有効循環血液量の減少（hypovolemia），腎機能低下などが挙げられる。術後早期では循環器系の状態が不安定であり，術後出血などによる有効循環血液量減少状態およびそれによる低血圧状態では麻薬による呼吸抑制が起きやすいため，十分な注意が必要である。さらに，有効循環血液量減少状態に血圧低下や低酸素血症が合併すると，中枢神経系への酸素供給が減少し，麻薬による呼吸抑制をさらに促進する。患者側の要因に比べて，機器誤作動による鎮痛薬の過量投与による呼吸抑制の発症頻度は非常に少ないとされている。術後鎮痛に必要とする鎮痛薬（麻薬）の必要量は個人差が大きいため，画一的な投与量の決定は避ける必要がある。患者の十分な観察，合併症の有無，そして経時的な鎮痛効果の評価は，呼吸抑制を含む合併症の発現頻度を低下させるためには必須である。モルヒネ使用のPCA時の呼吸抑制に対して，0.25 μg/kg/hrの低用量ナロキソンの点滴が有効であり，副作用を減少させモルヒネの必要量を減少させるとの報告[61]がみられる。

疼痛評価

疼痛の程度を十分に把握することなしに鎮痛薬や鎮痛法を選択している状況が一般的と考えられるが，適切な鎮痛治療のためにはきめ細かい疼痛評価が必須である。外科系医師および外科系病棟の看護師計515名に対する術後鎮痛管理に関する著者らのアンケート調査で，92％の対象者は客観的な疼痛評価のスケールは使用していなかった。現実問題として，血圧を測定することなしに降圧薬や昇圧薬を投与することはありえないが，鎮痛薬に関しては，ただ痛い，痛くないとの2段階の基準に基づく判断で鎮痛薬を投与しているのが現状である。術後急性痛の評価のためには，実際的には100 mm視覚的評価尺度（visual analogue scale：VAS）がもっとも使用しやすい。100 mmVASは再現性がよく，鎮痛評価として標準的な方法である[62]。術後疼痛は経時的に急速に減少するため，的確な疼痛評価をしたうえで投与量の見直しが必須である。術後早期，特に24時間以内は意識が清明でないため100 mmVASでの評価を行うことが困難なこともあるため，患者の表情や口頭での5段階疼痛スケールを併用する。

急性疼痛管理チーム

主治医と急性疼痛管理チームによる術後疼痛管理法を比較した研究では，急性疼痛チームの管理のほうがより効果的であり[63]，将来的には人員の確保を行い急性疼痛管理チームを設置し，このチームによる術後疼痛管理が望まれる。カナダでの看護師を主体とし麻酔科医が監督している急性術後管理チームが行った疼痛管理の結果[64]では，4617患者の治療を行い，平均VASは非常に低く，呼吸抑制は0.4％に認められたのみである。他の合併症は認められなく，患者の96％が満足していた。この看護師を中心にした急性疼痛管理チームは，良好な術後疼痛管理を行うことができている。麻酔科医の絶対数が不足しているわが国の現状でも，このような看護師を中心とし麻酔科医が監督しているチームによる術後疼痛管理は有用であると思われる。

参考文献

1) Wu CL, Hurley RW, Anderson GF, et al. Effect of postoperative epidural analgesia on morbidity and mortality following surgery in medicare patients. Reg Anesth Pain Med 2004；29：525-33.

2) Singelyn FJ, Seguy S, Gouverneur JM. Interscalene brachial plexus analgesia after open shoulder surgery : continuous versus patient-controlled infusion. Anesth Analg 1999 ; 89 : 1216-20.

3) Singelyn FJ, Vanderelst PE, Gouverneur JM. Extended femoral nerve sheath block after total hip arthroplasty : continuous versus patient-controlled techniques. Anesth Analg 2001 ; 92 : 455-9.

4) Ferrante FM, Orav EJ, Rocco AG, et al. A statistical model for pain in patient-controlled analgesia and conventional intramuscular opioid regimens. Anesth Analg 1988 ; 67 : 457-61.

5) Austin KL, Stapleton JV, Mather LE. Relationship between blood meperidine concentrations and analgesic response : a preliminary report. Anesthesiology 1980 ; 53 : 460-6.

6) Austin KL, Stapleton JV, Mather LE. Multiple intramuscular injections : a major source of variability in analgesic response to meperidine. Pain 1980 ; 8 : 47-62.

7) Woodhouse A, Mather LE. The minimum effective concentration of opioids : a revisitation with patient controlled analgesia fentanyl. Reg Anesth Pain Med 2000 ; 25 : 259-67.

8) Walder B, Schafer M, Henzi I, et al. Efficacy and safety of patient-controlled opioid analgesia for acute postoperative pain. A quantitative systematic review. Acta Anaesthesiol Scand 2001 ; 45 : 795-804.

9) Weldon BC, Connor M, White PF. Pediatric PCA : the role of concurrent opioid infusions and nurse-controlled analgesia. Clin J Pain 1993 ; 9 : 26-33.

10) Walson PD, Graves PS, Mortensen ME, et al. Patient-controlled versus conventional analgesia for postsurgical pain relief in adolescents. Dev Pharmacol Ther 1992 ; 19 : 32-9.

11) Lavand' Homme P, De Kock M. Practical guidelines on the postoperative use of patient-controlled analgesia in the elderly. Drugs Aging 1998 ; 13 : 9-16.

12) Mann C, Pouzeratte Y, Boccara G, et al. Comparison of intravenous or epidural patient-controlled analgesia in the elderly after major abdominal surgery. Anesthesiology 2000 ; 92 : 433-41.

13) Smythe MA, Zak MB, O'Donnell MP, et al. Patient-controlled analgesia versus patient-controlled analgesia plus continuous infusion after hip replacement surgery. Ann Pharmacother 1996 ; 30 : 224-7.

14) Parker RK, Holtmann B, White PF. Patient-controlled analgesia. Does a concurrent opioid infusion improve pain management after surgery? JAMA 1991 ; 266 : 1947-52.

15) Parker RK, Sawaki Y, White PF. Epidural patient-controlled analgesia : influence of bupivacaine and hydromorphone basal infusion on pain control after cesarean delivery. Anesth Analg 1992 ; 75 : 740-6.

16) Sinatra R, Chung KS, Silverman DG, et al. An evaluation of morphine and oxymorphone administered via patient-controlled analgesia (PCA) or PCA plus basal infusion in postcesarean-delivery patients. Anesthesiology 1989 ; 71 : 502-7.

17) Komatsu H, Matsumoto S, Mitsuhata H, et al. Comparison of patient-controlled epidural analgesia with and without background infusion after gastrectomy. Anesth Analg 1998 ; 87 : 907-10.

18) Komatsu H, Matsumoto S, Mitsuhata H. Comparison of patient-controlled epidural analgesia with and without night-time infusion following gastrectomy. Br J Anaesth 2001 ; 87 : 633-5.

19) Vicente KJ, Kada-Bekhaled K, Hillel G, et al. Programming errors contribute to death from patient-controlled analgesia : case report and estimate of probability. Can J Anaesth 2003 ; 50 : 328-32.

20) Woodhouse A, Hobbes AF, Mather LE, et al. A comparison of morphine, pethidine and fentanyl in the postsurgical patient-controlled analgesia environment. Pain 1996 ; 64 : 115-21.

21) Steinberg RB, Liu SS, Wu CL, et al. Comparison of ropivacaine-fentanyl patient-controlled epidural analgesia with morphine intravenous patient-controlled analgesia for perioperative analgesia and recovery after open colon surgery. J Clin Anesth 2002 ; 14 : 571-7.

22) Aygun S, Kocoglu H, Goksu S, et al. Postoperative patient-controlled analgesia with intravenous tramadol, intravenous fentanyl, epidural tramadol and epidural ropivacaine+fentanyl combination. Eur J Gynaecol Oncol 2004 ; 25 : 498-501.

23) Bertini L, Mancini S, Di Benedetto P, et al. Postoperative analgesia by combined continuous infusion and patient-controlled epidural analgesia (PCEA) following hip replacement : ropivacaine versus bupivacaine. Acta Anaesthesiol Scand 2001 ; 45 : 782-5.

24) Niiyama Y, Kawamata T, Shimizu H, et al. The addition of epidural morphine to ropivacaine improves epidural analgesia after lower abdominal surgery : [L'addition de morphine peridurale a la ropivacaine ameliore l'analgesie peridurale apres une intervention chirurgicale abdominale basse] . Can J Anaesth 2005 ; 52 : 181-5.

25) 金井昭文，木下　伸，鈴木麻葉ほか．整形外科手術を対象とした術後腰部硬膜外鎮痛におけるロピバカインの有効性の検討．麻酔 2005；54：8-13.

26) 鈴木麻葉，大澤　了，金井昭文ほか．ロピバカインとフェンタニルを用いた PCEA 付き術後持続胸部硬膜外鎮痛における鎮痛効果の検討．麻酔 2005；54：2-7.

27) de Leon-Casasola OA, Parker BM, Lema MJ, et al. Epidural analgesia versus intravenous patient-controlled analgesia. Differences in the postoperative course of cancer patients. Reg Anesth 1994 ; 19 : 307-15.

28) Inoue S. Comparison between postoperative patient-controlled epidural analgesia of buprenorphine plus droperidol with 0.1 % bupivacaine and without 0.1 percent bupivacaine for gynecological surgery. Anesthesiology 1998 ; 89 : 3A1131.

29) Matot I, Drenger B, Weissman C, et al. Epidural clonidine, bupivacaine and methadone as the sole analgesic agent after thoracotomy for lung resection. Anaesthesia 2004 ; 59 : 861-6.

30) Sveticic G, Gentilini A, Eichenberger U, et al. Combinations of bupivacaine, fentanyl, and clonidine for lumbar epidural postoperative analgesia : a novel optimization procedure. Anesthesiology 2004 ; 101 : 1381-93.

31) Hidalgo MP, Auzani JA, Rumpel LC, et al. The clinical effect of small oral clonidine doses on perioperative outcomes in patients undergoing abdominal hysterectomy. Anesth Analg 2005 ; 100 : 795-802.

32) Leung AY. Postoperative pain management in obstetric anesthesia—new challenges and solutions. J Clin Anesth 2004 ; 16 : 57-65.

33) McCartney CJ, Sinha A, Katz J. A qualitative systematic review of the role of N-methyl-D-aspartate receptor antagonists in preventive analgesia. Anesth Analg 2004 ; 98 : 1385-400.

34) Sveticic G, Gentilini A, Eichenberger U, et al. Combinations of morphine with ketamine for patient-controlled analgesia : a new optimization method. Anesthesiology 2003 ; 98 : 1195-205.

35) Elia N, Tramer MR. Ketamine and postoperative pain—a quantitative systematic review of randomised trials. Pain 2005 ; 113 : 61-70.

36) Liu SS, Allen HW, Olsson GL. Patient-controlled epidural analgesia with bupivacaine and fentanyl on hospital wards : prospective experience with 1,030 surgical patients. Anesthesiology 1998 ; 88 : 688-95.

37) Tan PH, Chia YY, Perng JS, et al. Intermittent bolus versus patient-controlled epidural morphine for postoperative analgesia. Acta Anaesthesiol Sin 1997 ; 35 : 149-54.

38) Sengezer M, Deveci M, Ozturk S, et al. Two in one : patient-controlled epidural analgesia (PCEA) to prevent erection and control pain in adult hypospadias-surgery patients. Br J Plast Surg 2002 ; 55 : 494-7.

39) Dolin SJ, Cashman JN, Bland JM. Effectiveness of acute postoperative pain management : I. Evidence from published data. Br J Anaesth 2002 ; 89 : 409-23.

40) Silvasti M, Pitkanen M. Continuous epidural analgesia with bupivacaine-fentanyl versus patient-controlled analgesia with i.v. morphine for postoperative pain relief after knee ligament surgery. Acta Anaesthesiol Scand 2000 ; 44 : 37-42.

41) Werawatganon T, Charuluxanun S. Patient controlled intravenous opioid analgesia versus continuous epidural analgesia for pain after intra-abdominal surgery. Cochrane Database Syst Rev 2005 ; CD004088.

42) Sucato DJ, Duey-Holtz A, Elerson E, et al. Postoperative analgesia following surgical correction for adolescent idiopathic scoliosis : a comparison of continuous epidural analgesia and patient-controlled analgesia. Spine 2005 ; 30 : 211-7.

43) Cohendy R, Brougere A, Cuvillon P. Anaesthesia in the older patient. Curr Opin Clin Nutr Metab Care 2005 ; 8 : 17-21.

44) Doyle E, Morton NS, McNicol LR. Comparison of patient-controlled analgesia in children

by i.v. and s.c. routes of administration. Br J Anaesth 1994 ; 72 : 533–6.
45) Borgeat A, Tewes E, Biasca N, et al. Patient-controlled interscalene analgesia with ropivacaine after major shoulder surgery : PCIA vs PCA. Br J Anaesth 1998 ; 81 : 603–5.
46) Ekatodramis G, Borgeat A, Huledal G, et al. Continuous interscalene analgesia with ropivacaine 2 mg/ml after major shoulder surgery. Anesthesiology 2003 ; 98 : 143–50.
47) Egbert AM, Parks LH, Short LM, et al. Randomized trial of postoperative patient-controlled analgesia vs intramuscular narcotics in frail elderly men. Arch Intern Med 1990 ; 150 : 1897–903.
48) Camu F, Van Aken H, Bovill JG. Postoperative analgesic effects of three demand-dose sizes of fentanyl administered by patient-controlled analgesia. Anesth Analg 1998 ; 87 : 890–5.
49) Peters JW, Bandell Hoekstra IE, Huijer Abu-Saad H, et al. Patient controlled analgesia in children and adolescents : a randomized controlled trial. Paediatr Anaesth 1999 ; 9 : 235–41.
50) Cheong WK, Seow-Choen F, Eu KW, et al. Randomized clinical trial of local bupivacaine perfusion versus parenteral morphine infusion for pain relief after laparotomy. Br J Surg 2001 ; 88 : 357–9.
51) Etches RC. Patient-controlled analgesia. Surg Clin North Am 1999 ; 79 : 297–312.
52) Tramer MR, Walder B. Efficacy and adverse effects of prophylactic antiemetics during patient-controlled analgesia therapy : a quantitative systematic review. Anesth Analg 1999 ; 88 : 1354–61.
53) Schug SA, Torrie JJ. Safety assessment of postoperative pain management by an acute pain service. Pain 1993 ; 55 : 387–91.
54) Zimmermann DL, Stewart J. Postoperative pain management and acute pain service activity in Canada. Can J Anaesth 1993 ; 40 : 568–75.
55) Fleming BM, Coombs DW. A survey of complications documented in a quality-control analysis of patient-controlled analgesia in the postoperative patient. J Pain Symptom Manage 1992 ; 7 : 463–9.
56) Etches RC. Respiratory depression associated with patient-controlled analgesia : a review of eight cases. Can J Anaesth 1994 ; 41 : 125–32.
57) Stone JG, Cozine KA, Wald A. Nocturnal oxygenation during patient-controlled analgesia. Anesth Analg 1999 ; 89 : 104–10.
58) Watts RW, Fletcher IA, Kiroff GK, et al. The introduction of patient-controlled analgesia into an isolated rural hospital. Aust N Z J Surg 1995 ; 65 : 588–91.
59) Looi-Lyons LC, Chung FF, Chan VW, et al. Respiratory depression : an adverse outcome during patient controlled analgesia therapy. J Clin Anesth 1996 ; 8 : 151–6.
60) Bray RJ, Woodhams AM, Vallis CJ, et al. Morphine consumption and respiratory depression in children receiving postoperative analgesia from continuous morphine infusion or

patient controlled analgesia. Paediatr Anaesth 1996 ; 6 : 129-34.
61) Gan TJ, Ginsberg B, Glass PS, et al. Opioid-sparing effects of a low-dose infusion of naloxone in patient-administered morphine sulfate. Anesthesiology 1997 ; 87 : 1075-81.
62) Bijur PE, Silver W, Gallagher EJ. Reliability of the visual analog scale for measurement of acute pain. Acad Emerg Med 2001 ; 8 : 1153-7.
63) Stacey BR, Rudy TE, Nelhaus D. Management of patient-controlled analgesia : a comparison of primary surgeons and a dedicated pain service. Anesth Analg 1997 ; 85 : 130-4.
64) Shapiro A, Zohar E, Kantor M, et al. Establishing a nurse-based, anesthesiologist-supervised inpatient acute pain service : experience of 4,617 patients. J Clin Anesth 2004 ; 16 : 415-20.

〔光畑　裕正〕

IV

自己調節鎮痛(PCA)用ポンプ

PCAとPCA用ポンプ

　PCA用ポンプとしては，精密微量注入モーターポンプ（電動・電池駆動）とディスポーザブルポンプ（バルーン圧または大気陰圧駆動タイプがほとんど）に大別される．表1に2006年現在，わが国で発売されている代表的なものを挙げた．以前は発売されていたが，中止になったもの，本社の理由で日本では売られてないものなどは省いた．

　各ポンプのハードウェアのスペックとして押さえるべきものには，"投与モード"（ただし，これはPCAとPCA＋持続投与があれば十分），"流量設定範囲"（十分な広範囲な流量設定が可能なことが望ましい），"PCA注入量""設定可能ロックアウト時間""ポンプの寸法""重量""電源"（優秀なバッテリーがないと電源から離れられなくなる！）"注入精度""ドライブ（吐出方式）""警報"がある．

　patient-controlled analgesia（PCA，日本麻酔科学会用語集第3版での訳語は"自己調節鎮痛"または"自己疼痛管理"となっている）は引き起こされる痛みに応じて，患者自身が自ら注入ポンプのボタンを押し，鎮痛薬を投与する鎮痛法である．この方法を用いると，患

表　代表的PCAポンプ

精密微量注入モーターポンプ			
商品名	ディヴテックポンプ	テルフュージョン TE-361 PCA	CADD-Legacy PCA
会社名	ディヴインターナショナル	テルモ	スミスメディカル・ジャパン
投与モード	PCA，持続＋PCA，持続	持続＋PCA，持続	PCA，持続＋PCA，持続
電源	ACアダプター，内蔵バッテリー	ACアダプター，内蔵バッテリー	1.5V単三アルカリ電池，ACアダプター
重量	230 g	330 g	290 g
容積	11 cm×6.7 cm×3.2 cm	19 cm×24.5 cm×3.5 cm	9.5 cm×11.2 cm×4.1 cm

ディスポーザブルポンプ				
商品名	バクスターインフューザーPCAシステム	ワンディヴPCA	ニプロシュアーフューザーPCAシステム・セット	シリンジェクターPCA装置
会社名	バクスター	ディヴインターナショナル	ニプロ	大研医器
投与モード	持続＋PCA，PCA	持続＋PCA，PCA	持続＋PCA	持続＋PCA，PCA
駆動力	バルーン圧	バルーン圧	バルーン圧	陰圧（大気圧）
リザーバー容量	95 ml	50 ml，200 ml	50 ml，100ml，250 ml	60 ml，120 ml

者は痛みを我慢するかどうか悩むこともなく，またナースコールを押して痛み止めを頼むよりも早く鎮痛薬が投与されるため，患者の満足度も高い。複数回手術を経験した患者からは，夜中に看護師を呼んで痛み止めを頼むための遠慮，逡巡などが不要で，心理的にも満足度が高い鎮痛方法であるとコメントされることも多い。

PCA用ポンプは鎮痛薬の静脈内投与，硬膜外投与，皮下投与などに用いることが可能であり，術後鎮痛へ広く応用・運用されてきている。患者が望む際にいつでも鎮痛薬の投与が行えること，またボタンを押すだけで十分な鎮痛が得られることを理解することによって，患者の術後痛に対する恐怖や不安を取り除くことができる。しかし，患者自身がボタンを押せば鎮痛薬が入り，痛みが治まるということを理解できない場合や，実際にボタンを押すことができない場合は，この方法を用いることは不可能である。

PCAポンプとその使用について

患者が薬液投与の目的でボタンを押した回数や投与された鎮痛薬の量は，患者の術後痛の程度をひとつの客観的評価法として利用できる。これらを参考にして，持続注入量やボタンを押した際の1回投与量の設定を調整することができるし，鎮痛方法の定量的・質的比較検討にも応用可能となる。この目的を客観的に有効に実施するためには，ボタンを押した回数，それまでの総投与量，持続投与がある場合はその量などのデータがポンプを回収した際に，ポンプからパソコンへ転送される機能があるポンプの機種が便利である。精密微量注入モーターポンプでは，マイクロプロセッサーで制御された電気注入ポンプとその設定画面からなっている。使用設定のためのボーラス投与量，ロックアウト時間，背景持続投与速度が設定される構成はほぼすべての機器で共通している。ほとんどの機器で薬液総投与量，ボタン操作回数，実際注入回数などが記憶され，パソコンへ転送する機能もある。

他方，ディスポーザブルポンプは，ディスポーザブル持続注入器から患者ラインの間にPCA用リザーバーを組み合わせる。患者がリザーバーのボタンを押すことで，リザーバーに充填された薬液が投与される。ボーラス投与量は組み入れられたリザーバーによる単一容量に決められてしまう。ロックアウト時間も単一時間に決まるか，またはロックアウト時間がないポンプもある。持続注入ポンプ駆動力は，大気陰圧か，バルーン圧による（表1参照）。バルーン圧式では，環境温度や患者体温に注入量が影響を受ける可能性があり，機器によりその特性が異なる。また，アラーム機構や薬液総投与量，ボタン操作回数，実際注入回数などを記憶したりパソコンへ転送する方法は，精密微量注入モーターポンプと異なり，全く存在しない。これらの機能がないとoutcomeを出すための記録，研究が困難になる場合もあろう。

PCAを行う場合，持続注入のあるなし，持続注入がある場合は持続注入流量，ボタンを押した場合に投与される1回投与量，ロックアウト時間（ボタンを押して1回投与が行われたのちに，次の投与ができるまでの時間）などを設定する。適切にPCAポンプを使うためには，説明書などをよく読み，操作を含めその機器に十分に慣れることが大切である。特にアラームに対する対応が煩雑になりやすい。低電圧や薬液不足でアラームがなることが多く，そのときの対処をあらかじめマニュアル化しておくとよいが，使用されるフィールドが集中治療室や回復室ならよいが，病棟などでは看護スタッフも含めて病棟側にすべてを慣れてもらうことには無理な部分があり，患者自身がPCAを理解し，その操作に習熟することなどを指導したりするためにも，PCA機器が使用されている患者の回診をしたり，問い合わせがあった際に的確に応えられる看護師＋医師のチームが存在することが望ましい。東京女子医科大学麻酔科では，病棟側看護師，患者，家族への理解を深めてもらうためのacute pain service teamを結成しており，1～2名の麻酔科医が連日病棟を回っている。しかし，たとえそのようなチームが病棟を回っても，夜間帯での対応やポンプ内のリザーバーバッグに残った麻薬の処理をどうするかなどは，病棟側でもミーティング，病院薬剤部との連携教育などでのマニュアル化推進は必須である。

　日本国内で購入可能なPCAポンプでさえも，薬液注入の設定範囲や設定方法に特徴がある。製品を購入する際には，それら以外にも操作性，リザーバー容量，本体の大きさ，重量，電源などを考慮する必要がある。機種を選定するうえで，ボタンの誤接触によるPCA注入が起こらないような安全機構を備えていること，また暗いところでも患者が容易にPCA注入ができるような設計であることも大切であるが，本書はカタログではないので，日本国内で利用可能な全機種を並べるのではなくて，代表的な1機種を用いて，PCAポンプの基本的な設定と活用の実際を示していく。

PCAポンプの実際—ハードウェア—

　臨床の現場で記録を残すことを考えると，精密微量注入モーターポンプを使うことがキーになる。その代表として，国産でもっとも小型なディヴインターナショナル社のポンプを用いて説明する。PCAポンプにかぎったことではないが，臨床現場で使用されるポンプとして小型軽量であることは必須条件であろう。ちなみに図1のポンプは，横111 mm×縦67 mm×厚さ32 mmと小型で，230 gと軽量である。

　また，直感的に誰でもが操作しやすいためには，操作インタフェースとしての液晶画面がバックライト付きで大型であることはもちろんであるが，表示が日本語であることが重要である。

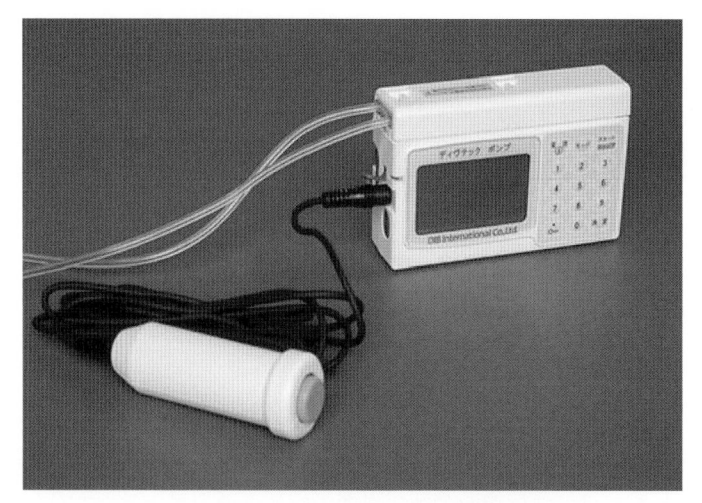

図 1 ディヴテックポンプ

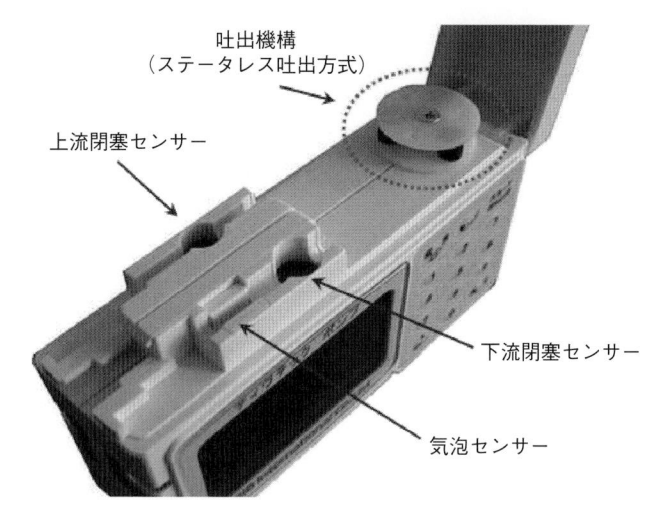

図 2 各部の名称（本体上面）

　図2は，ポンプの駆動部分と各閉塞，気泡センサー部分を示した。

　その駆動部分への輸液回路セットの順番を図3に呈示した。

　図4がPCAポンプの基本的な操作設定のインターフェースの中心となる正面の操作パネル，液晶画面である。このインターフェースを介して，後述するような"持続流量設定""総注入量設定""ロックアウト時間設定""ボーラス量設定"というPCAポンプでの基本的な設定項目を入力，確認して動作させる。このインターフェースが分かりにくいと準備する麻酔科医グループばかりでなく，病棟看護師や患者にとっても厄介なこととなる。

　PCAポンプの操作は，図4操作パネル正面の液晶画面を介して行われるが，まず電源をon/offボタンを長押しして3秒以上押す。その後，セルフチェックが入り，各モードは図5

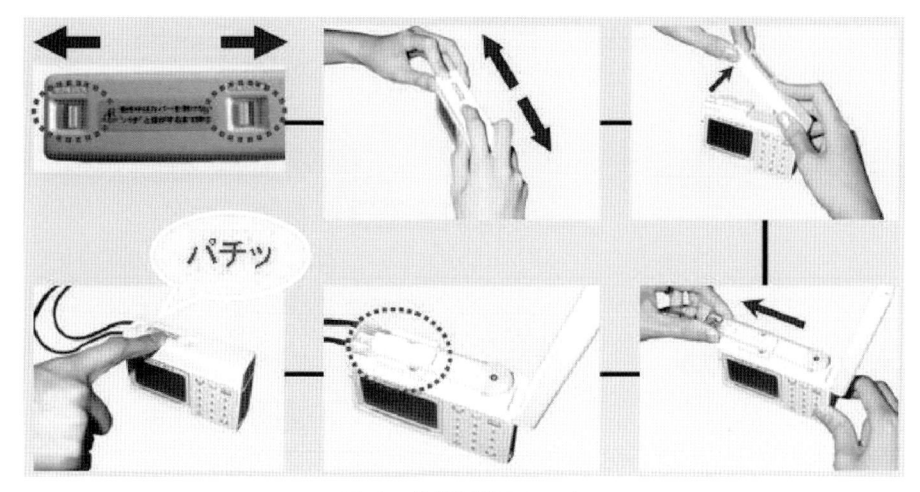

図 3 輸液回路のセット

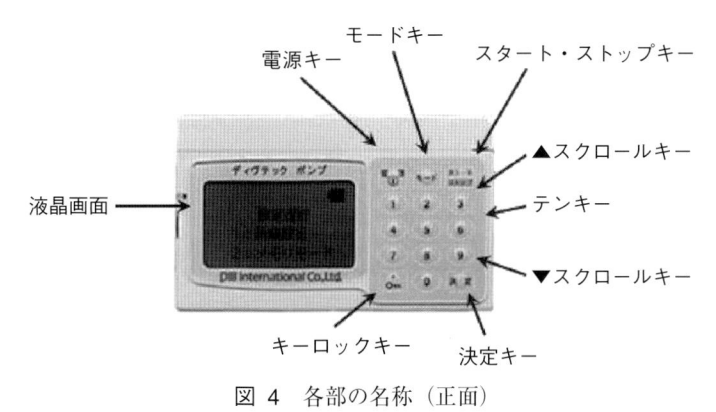

図 4 各部の名称（正面）

に示すように数字を液晶画面上で選択することで決定していく。

　図4の新規設定でPCAを選ぶと，図6の画面が出てくる。そこで，"持続流量""総注入量設定""ロックアウト時間設定""ボーラス量設定""気泡センサー設定"を順に選んでいくことで，その対象患者のPCA設定を行っていく。

　完了すると自動的に回路のプライミングモード画面（図7）に切り替わるので，回路のプライミングを実施する。そして患者の点滴回路にロック付三方活栓経由か，またはクローズドシステムの点滴を行っている場合にはおのおののシステムで側管から逆流なしに投与するアダプターを経由して直接回路へPCAポンプからの回路を接続し，スタートキーを長押しして開始する。

　さて，PCAを開始して，ポンプが動いている最中にどうも吐き気がひどいので持続流量を減らして，ボーラスを主にした設定に変えたい場合には，図8のようにストップキーを長押しして，キーロックボタンを長押しし，再度新規設定からPCAモードを選び再設定する。

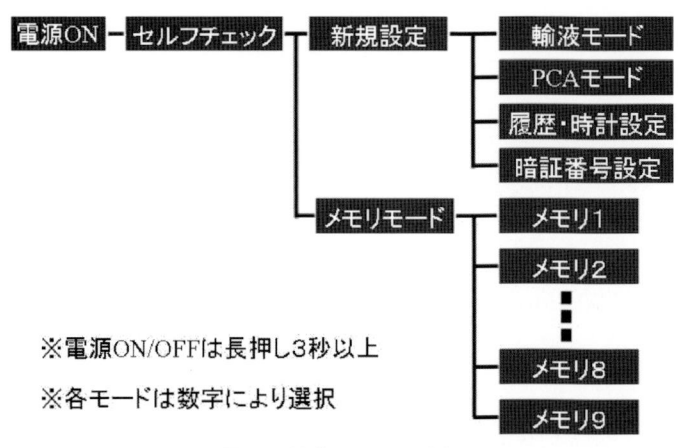

図 5　設定モードの選択

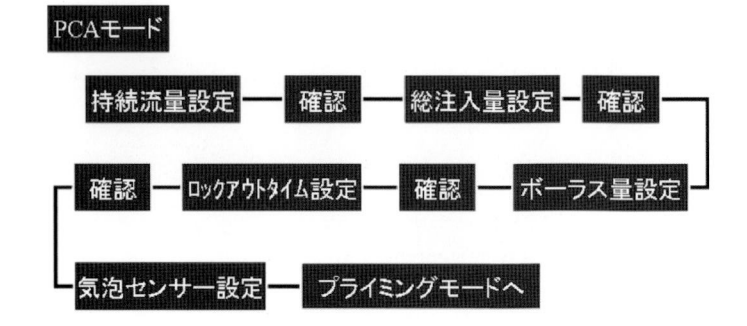

図 6　PCA モードの設定

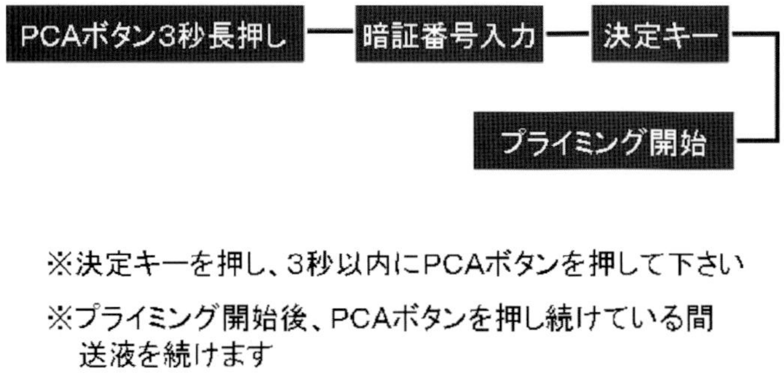

図 7　プライミングモード

　術後数日し，だいぶ痛みも減り，ボーラスボタンもほとんど押していないようだなど，痛みの具合の評価を行う場合に必要な機能が PCA 履歴の確認である．これで，もうほとんどボタンを押していないから，そろそろ PCA を止めてもよいであろうなどの目安が立ち，治

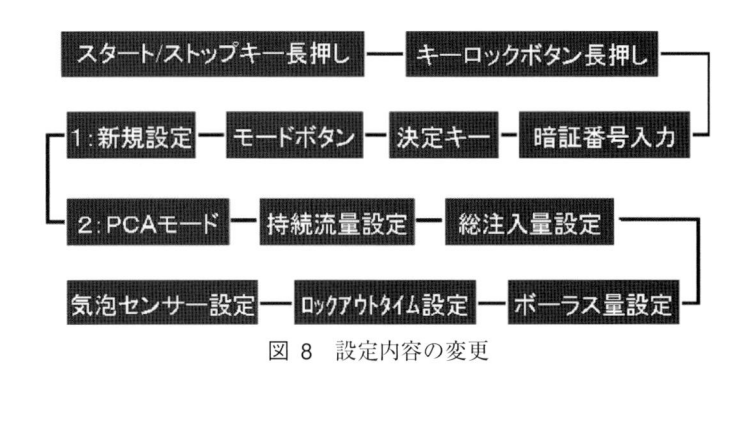

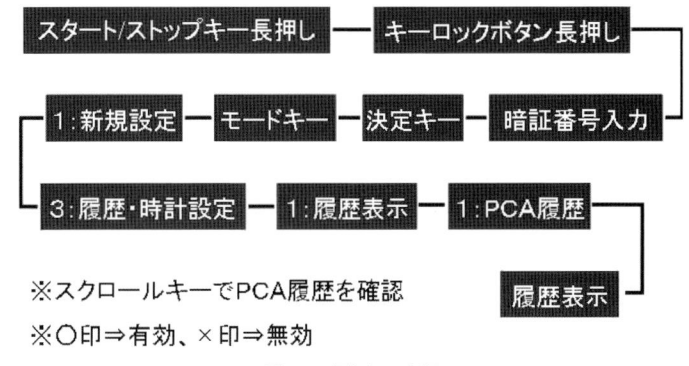

```
スタート/ストップキー長押し ── キーロックボタン長押し
         │                              │
   1:新規設定 ── モードボタン ── 決定キー ── 暗証番号入力
         │
   2:PCAモード ── 持続流量設定 ── 総注入量設定
         │                              │
  気泡センサー設定 ── ロックアウトタイム設定 ── ボーラス量設定
```

図8　設定内容の変更

```
スタート/ストップキー長押し ── キーロックボタン長押し
         │                              │
   1:新規設定 ── モードキー ── 決定キー ── 暗証番号入力
         │
  3:履歴・時計設定 ── 1:履歴表示 ── 1:PCA履歴
                                        │
                                     履歴表示
```

※スクロールキーでPCA履歴を確認
※○印⇒有効、×印⇒無効

図9　履歴の確認

療方針の決定が行われうる。そのPCA履歴の確認画面が図9である。

　この履歴が有線にせよ，無線にしろ，パソコンへダウンロードが自在にできるようになると客観的な記録として保存が可能で，さまざまな活用へと発展すると考えられる。実際にシリアルケーブル経由でデータとして転送可能なポンプで，その転送ソフトウェアが練れているのは，現在のところスミスメディカルが扱っているCADD–PCAである。そのほかのポンプのソフトの充実に期待したい。

　以上，代表的なディヴ社のポンプによりPCAポンプの概略を示してきたが，これらのポンプが注入する鎮痛薬は麻薬であることがほとんどであり（女子医大のacute pain serviceではほとんどがフェンタニル），それらの病棟での残液の処理や使用状況の管理などを含めたポンプの管理については，ポンプのハード面以外のところでその施設での伝票なども含めてのコンセンサスを得たうえでのPCAポンプ運用のマニュアルが必要となる。
　これがきちんと確立し，PCAに関与するメンバーが共通の認識，運用スタイルを意識した管理を行えないと，せっかくのPCAポンプが生かされないことを最後に申し添えておく。

（尾崎　眞）

V

術後鎮痛法としての自己調節鎮痛（PCA）

自己調節鎮痛（patient-controlled analgesia：PCA）の原理

　術後痛管理は周術期管理の成否を左右する重要な鍵となっているにもかかわらず，長らく筋注などの不確実な方法が行われてきた．筋注は作用発現が遅く血中濃度の調節が難しいうえに，疼痛がある患者にさらに疼痛を伴う処置が必要になるため，術後痛管理法として適切なものとはいいがたい．これに代わる方法として考えられたのが比較的少量の鎮痛薬を頻繁に静注する方法であるが，これを有効に，しかも省力化して行うために考案されたのがPCAである．PCAは，疼痛の状況に合わせて患者自身がボタンを押すことで鎮痛薬を投与する，いわゆる鎮痛薬のオンデマンド投与法で，PCA用の機器を使用する．図1にPCAによる条件付けの図を示す．条件付け（疼痛）に対する条件反応（ボタンを押すこと）が報酬（疼痛緩和）によって強化されることによってループが完成する．したがって，疼痛が存在するかぎりボタンを押す頻度は増加するが，疼痛が減少するに従って頻度は低下し，疼痛の強度に応じた鎮痛が図れることになる．このサイクルで問題になることは，サイクルがさまざまな因子の影響を受けることである．例えば，鎮痛薬の副作用や鎮痛薬に対する恐怖はボタンを押す行為に対して抑制的に作用する．また，必要以上に長いロックアウト時間や少なすぎるボーラス量は，報酬としての疼痛緩和を十分に保証しないため，患者の"ボタンを押す"行動を生じさせない可能性がある．ボーラス回数が少ないことが必ずしも良好な疼痛緩

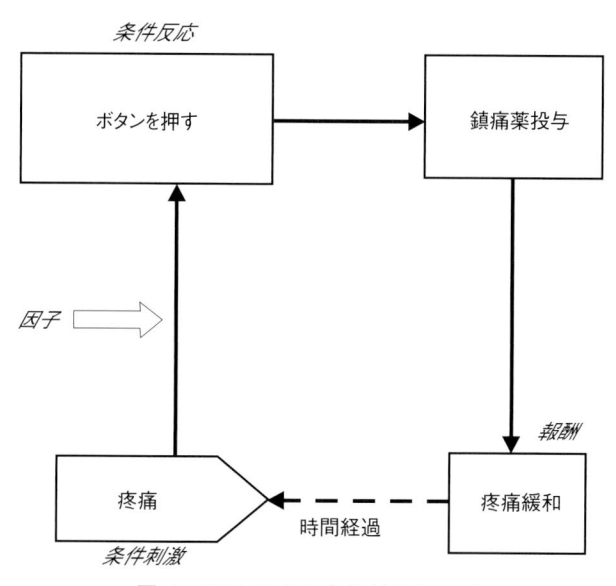

図1　PCAによる条件付けループ

図 2　鎮痛薬血中濃度

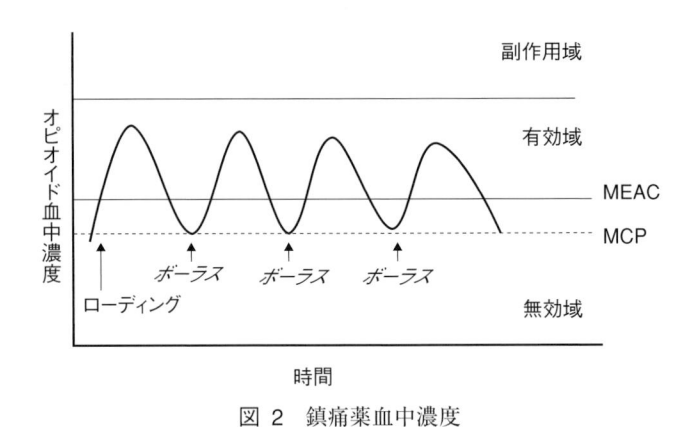

和を反映しているとはかぎらないことは注意が必要である．また，有効に使用するためには，患者自身がボタンを押す行動が必要であることを事前に十分理解させることも重要となる．

minimum effective analgesic concentration(MEAC) と maximum concentration with pain(MCP)

　疼痛の軽減のために必要な鎮痛薬の最低限の血中濃度のことを MEAC といい，疼痛を感じる鎮痛薬の最大の血中濃度を MCP という．MEAC は個体差が大きく，疼痛を緩和するために必要な鎮痛薬の量にはかなりの差異がある．上腹部術後に静注 PCA を利用してモルヒネを投与した研究では，モルヒネの必要量は 10 倍の較差があった[1]．一方，MEAC と MCP の較差には個体差は少ないと考えられている．同じ手術を受けた患者に 15 mg/day のモルヒネを持続投与し，ボーラス投与量を 0.4 mg/回，0.7 mg/回，1 mg/回の3群に分けて調査したところ，1 mg 投与群でもっともモルヒネの使用が多かった．0.4 mg/回，0.7 mg/回では効果が不十分であったために，ボーラスを使用しなかった結果と考えられる[2]．モルヒネ静注の場合，MEAC–MCP は 1 mg/回の投与で充足されると考えられている．PCAのもともとの考え方は，まずは医療者の手でローディングを行い，鎮痛薬の血中濃度を MEAC まで引き上げておき，血中濃度が下がると MCP に到達して疼痛を感じるため，患者がボーラスボタンを使用して血中濃度を MEAC まで引き上げる行為といえる（図2）．

PCAの設定項目

PCAは患者に合わせていくつかの項目を設定することで，患者自身の手による鎮痛薬の投与が可能となる。設定する項目は主に3つである。

1) **持続投与量**：1時間あたりに投与される薬液量のことである。鎮痛効果を発揮する最低限の血中濃度を確保する意味を持つが，過剰となった場合には副作用を生じる危険性も併せ持つ。モルヒネのように，作用時間が長いものでは持続投与量を設定せずにボーラス投与のみで維持することも可能であるが，フェンタニルのように作用時間が短い薬物や，オピオイドの硬膜外投与のように作用発現までに時間がかかる場合には持続投与量を設定する必要がある。

2) **ボーラス投与量**：患者がボタンを押すことによって投与される1回量であり，基本的には患者の最小有効投与量に基づいて決定される。患者がPCAを効果的に使用するためには，患者が効果を実感できる投与量を設定する必要がある。ボタンを押す行為で満足するというプラセボ的な効果はない。

3) **ロックアウト時間**：患者によるボーラス投与が行われてから，次のリクエストが有効になるまでの時間間隔である。ロックアウト時間内のリクエストは無視され，この間にボタンを押してもボーラスは無効となる。過剰投与を避けることを目的としている。オピオイドを投与する場合，血中濃度は効果の指標とはならない。オピオイドの効果器官は中枢神経系（central nervous system：CNS）であり，血中濃度の上昇とCNSにおける濃度には時間差

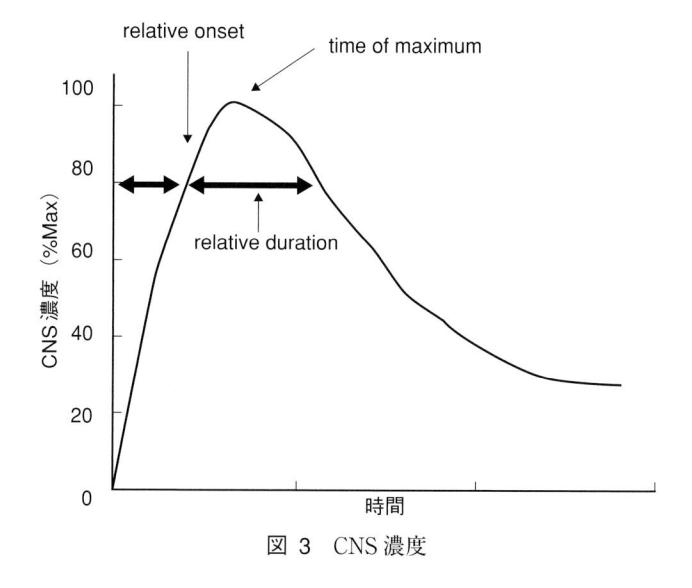

図3 CNS濃度

表 1 オピオイドの CNS 濃度プロフィール

	relative onset（min）	t max（min）	relative duration（min）
単回静注			
モルヒネ	6	19	96
ペチジン	6	13	20
フェンタニル	2	4	7
アルフェンタニル	1	2	2
単回筋注			
モルヒネ	20	48	110
ペチジン	17	30	39
単回経口			
モルヒネ	37	82	139

(effect delay) が生じる。血中濃度の変化は速いが，CNS 濃度はそれよりもゆっくりと変化する。CNS におけるオピオイドの最大濃度の 80 % 程度で効果を発現するといわれている。80 % に達するまでの時間が relative onset で，80 % 以上の CNS 濃度が維持されている時間を relative duration という（図3）。オピオイドの CNS 濃度のプロフィールが PCA の設定の参考になる[3]（表1）。ロックアウト時間の設定にあたっては，relative onset の時間が基準になっている。例えば，モルヒネ静注の場合，relative onset が 6 分であるため，ロックアウト時間は 5-10 分に設定する。フェンタニルは作用発現までの時間がモルヒネよりも早い 2 分であるため，短めの 5 分程度でよい。無意味に長い時間の設定は，患者にとって疼痛に耐える時間を長引かせるだけであり慎むべきである。

電動式ポンプでは，上記の 3 つの設定項目のほかに，さらに細かい設定が可能である。

4） 単位時間あたりの投与量制限：単位時間あたりの投与量や投与回数に制限をかけることができる。作用発現までに時間がかからないフェンタニルや，本邦ではまだ使用できないアルフェンタニルなどを投与する場合に使用する。ロックアウト時間を 2〜5 分と短めに設定しておき，1 時間から 4 時間を単位時間とする。例えば，ボーラス投与量を 1 ml，ロックアウト時間を 2 分，1 時間あたりの総投与量を 10 ml と設定し，患者が最初の 20 分間に 10 回ボーラス投与を行うと，あとの 40 分間はそれ以上ボタンを使用しても追加投与されない。この設定方法は，マンパワー不足などで医療者によるローディングが施行できない場合，投与開始初期にボーラス投与を患者自身が積極的に行うことで，早期に MEAC まで到達させたいときに有効である。

5） ローディング：術後痛管理では，麻酔回復室などで患者の疼痛の状態を評価しながら，医療者の手でローディングを行うことが原則であるが，機械でローディング量を設定することも可能である。

PCAを術後痛に使用するメリットとデメリット

　PCAの利点は，①疼痛時に医療従事者を呼ぶ必要がないため，疼痛を感じる時間を短縮できる，②食事や歩行など活動に合わせて効果的に使用できる，③投与時に筋注を施行するなど新たに疼痛を伴うような処置が必要ない，④患者が自ら対処する方法を得ることで主体性を尊重できる，などが挙げられる。一方，欠点としては，①特別な機械が必要，②医療関係者が機械の取り扱いに習熟していなくてはならないため，導入に時間と労力がかかる，③事前に患者への説明が必要，④副作用の発生に速やかに対処するための管理体制を整えることが必要，⑤機器や副作用などあらゆるトラブルに対処できるスーパーバイザーが必要，などである。当院では当初，癌性疼痛に対して4台の電動式PCAポンプを運用していたが，術後痛に運用を拡大してからは急速に院内に広まり，2005年2月現在で92台が稼動している。

機　　　器

　PCAを施行するためには，PCA用の機器が必要となる。本邦ではディスポーザブル簡易バルーン型ポンプと電動式ポンプの入手が可能である。術後痛は患者の年齢，性別，侵襲の程度，術式，手術の部位，術後の時間経過によって変動するものであるが，電動式PCAポンプは個々の患者の条件に応じて随時調節できることが最大の利点であり，術後痛だけではなく癌性疼痛管理や無痛分娩にも広く利用されている。術後痛は通常，術後24時間前後までがもっとも強く，時間の経過に従って軽減する。投与開始後の調節は，疼痛の軽減に伴い，まず持続投与量を漸減し，ボーラス投与のみとし，数日でPCAポンプを終了する。患者によっては，ロックアウト時間を短めに設定し，単位時間あたりの投与量に制限をかけて，体動が大きい時期に多くのボーラスを使用できるように調節することもある。このようなきめの細かい調節はディスポーザブルポンプでは不可能である。一方，ディスポーザブルポンプは簡単に使用でき，電動式と比較すると軽く，持ち運びに便利であることから，多くの施設で使用されている。

　多くの電動式ポンプでは，設定の詳細やボタン使用の履歴のデータがPCA本体に蓄積される。当院では全症例でPCAポンプを終了した際にデータのダウンロードを行っているが，データが役立つのはなんらかの誤操作が生じた際である。多くの誤操作は，看護師がボーラス回数の履歴を確認する際に起こる。ダウンロードしたデータを解析し，誤操作が起こった時間と誤操作の内容を調べ，誤操作を起こした病棟看護師の指導や，より分かりやすいマニュアルの作成に役立て，誤操作の再発防止の努力をしている。日常のPCA投与量の調節

にあたっては詳しい履歴は必要なく，回診から1日程度遡ってボーラス投与の履歴が確認できれば十分である。

投 与 経 路

PCAの使用はオピオイドの投与が中心となる。投与経路は静脈内投与，皮下投与，硬膜外投与，くも膜下投与が可能である。術後痛管理の場合，硬膜外投与と静注が広く行われている。

A. 静注PCA

対象は，頭頸部外科，脊椎外科のほか，凝固能障害などのために硬膜外カテーテルの挿入ができない症例である。通常モルヒネを使用しているが，腎機能障害などによりモルヒネの使用が難しい場合にはフェンタニルでもよい。静注の場合のモルヒネとフェンタニルの換算は，モルヒネ1 mg＝フェンタニル20 μgとしている。MEACとMCPの項で記したように，MEACに達するまで医療者の手でローディングを行うのが本来のPCA法である。したがって，麻酔回復室などで疼痛と副作用の評価をしながらローディングを行う必要がある。疼痛スコアが4/10（多少痛むが自制内程度）となるまで，5分ごとにモルヒネ1 mg/回，またはフェンタニル25 μg/回を繰り返す。ただし，呼吸回数が12回/min未満になった場合には，それ以上投与しない。30分たっても疼痛が続く場合には，ボーラスをモルヒネ2 mg/回またはフェンタニル50 μg/回に増量する。この場合も，呼吸回数が12回/min未満となったらそれ以上の投与は行わない。多くの場合，モルヒネであれば1〜2 mg，フェンタニルであれば25〜50 μgでローディング可能である。若い患者では，それ以上必要となることもある。ローディング中はPCAポンプの設定の変更は行わない。作用時間が比較的長いモルヒネを使用し，ローディングが確実に行われれば，理論上，持続投与は必要ないが，当院では夜間の睡眠障害が問題となったため，少量の持続投与を行っている。作用持続時間が短いフェンタニルでは，持続投与が必要となる。

B. 皮下注

点滴ラインを早期に抜去する術式の場合には，静注に代わる方法として皮下注を行う。皮下注における投与薬物，設定は静注と同様であるが，薬液を皮下に大量に投与することはできない。持続投与量やボーラス投与量は1 ml/hr，1 ml/回を超えないようにする。

C. 硬膜外 PCA

　腰部硬膜外鎮痛法は下肢の手術や下腹部の開腹術，胸部硬膜外鎮痛法は上腹部開腹術，開胸術に多く使用されている。投与される薬物は，オピオイドと局所麻酔薬である。開腹手術では局所麻酔薬単独よりもオピオイドと局所麻酔薬を併用したほうがよい。これは，局所麻酔薬単独で十分な鎮痛を得ようとした場合には局所麻酔薬の濃度を上げる必要があり，運動神経ブロックや低血圧が起こりやすく，かえって離床の妨げになるからである。

副作用対策，安全管理

　PCA を安全に使用するためには，副作用を早期に発見し，対処することが重要である。病棟看護師は定期的に病室を訪問して観察することにより，副作用を早期に発見し，対処することが可能になる。一見，業務が増えるように感じるが，実際には PCA 導入前のように疼痛のために不定期にナースコールが鳴ることは少なくなるため，業務の計画が立てやすく，効率よくこなすことができる。副作用を的確にとらえ，それに対する処置が分かりやすいように，副作用をスコア化して記録し，異常が見られた場合の処置をマニュアル化しておく方法が有用である。硬膜外投与と静注では，起こりうる副作用に若干の違いがあるため，スコア表も異なる（表2，表3）。起こりうる副作用は，オピオイドによる呼吸抑制，鎮静，悪心・嘔吐，尿閉と，局所麻酔薬の硬膜外投与による低血圧，下肢運動障害である。各スコアに対する対処マニュアルを表4に示す。

A. 呼吸抑制

　呼吸抑制はオピオイドの使用にあたって，もっとも重篤な合併症となるため，早期に発見して対処する必要がある。オピオイドを硬膜外に投与した場合，モルヒネ2〜10 mgの投与で4〜22時間後に，フェンタニル0.1 mgの投与で30分〜4時間後に起こる可能性がある[4]。硬膜外にモルヒネ単独で投与した場合には，定時的な間欠的投与のほうがPCAよりも呼吸抑制が起こりやすい[5]。実際に硬膜外PCAで使用した場合の呼吸抑制の頻度は，フェンタニルとブピバカインの組み合わせで0.3％と報告[6]されている。一方，オピオイドの全身投与では，呼吸回数10回未満となったのは1.6％と報告[7]されている。呼吸抑制に対しては，呼吸回数が8回/min未満で呼びかけに答えられる場合には，持続投与量を半減する。呼吸回数が8回/minで呼びかけに答えない場合には持続投与を止めて，ナロキソン投与（0.02 mg/回ずつ静注，上限0.2 mg）を行う。ナロキソンは作用時間がオピオイドより短いため，

表 2 術後静脈 PCA スコア表

手術月日 /	帰室時間 時 分	時間	呼吸数	Sp$_{O2}$	安静時痛	体動時痛	鎮静	吐き気	ボーラス回数 有効/リクエスト	サイン
		帰室時							/	
		1h							/	
		2h							/	
		3h							/	
		4h							/	
		6h							/	
		9h							/	
		12h							/	
		18h							/	
		24h							/	
		30h							/	
		36h							/	
		42h							/	
		48h							/	
		54h							/	
		60h							/	
		66h							/	
		72h							/	

この表は PCA ポンプ返却時に ME センターへ渡してください

病棟　外来カルテ No　　　　患者氏名

注意点：白抜き部分に数字で記入し，グレー部分は記入する必要はない

ボーラス回数記入：有効/リクエスト回数を各勤務終了時点で，その時間帯に使用した回数を記入

夜間睡眠中にチェック時間となったときは，呼吸回数，Sp$_{O2}$ を観察して，異常なければ睡眠中として記録，疼痛レベルなどは測定しない．

ペインスケール（安静時，体動時）　　体動時の疼痛評価は，深呼吸，体位交換
　　0 1 2 3 4 5 6 7 8 9 10　　　　　　などさせて判定
　　痛みなし　　中程度　もっとも痛い

鎮静スコア　　　　　　　　　　　　　吐き気スコア
0：意識は完全にはっきりしている　　　0：吐き気は全くない
1：やや傾眠　　　　　　　　　　　　　1：軽い吐き気がある
2：眠っている（声かけで覚醒）　　　　2：強い吐き気がある
3：眠っている（声かけで覚醒しない）　3：嘔吐している

0.5〜1 μg/kg/hr の持続投与も考慮する．ベンゾジアゼピン系の薬物が投与されていた場合には，フルマゼニル 0.2 mg（最大 1 mg）投与を考慮する．以上の処置を行いつつ，酸素投与や，必要ならばマスク換気も施行する．

表 3 術後硬膜外 PCA スコア表

手術月日 /	帰室時間 時 分	時間	呼吸数	SpO2	安静時痛	体動時痛	鎮静	吐き気	下肢知覚	刺入部 各シフト毎	ボーラス回数 有効/リクエスト	サイン
		帰室時									/	
		1h									/	
		2h									/	
		3h									/	
		4h									/	
		6h									/	
		9h									/	
		12h									/	
		18h									/	
		24h									/	
		30h									/	
		36h									/	
		42h									/	
		48h									/	
		54h									/	
		60h									/	
		66h									/	
		72h									/	

この表は PCA ポンプ返却時に ME センターへ渡してください
病棟　外来カルテ No　　　患者氏名

注意点：白抜き部分に数字で記入し，グレー部分は記入する必要はない

ボーラス回数記入：有効/リクエスト回数を各勤務終了時点で，その時間帯に使用した回数を記入
夜間睡眠中にチェック時間となったときは，呼吸回数，SpO2 を観察して，異常なければ睡眠中として記録，疼痛レベルなどは測定しない．

ペインスケール（安静時，体動時）　体動時の疼痛評価は，深呼吸，体位交換などさせて判定する

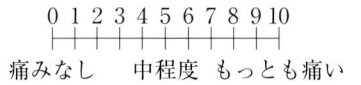

```
 0 1 2 3 4 5 6 7 8 9 10
 ├─┼─┼─┼─┼─┼─┼─┼─┼─┼─┤
 痛みなし  中程度  もっとも痛い
```

刺入部確認：通常は術後 3 日間はガーゼ交換はしない
1. 硬膜外カテーテル刺入部出血，浸出　2. 刺入部の疼痛
3. ライン固定　4. PCA ポンプまでの輸液ライン

鎮静スコア
0：意識は完全にはっきりしている
1：やや傾眠
2：眠っている（声かけで覚醒）
3：眠っている（声かけで覚醒しない）

吐き気スコア
0：吐き気は全くない
1：軽い吐き気がある
2：強い吐き気がある
3：嘔吐している

下肢知覚
0：しびれなし
1：軽いしびれがある
2：中等度のしびれがある
3：強いしびれがある
4：下肢が動かない

B. 鎮　静

オピオイドの副作用により眠気がでることがある．強い眠気は術後の離床の妨げとなるた

表 4 病棟における副作用スコアと処置

呼吸回数
　　8 回/min 未満，かつ呼びかけに反応しない
　　　➡ PCA ポンプ中止のうえ，ナロキソン投与。麻酔科へ連絡
　　8 回/min 未満，かつ呼びかけに反応する
　　　➡ PCA 持続投与を中止し，ボーラスのみとして継続する
鎮静スコア
　　0：意識は完全にはっきりしている
　　1：やや傾眠
　　2：眠っている（声かけで覚醒）
　　3：眠っている（声かけで覚醒しない）
　　　➡ スコア 2：持続投与量を減量する
　　　➡ スコア 3：PCA 中止のうえ，麻酔科へ連絡
吐気スコア
　　0：吐気は全くない
　　1：軽い吐気がある
　　2：強い吐気がある
　　3：嘔吐している
　　　➡ 制吐薬の投与は主治医の指示に従う
下肢知覚
　　0：しびれはない
　　1：軽いしびれがある
　　2：中等度のしびれがある
　　3：強いしびれがある
　　4：下肢が動かない
　　　➡ スコア 2：持続投与量を減量のうえ継続
　　　➡ スコア 3 以上：麻酔科へ連絡

め好ましくない。また，呼吸抑制の前には強度の傾眠傾向となるため，呼吸抑制に至る前駆症状としても重要である。離床を妨げるほどの鎮静の場合，持続投与量を半量として継続する。

C. 悪心・嘔吐

オピオイドによる嘔気以外にも，術中に投与された麻酔薬や外科手術そのものの影響もある。また，全症例に生じるわけではないので，嘔気時の対処が病棟で確実に行われるようであれば，嘔気の出現時に制吐薬を使用するという考え方もある。患者が"ボタンを押すたびに吐き気がある"と訴える場合には，嘔気の原因が PCA ということも考えられる。原因にかかわらず，メトクロプラミド 10〜20 mg の静注や，ドロペリドール 0.625 mg の静注で対応する。当院での PCA 導入後 1 年経過した際の病棟看護師へのアンケート調査ではもっとも多かったクレームが嘔気であったため，PCA の処方の中にあらかじめドロペリドールを加える処方に変更した。制吐薬としてのドロペリドールの至適投与量は 4 mg/day 以下であり，現行の設定では，最大限投与された場合でも 3.7 mg/day である。ただし，若年者では

錐体外路症状が出やすい傾向にあるため，投与しない。

D. 下肢運動障害

硬膜外に局所麻酔薬を投与した際の運動神経や知覚神経の過剰なブロックは離床の可否に影響するので，速やかに対応することが必要である。運動神経のブロックは，カテーテルの位置，局所麻酔薬の濃度，持続投与量による。歩行を制限するような運動神経ブロックは，カテーテルの先端がT10以上にあれば起こりにくい。術後早期の運動神経ブロックは，手術中の高濃度局所麻酔薬の影響もありうるため，術後8～12時間はPCAの設定を変更する必要はない。術後12時間たっても運動神経ブロックが続くようであれば，以下のように処置をする。①鎮痛が良好な場合は，持続投与量を1/2に減量する。減量後数時間たっても運動神経ブロックが続く場合には，局所麻酔薬の濃度を半減するか，生理食塩液に変更する。②鎮痛が不十分な場合は硬膜外カテーテルを抜去し，静注PCAに切り替える。

E. 術後低血圧

硬膜外投与では，局所麻酔薬の投与により低血圧が起こりうる。低血圧の原因となる要素，例えば，循環血液量の不足，出血，降圧薬の投与，低心拍出量，心筋虚血，くも膜下へのカテーテルの迷入などの可能性を考え，処置を行う。これらの可能性が否定された場合には，次のように処置する。①局所麻酔薬＋オピオイドの投与で鎮痛ができており，軽度の低血圧がある場合は，持続投与量を1/2～2/3に減量する。適応があれば，即効性がある昇圧薬の投与を行う。②局所麻酔薬＋オピオイドの投与で鎮痛ができており，明らかな低血圧がある場合には，2時間以上持続投与を中止し，その後，持続投与量を1/2～2/3へ減量して再開するか，局所麻酔薬の濃度を薄めてオピオイドとともに投与する。この間，患者が疼痛を訴えた場合は，フェンタニル25～50 μg かモルヒネ1～2 mgを静注してもよい。鎮痛が不十分で，かつ低血圧がある場合には，局所麻酔薬の濃度を減じるか，またはオピオイド＋生理食塩液に変更するか，または硬膜外鎮痛法を中止し，静注PCAとする。オピオイド単独投与にもかかわらず低血圧がある場合には，低血圧の原因として硬膜外投与は考えにくく，投与を中止する必要はない。静注や皮下注によるオピオイド単独の投与では，低血圧はほとんど起こらない。

F. 瘙痒感

抗ヒスタミン薬の投与で治まらない場合には，ナロキソン 0.02 mg 静注またはナロキソ

```
┌─────────────────────┐         ┌─────────────────────┐
│      麻酔科         │         │    臨床工学士       │
│  PCAポンプ設定確認  │ ←────── │ 術後用PCAポンプ設定 │
│   処方内容決定      │         │  機器のメンテナンス │
│    投与開始         │         │   アラームへの対処  │
│    術後回診         │         │   データのダウンロード│
│    投与量調節       │         │                     │
└─────────────────────┘         └─────────────────────┘
         │                                ↑
         ↓                                │
          ╭──────────────────────╮
         │    主治医・病棟看護師   │
         │  鎮痛効果，副作用のチェック│
         │      薬液の補充         │
         │    PCA作動チェック      │
          ╰──────────────────────╯
                    ↑ 指導
            ┌──────────────┐       ┌──→ ポンプの流れ
            │ 疼痛専門看護師 │
            └──────────────┘
```

図4 PCAポンプの運用

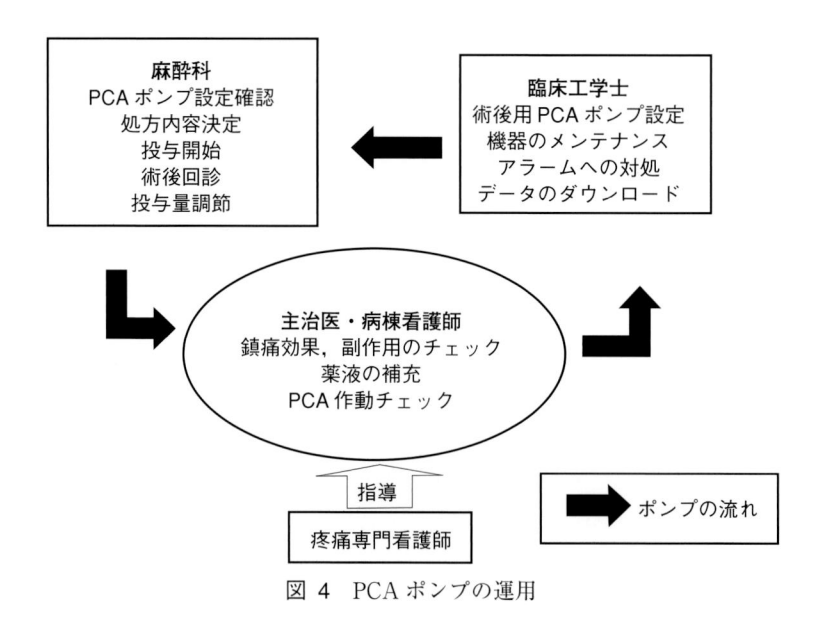

ン 0.5 mg ＋生食 500 ml を 20 ml/hr で PCA 終了まで持続静注を行う。

G. 尿　　閉

オピオイドの全身投与，硬膜外投与ともに尿閉の頻度は 10～50％ であり，投与量の減少によって頻度は減少しない。少量のナロキソン投与が効果的な場合がある。

acute pain service

PCA ポンプを効率よく運用し，安全に使用するためには，多職種の協力が必要である。欧米では術後痛管理サービスを行うチームが多くの病院に存在している。本邦でも工夫しだいで可能であり，当院で施行している PCA ポンプの運用と各部署の役割を示す（図4）。

A. 麻酔科医

導入の適応を決定し，患者や家族への説明を行う。開始後は疼痛の緩和状況や副作用の評価を行い，投与量の調節を行う。麻酔科はスーパーバイザーの役割を果たしており，病棟で対応が難しい合併症の対応を行う。PCA ポンプ装着症例については，毎朝病棟回診を行い，病棟スタッフからの相談に応じている。

B. 臨床工学士

臨床工学士はポンプのメンテナンスや故障時の対応を行う．また，ポンプに蓄積されたデータのダウンロードを行っている．機器の台数が増加すると，故障の頻度も増加する．機器を効率よく使用するためには，臨床工学士の協力は不可欠である．

C. 看 護 師

当院には疼痛・緩和ケアナースという疼痛管理専門の看護師が3名おり，1名は麻酔科外来に，1名は療養支援室に，もう1名は内科系病棟に所属している．疼痛・緩和ケアナースは，PCA導入時に患者や家族に対する機器取り扱いの説明を行い，ポンプを効果的に使用できるよう援助する．病棟看護師に対しては，機器の取り扱い方法の説明や，薬液充填時の注意点などの指導を行う．また，機器の誤操作が発生した場合には，ダウンロードされたデータを基に，再発防止の指導を行う．ポンプの操作については，疼痛・緩和ケアナースが習熟しているため，基本的なポンプの操作に関連して麻酔科医が呼ばれることはない．病棟看護師は勤務帯ごとのボーラス回数をチェックするほか，チェックシートへの記入を行い，マニュアルに沿って対処する．

〔おわりに〕

PCAは，変動が大きい術後痛に柔軟に対応できるため，術後痛管理における強力なツールとなる．近年の術後痛管理の進歩は，この手法と機器に発展によるところが大きい．マンパワー不足が問題となっている本邦の医療現場でも，工夫次第で効率的かつ安全な運用は可能である．今後，多くの患者がこの方法を享受できるよう望むものである．

参考文献

1) Bennett RL, Batenhorst RL, Bivens BA, et al. Patient controlled analgesia：a new concept of pain relief. Ann Surg 1982；195：700-4.
2) Owen H, Kluger MT, Plummer JL. Variables of patient controlled analgesia 4：the relevance of bolus dose size to supplement a background infusion. Anaesthesia 1990；45：619-22.
3) Upton RN, Semple TJ, Macintyre PE. Pharmacokinetic optimization of opioid treatment in acute pain therapy. Clin Pharmacokinet 1997；33：225-44.

4) Morgan M. The rational use of intrathecal and extradural opioids. Br J Anaesth 1989 ; 63 : 165-88.
5) Nozaki-taguchi N, Oka T, Kochi T, et al. Apnoea and oximetric desaturation in patients receiving epidural morphine after gastrectomy : a comparison of intermittent bolus and patient controlled administration. Anaesth Intensive Care 1993 ; 21 : 292-7.
6) Liu SS, Allen HW, Olsson GL. Patient-controlled epidural analgesia with bupivacaine and fentanyl on hospital wards, prospective experience with 1,030 surgical patients. Anesthesiology 1998 ; 88 : 688-95.
7) Walder B, Schafer M, Hanzi I, et.al. Efficacy and safety of patient-controlled opioid analgesia for postoperative pain. Acta Anaesthesiol Scand 2001 ; 45 : 795-804.

(橋口　さおり，武田　純三)

VI

特殊な鎮痛対象

小児の術後痛とその管理

〚はじめに〛

 究極的な術後鎮痛の目的は，central sensitivity を防ぐことと，図らずも発生した場合には reverse させることにある．手術中の組織の破壊に伴う有害刺激だけでなく，術後早期の炎症反応期に傷害された組織から遊離される化学物質や酵素などによって central sensitivity は発生する．したがって，術中から術後炎症が治まるまで痛みの伝達を司る中枢神経系は，その侵害刺激から十分に守られなければならない．central sensitivity によって痛覚過敏（同じ刺激にも反応が強く出て，強く痛がる）とアロディニア（以前は痛み刺激ではなかったものが痛みとなってしまう）が起こる．図1[1] は，それらを模式化したものである．

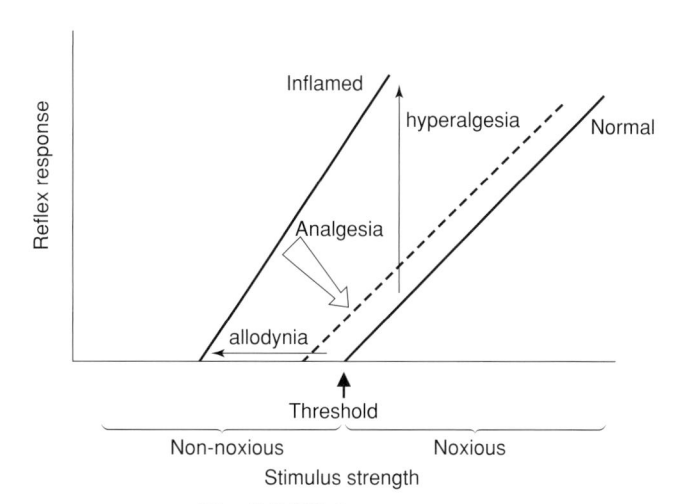

図　痛覚過敏とアロディニア
（Fitzgerald M, de Lima J, Hyperalgesia and allodynia in infants. In：Finley GA, McGrath PJ, editors. Acute and procedure pain in infants and children. St. Louis：IASP press；2001. p. 1-12 より引用）

こどもへの術後鎮痛総論

central sensitivity に関与する受容体として，N-メチル-D-アスパラギン酸（N-methyl-D-aspartic acid：NMDA）受容体，neurokinin-1（NK-1）受容体があり，NMDA 受容体拮抗薬としてケタミンが注目されている。

Morton[2] はこどもへの周術期鎮痛を"こどもにやさしく""各種手段を用いて""先取り的に""こどもが必要と思うだけ長く"，特に禁忌でないかぎり局所麻酔や区域麻酔を活用すべきだと述べている。その根拠は炎症反応によって発生した central sensitivity は非常に低い濃度の局所麻酔薬[3] によって，あるいはケタミン[4] によって reverse できるからである。また，その反応はネズミの実験結果から低年齢のほうがより感受性が高いといわれている。

鎮痛の効果は院内痛み管理グループによって，存在しなければ各担当麻酔科医によって必ず規則的に再評価して，次のステップを考えるとともに，副作用の早期発見に努めなくてはならない。

A. 低出生体重児の痛み閾値

成人であれば術後の痛みの程度を言い表すことが可能で，疼痛管理者は判断しやすい。その点こどもは疼痛があるか，ないか，すなわち all or nothing でしか表現せず，寂しいだけでも泣いてしまうことから，判断に苦しみ苦労させられる。しかし新生児期は，成人に比べてより強い，あるいはより広範囲の痛みを感じている可能性がある。Andrews ら[5] は，27.5–42.5 受胎後週数 50 人の新生児で痛み閾値を調べた。すると低出生体重児ほど閾値は低いが，受胎後週数が増加するにつれて閾値は高くなる。それは受胎後 37 週ともされる下行性痛覚抑制機構の確立によるものだといわれている。このことから低出生体重児ほど，つまり痛みのコントロールが積極的にされそうもない年齢群ほど，年長児や成人に比べて広範囲に痛み（強い不快感）を感じるため，低出生体重児は針のむしろに座らされている感覚なのかもしれない。

B. 新生児の痛みの記憶

こどもの痛みに対する記憶力は新生児期よりある。Taddio ら[6] は，55 人の男児満期産児に無麻酔で，あるいは eutectic mixture of local anesthetics（EMLA）クリームで麻酔後に包茎手術を受けた 2 群に分け，包茎手術を受けなかった 32 症例と比較した。比較した項目は，4 カ月あるいは 6 カ月時のワクチン接種時の痛みに歪む顔の表情，泣き続けている時間，

視覚的評価尺度（visual analogue scale：VAS）による痛みスコアである。無麻酔で包茎手術が施行された群では，ワクチン接種時の顔，泣き方などにより大きな変化がみられるが，EMLA群ではその反応が有意に少なかった。これがcentral sensitivityによる痛覚過敏と推測される。半年間もその状態が続く事実を，疼痛管理者として把握しておかなければならない。

C. 年長児の痛みの記憶

Weismanら[7]は，マルクの際に，粘膜経由で吸収されるフェンタニルを初回時に用いた群と用いなかった群に分け，次回からの検査時にはいずれの群にもフェンタニルパッチを使用した。8歳以下の患児の主観的痛みスケールは，初回にフェンタニルを使用した群が痛みスコアは有意に低かった。コントロール群で痛みスコアが高いのは初回に意識下に強い痛みを経験させられたため，次回検査時の痛みを予測した結果によると思われる。なかには幾度と手術を受ける患児もいる。当然ながら，初回から積極的に鎮痛を図ることが結果的に次回手術時の術後疼痛を容易にコントロールすることが可能となると考えられる。

D. 術後鎮痛を実施する際の基本的考え

1. こどもにやさしい鎮痛方法で

年長児になるほど，いつでも自分で痛みをコントロールすることができる自己調節鎮痛（patient-controlled analgesia：PCA）を好む。術後鎮痛を目的に使用される麻薬の必要量に個人差があることから，医師が決める画一的な投与量では患児が満足できないのは当然であろう。PCAを施行できる年齢は5～6歳以上が対象となる。それより年少児では，母親や看護師が患児の代わりにボタンを押すparent-/nurse-controlled analgesia（PNCA）として，Monittoら[8]によってその効果と安全性が報告されている。

2. 各種鎮痛方法を用いて

1種類の鎮痛薬を多量に使用すれば，容易に合併症を引き起こしかねない。そこで各種の鎮痛方法を併用するほうが，より効果的だとされている。特に局所・区域麻酔の併用は全身的に投与される鎮痛薬の量を減ずることができ，禁忌でないかぎりはすべての症例で応用すべきである。非ステロイド性抗炎症薬（nonsteroidal anti-inflammatory drugs：NSAIDs）も，やはり麻薬投与量を減ずることができる点で有用である。

3. 先取り的に

先取り鎮痛効果が動物実験では確認されながらも，臨床で確認することはなかなか困難であった。"preemptive"では有害刺激が加わる前だけに鎮痛手段がなされるべきだと誤解されてきた。そこで"preventive"とことばを置き換え[9]，周術期全体にわたり鎮痛するという概念に変えたことによって，以前よりもっと臨床的な関連性が出てきている。

4. 必要なだけ長く鎮痛を

痛みは主観的な訴えであるが，他人が推し量るものではない。したがって，患児自身が痛みを訴えれば，それは正直に"痛み"として治療すべきで，必要以上に長く治療する必要はないが，疼痛管理者側が患児や家族の要請を無視してまでも勝手に治療を中断すべきではない。その際の判断材料として評価ツールを用いるのもよいが，患児に笑顔が出れば一般的に痛み治療はもう不要である場合が多い。

こどもへの術後鎮痛各論

A. 局所麻酔薬による術後鎮痛

小児で頻用される局所麻酔薬として，エステル型のプロカイン，アミド型のリドカイン，メピバカイン，ブピバカイン，ロピバカインが挙げられる。表1[10]にはプロカインの力価を1としたときの各局麻薬の力価，作用発現の遅速，浸潤麻酔で使用したときの効果時間を示した。また表2[10]には，硬膜外腔投与，末梢神経ブロック，皮下注の際の最大局麻薬投与量を示した。なお，生後6カ月以上児では体重あたりで計算して成人での最大投与量を超えてはならない。リドカインとメピバカインは600〜800 mg，ブピバカインは150 mg，ロピバカインは180〜200 mgである。

アミド型局麻薬の代謝は，生後3週間までは未熟で，生後1年までは成人レベルではない。新生児ではクリアランスも悪く，半減期は成人と比べて3〜8倍も長くなることがある。小児期になると，4〜8歳を最高として，体重あたりの肝重量が成人に比べて大きいので局麻薬のクリアランスは良くなり，成人で中毒レベルになる量を投与しても肝臓疾患児以外は中毒となることは少ない。新生児でもクリアランスは悪いものの分布容量が多いことから，血中濃度はそれほど高くはならない。しかしクリアランスが血中濃度を決定している状況下では，局麻薬との親和性が高いalpha-1-acid glycoprotein（AAG）が低いこともあって，局麻

表 1 各局所麻酔薬の比較

薬物	力価	作用発現	浸潤後効果時間（分）
プロカイン	1	ゆっくり	30〜60
リドカイン	2	早い	60〜90
メピバカイン	2	ゆっくり	60〜120
ブピバカイン	16	ゆっくり	150〜360
ロピバカイン	12	中程度	150〜300

（Yaster M, Tobin JR, Kost-Byerly S. Local anesthetics. In：Schechter NL, Berde CB, Yaster M, editors. Pain in infants, children and adolescents. 2nd ed. Philadelphia：Lippincott Williams & Wilkins；2003. p. 241-64 より引用）

表 2 各局所麻酔薬の最大投与量（mg/kg）

薬物	脊麻	硬膜外	末梢神経ブロック	皮下注
リドカイン	1〜2.5	5〜7	5〜7	5〜7
ブピバカイン	0.3〜0.5	2〜3	2〜3	2〜3
ロピバカイン		2.5〜4	2.5〜4	2.5〜4

（Yaster M, Tobin JR, Kost-Byerly S. Local anesthetics. In：Schechter NL, Berde CB, Yaster M, editors. Pain in infants, children and adolescents. 2nd ed. Philadelphia：Lippincott Williams & Wilkins；2003. p. 241-64 より引用）

薬の再投与により急速に中毒レベルにまで達してしまう。したがって，持続注入時や追加注入する際には十分注意しなければならない。ブピバカインとロピバカインのkgあたりの最大投与量は同じである。硬膜外腔の脂肪が少ない新生児，乳児では，ブピバカインにより脂肪が早く飽和されることにより，血中に漏れ出す。ところが，ロピバカインの内因性血管収縮作用により硬膜外腔の脂肪吸着がブピバカインに比べて著しく遅れ飽和するまで時間を要すること，ブピバカインには心筋抑制作用があることから，ロピバカインのほうが安全性が高いと考えられている。しかしHansenら[11]は，0.3〜7.3歳までの患児に1 mg/kgのロピバカイン硬膜外腔1回注入後，0.2％ロピバカインを0.4 mg/kg/hrで96時間副作用もなく安全に持続投与できたと報告しているが，この投与速度により3.5カ月児に最高の総ロピバカイン血清レベル値が，また6カ月児にfree-ロピバカインの最高血清レベル値が計測されたことから警告を発している。その後の研究[12]で，仙骨ブロックによって2 mg/kgロピバカインを1回投与したところ，3カ月未満児で3〜6カ月児に比べて，ほぼ3倍ものfree-血清レベルが計測されたことから，新生児から乳児期前半まではロピバカインといえども，その投与には十分注意を払う必要がある。

1. 末梢神経ブロック

Morton[2]は，特別に禁忌がないかぎり，局所麻酔や区域麻酔を先取り鎮痛的に用いることが良い術後鎮痛を得るための基礎になると述べている。単独使用だけではなく，他の鎮痛方法と併用することによって投与麻薬量を減少することができ，麻薬による合併症発生頻度も減少できる。また，成人に利用される末梢神経ブロックはすべてこどもに応用ができ，中枢神経ブロックよりは安全である。持続末梢神経ブロックも可能で，Ivani ら[13]は持続腕神経叢ブロック，持続大腿神経ブロック，持続腸骨筋膜区画ブロック，持続座骨神経ブロックを利用している。

a. 腸骨鼠径・腸骨下腹神経ブロック

精巣固定術において効果は仙骨硬膜外ブロックに匹敵するといわれているが，確実性は劣る。1〜12歳の小児に対してロピバカイン3 mg/kgによってブロックした際，free-ロピバカインの最高血中濃度の最高値は$0.14\,\mu g/ml$と，成人での中毒レベル$0.6\text{--}0.9\,\mu g/ml$に比べて低く，安全な量と考えられる。

b. 腕神経叢ブロック（腋窩到達法）

神経鞘を貫くクリック感を頼りに静脈内留置カテーテル，あるいはTuohy針を用い硬膜外カテーテルを留置し長い手術にも対応できるが，固定が困難である。注射針を使用した1回注入法の際には，注射針先を鈍にしたほうがクリック感をつかみやすい。腋窩動脈穿刺法は，動脈が閉塞する可能性があるとして推奨されていない。注入量は最大20 mlとし，0.3〜0.6 ml/kgが一応の目安である。

c. 傍臍ブロック[14]

臍ヘルニア手術の際の簡単・安全で効果の高い術後鎮痛法である。腹直筋の外側と臍とを結ぶ線の中点が刺入点となる。知覚神経は腹直筋膜前か筋膜内かを通る可能性があるため，左右の筋膜前，筋膜前鞘貫通後の計4回注入する。投与総量として0.2％ロピバカインを1 ml/kgで十分である。

d. 結膜表面麻酔

眼科手術後早期に時として目の痛みを訴える患児がいる。手術終了時に塩酸オキシブプロカイン4 mg/mlを含む，塩酸ベノキシネート0.4％を点眼しておくと効果的である。

2. 中枢性ブロック

a. 硬膜外ブロック

（1）仙骨硬膜外ブロック

小児は皮下組織が薄いことから，仙骨ブロック穿刺の目安である仙骨角を容易に触知することができ，鼠径部以下の手術後鎮痛に頻用される。しかし，合併症の比較的多いブロック

である。北米で行われた4年間術中心停止登録[15]から，1,089,200件の小児麻酔中，150件の麻酔関連心停止が発生した。そのうち4症例が仙骨ブロック時の血管内局所麻酔薬誤注によるものだった。ただし，この報告で誤注入された局麻薬はブピバカインであり，最近ではロピバカインが第一選択となっていることから，心停止発生率も減少するはずである。

Bösenbergら[16]は，鼠径部手術時のロピバカインの適正濃度，投与量は，ブロックされている時間，運動麻痺への影響から考慮して，0.2％を1 ml/kgとしている。

(2) 経仙骨裂孔，経仙椎椎間硬膜外カテーテル留置

新生児，乳児期早期であれば硬膜外腔の脂肪組織が粗であるため，仙骨裂孔から硬膜外カテーテルは容易に進み，その際Tuohy針よりも血管留置針を使用したほうが進めやすいといわれている。術後数日間留置する際には，仙骨裂孔部の易感染性が問題となる。皮下トンネルを作製することによって感染の可能性は低くなるようである[17]。硬膜外カテーテルを留置する場合，われわれは仙椎椎間から穿刺するようにしている。経仙椎椎間硬膜外穿刺は硬膜外確認も容易にでき，脊髄が存在しない部位での穿刺であるので初心者でも容易に施行することが可能である。

(3) 経胸腰椎椎間持続硬膜外ブロック

腰部，胸部にかかわらず，硬膜外カテーテルを手術野領域にもっとも近い椎間から挿入することが原則である。その際には患児の不動が必要となるため，全身麻酔下でのカニュレーションとなる。脊髄穿刺などの危険性があることから，硬膜外ブロックに熟練した麻酔科医でなければ施行してはならない。事実そのようにされているためか，Giaufréら[18]の報告している24,409症例の区域麻酔時の合併症は，腰椎レベルでは3.7％発生しているのに対して，胸部硬膜外ブロック時には発生しなかった。しかし，発生すれば重篤な合併症となるため，施行麻酔科医，穿刺針の選択など十分な注意が必要である。

(4) 自己調節硬膜外鎮痛（patient-controlled epidural analgesia：PCEA）

持続的に硬膜外カテーテルより局所麻酔薬を注入した場合，効果範囲は限局されてくる。初回にある程度の量を注入することから術中は安定した麻酔状態を維持していたにもかかわらず，術後に患児が痛みを訴えてくるのはその理由からであろう。したがって持続注入に加え，ときどき数mlの局所麻酔薬を注入し，効果範囲を広げたほうが効果が高いと考える。その注入を患児自身に任せるのがPCEAである。木内[19]は0.2％ロピバカインを使用したPCEAの設定は，初回注入量を0.2 ml/kg（max 8 ml），background infusionを0.15 ml/kg/hr（max 5 ml/hr），ボーラス投与量を0.15 ml/kg，ロックアウト時間を60分としている。なお22Gほどの長く細い硬膜外カテーテルを使用する場合には，ボーラス投与の際には十分な時間をかけて投与しないと，器械が高圧アラームを発するときがある。

(5) 硬膜外ブロックへの麻薬添加

モルヒネを硬膜外に投与すると鎮痛効果時間をかなり延長させることができるが，遅発性

呼吸抑制の発生が問題となる。したがって，モルヒネを中枢ブロックに併用する際には，ICUで管理するか，呼吸抑制の可能性の少ないフェンタニルを選択する必要がある。呼吸抑制の前兆として強い鎮静状態があるため，集中的な観察が必要となる。また，副作用として悪心，嘔吐，痒み，尿閉などがある。フェンタニルは脂溶性のため硬膜外腔に急速に吸収され，髄液中の濃度は低いままで遅発性呼吸抑制はないといわれている。鎮痛効果時間は延長しないため持続注入が必要となる。硬膜外腔フェンタニルによる悪心，嘔吐は高頻度に発生する。

b. 脊髄くも膜下ブロック

作用発現までの時間が短く，鎮痛の質が高いことから，当初の組織破壊に伴う central sensitivity の完成を防ぐ目的で用いるのには適している。したがって短時間で，それほど侵襲的でない手術に対しては，単独で一種の術後鎮痛となるであろう。しかし術後に強い炎症反応を伴うような長時間，大手術では，あくまでも術後鎮痛導入方法でしかなく，持続的に鎮痛できる手段に引き継ぐことが必要である。

B. NSAIDs併用による術後鎮痛

NSAIDsの鎮痛薬としての能力は過小評価されている。十分な量，効果が出るまでの時間を十分にとり，血中濃度を維持すれば，中程度から重症な痛みに対しても有効であるといわれている。WHOの癌の痛み治療の分類からすると"mild to moderate pain"に対して選択すべき薬物とされている。天井効果は生じるものの，呼吸抑制がない，身体的依存性を生じないなど，すべての痛みに対して最初に選択される薬物であるとされている。麻薬と併用すると，より効果的で，双方の投与量を減少させることができる。副作用として，小児ではまれとされているが，消化管出血，出血時間の延長，喘息の誘発，腎障害などが挙げられる。

1. 副作用

a. 消化管出血

短期間使用であれば発生しにくいとされているが，経口投与を避ける，H_2拮抗薬を投与するなどの予防法がある。

b. 出血時間の延長

小手術後では問題とならないが，大手術後では注意して用いるべきである。

c. 喘息発作

主にアスピリンによって発生するといわれているが，他のNSAIDsでも発生する可能性はある。原因はアラキドン酸がNSAIDsによってプロスタグランジンやトロンボキサンに代謝される過程が抑制されるため，他の代謝経路を経て大量のロイコトリエンが発生することに

よるとされている。多種アレルギーを持つ場合や重症アレルギー患児も危険要素である。それらの患児に投与する際には，NSAIDs の使用歴を参考にするべきである。

d. 腎障害

特に長期投与の際に問題となる。危険要素は，塩分や水分制限によって体内水分が減少している症例や腎疾患を有している場合である。腎臓は生後1年間は成熟期間であるため乳児期での使用は注意が必要であり，乳児期には NSAIDs を使用しない施設もある。Lundeberg ら[20]は生後3カ月から使用できると述べている。

2. NSAIDs 各論

a. アセトアミノフェン

小児ではもっとも一般的な解熱鎮痛薬である。アセトアミノフェンは新生児でも排泄半減期は成人と同様なことから，適正な量ならば，安全使用できる（表3[21]，表4[2]）。また，大量投与でないかぎり副作用がほとんどないところが，他の NSAIDs との違いである。

一般的に本邦では 10〜15 mg/kg を 6〜8 時間ごとに投与，あるいは単回投与と添付文書などには記載されている。その投与量は鎮痛効果としてはそれほど効果的ではない。Korpela ら[22]は1〜7歳までの小児に 0, 20, 40, 60 mg/kg を経腸投与して回復室でのモルヒネ投与回数への影響を調べた。モルヒネを必要としない頻度とアセトアミノフェン投与量と正の相関関係がみられ，50% の患児がモルヒネを必要としない投与量は 35 mg/kg と計算された。また，回復室入室後のモルヒネ投与回数を調べると，40, 60 mg/kg 投与群では対照群と比べて有意に少なかったが，20 mg/kg 投与群には有意差がなかった。つまり鎮痛効果を期待し，モルヒネの節約作用を求めるのにはアセトアミノフェン 35 mg/kg 以上の経腸投与が必要となる。

b. インドメタシン

新生児では動脈管閉鎖を目的に主に用いられている。低出生体重児では排泄半減期が幼児に比べてかなり長くなる。鎮痛薬として小児に用いる場合，成人より副作用は少ない。

c. イブプロフェン

副作用の少ない効果的な鎮痛薬として知られている。解熱作用を期待するには 5〜10 mg/kg，鎮痛には 10〜15 mg/kg の1回投与が有効だとされている。長期投与時の最大投与量は 40 mg/kg/day とされている。

d. ジクロフェナク

小児には坐剤として用いられることが多く，1 mg/kg を8時間ごとに1日最大投与量は 3 mg/kg/day である。ウイルス疾患時での使用は避けるべきである。

e. フルルビプロフェン

日本で唯一，静脈内投与できる NSAIDs で，各種の癌，そして術後鎮痛が保険適応とな

表3　NSAIDsの1回投与量，1日最大投与回数，1日最大投与量

薬	量（mg/kg）		1日投与回数	最大1日投与量（mg/kg/日）
アセトアミノフェン	40～60	経腸	4	100
	20～30	経口		
ジクロフェナク	1		3	3
イブプロフェン	10		4	40
インドメタシン	1		3	3

（Maunuksela EL, Olkkola KT. Nonsteroidal anti-inflammatory drugs in pediatric pain management. In：Schechter NL, Berde CB, Yaster M, editors. Pain in infants, children and adolescents. 2nd ed. Philadelphia：Lippincott Williams & Wilkins；2003. p. 171-80 より引用）

表4　アセトアミノフェンの年齢別投与量

年齢	経口（loading dose）	経口（maintenance dose）	経腸（loading dose）	経腸（maintenance dose）	1日最大投与量	最大投与量での効果持続時間
低出生体重児（28～32週）	20 mg/kg	15 mg/kgを12時間ごと	20 mg/kg	15 mg/kgを12時間ごと	35 mg/kg/day	48時間
低出生体重児（32～38週）	20 mg/kg	20 mg/kgを8時間ごと	30 mg/kg	20 mg/kgを12時間ごと	60 mg/kg/day	48時間
0～3カ月	20 mg/kg	20 mg/kgを8時間ごと	30 mg/kg	20 mg/kgを12時間ごと	60 mg/kg/day	48時間
3カ月以上	20 mg/kg	15 mg/kgを4時間ごと	40 mg/kg	20 mg/kgを6時間ごと	90 mg/kg/day	72時間

（Morton NS. Postoperative pain management. In：Finley GA, McGrath PJ, editors. Acute and procedure pain in infants and children. St. Louis：IASP press；2001. p. 13-32 より引用）

る。1 mg/kgをゆっくり静注する。消失半減期が5.8時間であることから，1日最大投与量を3 mg/kgとしている。

f. COX-2阻害薬

これまでのNSAIDsによる消化管，腎や血小板への副作用を軽減する目的で開発されている。こどもへの応用は，今後の研究結果を待つところである。

C. 麻薬による術後鎮痛

麻薬はあらゆる痛みに対して，特に内臓痛に有効な薬物で術後鎮痛を行う際にすべての年齢層で欠かせない薬物である。使用に際して麻酔科医は，薬力学，合併症などを十分理解しておかなければならない。

1. モルヒネの代謝

肝臓でおもに morphine-3-glucuronide（M3G）と morphine-6-glucuronide（M6G）に代謝されるが，どちらも薬理学的に活性状態にあり，M6G は強い鎮痛作用と呼吸抑制作用を持つ。それに対して M3G はモルヒネや M6G の鎮痛作用に拮抗効果を持つ。低出生体重児では，M6G/M3G 比は在胎週数と生下時体重が増えるほど有意に減少する。このことから，低出生体重児での麻薬の使用時には特別な注意も必要である。

2. モルヒネのクリアランス

モルヒネのクリアランスは出生後の日数との間に強い相関関係があるが，生後 1 カ月以内には成人レベルに達することが報告されている。生後 1～7 日の新生児でのクリアランスは年長児の 1/3 で，排泄時間は 1.7 倍も長くなるため，投与量の決定は慎重に行うべきである。また，心臓外科術後患児では低心拍出量か肝血流量の減少によるのか，同じ日齢群に比べクリアランスが半分以下のこともあり，持続投与の際に注意が必要となる。

3. こどもの麻薬に対する呼吸抑制

新生児では排泄半減期の長さや血液脳関門の未熟さなどから，麻薬による呼吸抑制が発症しやすいといわれている。静脈内へのボーラス投与で新生児では無呼吸や呼吸不全などを来す可能性が 13.7 ％ もあり，持続投与を推奨する論文もある[23]。しかし，持続投与も新生児では蓄積する危険性もあり，投与量を減少させる，長期にわたる持続投与は避ける，などの工夫が必要である。モルヒネ，フェンタニルの疼痛時標準的投与量を表 5[24] に示す。また年長児への PCA 中の呼吸抑制の頻度も皆無ではない。小児すべてが静脈内に投与される麻薬に対して呼吸抑制の危険性が高いことはないが，新生児，乳児への硬膜外腔麻薬投与は高頻度に呼吸停止，無呼吸などを発生させる危険性が高い。いずれにせよ，看護師，医師による 1 時間，あるいは 2 時間ごとの特に呼吸や鎮静状態に対する監視を怠ってはならない。

4. 麻薬による PCA

術後疼痛管理の際，個人間の鎮痛薬必要量の較差は 33 倍にもなるといわれており，医療者側がその量をあらかじめ決定することは困難である。その点から疼痛時に本人にボタンを押させる PCA が理想的である。PCA 施行可能年齢は 5 歳以上といわれている。PCA には時間最大投与量を設定できる，また頻繁投与によって深い鎮静作用が生じると患児がそれ以上ボタンを押せなくなる，という二重の安全装置がある。

われわれは持続硬膜外ブロックを併用する場合には，モルヒネの持続的投与量を 10 μg/kg/hr，ボーラス投与量を 5 μg/kg，ロックアウト時間を 5 分としている。持続硬膜外ブ

表 5 新生児や乳児に対するモルヒネ，フェンタニル投与量

	痛みレベル	モルヒネ (μg/kg/hr)	フェンタニル (μg/kg/hr)
低出生体重児	重度	5〜10	1
	中程度	2〜5	0.5
	軽度	0〜2	0.5
満期新生児	重度	10〜20	1〜2
	中程度	5〜10	0.5〜1
	軽度	0〜5	0〜0.5
乳児	重度	15〜30	1〜2
	中程度	10〜20	1
	軽度	0〜10	0〜1

(Lin YC, Krane E, Yaster M. Challenging pain problems In：Yaster M, Krane EJ, Kaplan RF, et al. editors. Pediatric pain management and sedation handbook. St. Louis：Mosby-Year Book；1997. p. 191-218 より引用)

ロックを併用していない場合には，持続投与量を20 μg/kg/hr，ボーラス投与量を10 μg/kg，ロックアウト時間を5分と設定し，あとは患児のボタンの押し方によって設定を変えていく。大事なことはPCAを始める前にすでに十分な鎮痛状態にしておくことで，われわれは術中から持続投与を開始している。

最近デクスメデトミジンを使用して術後鎮静・鎮痛を行う症例が多くあり好評を得ているが，デクスメデトミジンによる鎮静中はPCAのボタンを押すことができない。それでも患児は痛がらず平穏そのものであることを観察すると，PCAの存在価値を打ち消してしまう可能性も秘めている。われわれは不安の強い大手術当日から第1術後日にかけ，デクスメデトミジンを併用するが，その後はPCAへと戻すようにしている。

a. PCA中の呼吸抑制以外合併症

もっとも頻度が高い合併症が悪心，嘔吐で30〜40％に発生するといわれている。ボーラス量を減らしロックアウト時間を延長させること，また5-ヒドロキシトリプタミン（5-hydroxytryptamine-3：5-HT-3）受容体拮抗薬，少量のドロペリドール，メトクロプラミドなどの投与が推奨されている。痒みも大きな合併症で，ナロキソン，抗ヒスタミン薬が有効である。

モルヒネ投与に伴う腸管蠕動開始の遅れを懸念する外科医も多いが，生後3カ月から46カ月までの各種腹部手術後にモルヒネ静脈内投与か持続硬膜外ブロックを比較した結果，両群に有意差がなかったとの報告もある。

b. parent-/nurse-controlled analgesia（PNCA）

Monittoら[8]は，5歳以下の患児が痛んでいると判断した際には両親，看護師による

表 6　PNCA における初期設定

	持続投与量 （μg/kg/hr）	1 回投与量 （μg/kg）	ロックアウト時間 （min）	時間あたり最大 投与回数
モルヒネ	20	20	8	5
フェンタニル	0.5	0.5	10	2〜3

（Monitto CL, Greenberg RS, Kost-Byerly S, et al. The safety and efficacy of parent-/nurse-controlled analgesia in patients less than six years of age. Anesth Analg 2000；91：573-9 より引用）

PNCA を術後 5 日まで施行した。痛みスケールが 3/10 あるいは 2/5 以下だったのが 81〜95％と痛みをよくコントロールできた結果を報告している。それによれば，手術当日には 95％以上の酸素飽和度を保つために 25％が酸素投与を必要とした。また，術後 5 日間内にナロキソンを必要としたのが 4％存在したものの，PNCA を利用した低年齢層での効果の高い術後管理を報告した。その際の PCA ポンプのセッティングは表 6 [8] のごとくである。しかしながら PNCA には，特に親による医療事故も少数ながらあるようで，家族，看護師への教育は絶対必要となる。

術後鎮痛の新しい流れ

大手術当日は，こどもたちは大人では想像もできないほどの計り知れない不安と，そして痛みと闘っているのであろう。われわれは最近，術前から不安の強い児の手術当日には，呼吸抑制作用のないデクスメデトミジン持続投与による鎮静を麻薬と，あるいは麻薬，ケタミン，NSAIDs と併用するようにしている。デクスメデトミジンには併用麻薬の節約効果があることが報告されており，鎮静だけでなく鎮痛効果もあると思われる。保険取り扱い上デクスメデトミジンの投与は 24 時間以内に限られているため，その後は麻薬の持続静注や PCA にしている。

参考文献

1) Fitzgerald M, de Lima J. Hyperalgesia and allodynia in infants. In：Finley GA, McGrath PJ, editors. Acute and procedure pain in infants and children. St. Louis：IASP press；2001. p. 1-12.
2) Morton NS. Postoperative pain management. In：Finley GA, McGrath PJ, editors. Acute and procedure pain in infants and children. St. Louis：IASP press；2001. p. 13-32.

3) Howard SK, Hatch DJ, Cole TJ, et al. Inflammatory pain and hypersensitivity are selectively reversed by epidural bupivacaine and are developmentally regulated. Anesthesiology 2001 ; 95 : 421-7.
4) Woolf CJ, Thompson WN. The induction and maintenance of central sensitization is dependent on N-methyl-D-aspartic acid receptor activation ; implication for the treatment of post-injury pain hypersensitivity states. Pain 1991 ; 44 : 293-9.
5) Andrews K, Fitzgerald M. The cutaneous withdrawal reflex in human neonates : sensitization, receptive fields and the effects of contralateral stimulation. Pain 1994 ; 56 : 95-101.
6) Taddio A, Ilersich AL, Koren G. Effect of neonatal circumcision on pain response during subsequent routine vaccination. Lancet 1997 ; 349 : 599-603.
7) Weisman SJ, Bernstein B, Schechter NL. Consequences of inadequate analgesia during painful procedures in children. Arch Pediatr Adolesc Med 1998 ; 152 : 147-9.
8) Monitto CL, Greenberg RS, Kost-Byerly S, et al. The safety and efficacy of parent-/nurse-controlled analgesia in patients less than six years of age. Anesth Analg 2000 ; 91 : 573-9.
9) Kissin I. Preemptive analgesia : terminology and clinical relevance. Anesth Analg 1994 ; 79 : 809-10.
10) Yaster M, Tobin JR, Kost-Byerly S. Local anesthetics. In : Schechter NL, Berde CB, Yaster M, editors. Pain in infants, children and adolescents. 2nd ed. Philadelphia : Lippincott Williams & Wilkins ; 2003. p. 241-64.
11) Hansen TG, Ilett KF, Lim SI, et al. Pharmacokinetics and clinical efficacy of long-term epidural ropivacaine infusion in children. Br J Anaesth 2000 ; 85 : 347-53.
12) Hansen TG, Ilett KF, Reid C, et al. Caudal ropivacaine in infants. Anesthesiology 2001 ; 94 : 579-84.
13) Ivani G, Tonetti F. Postoperative analgesia in infants and children : new developments. Minerva Anesthesiol 2004 ; 70 : 399-403.
14) Courreges P, Poddevin F, Lecoutre D. Para-umbilical block : a new concept for regional anaesthesia in children. Paediatr Anaesth 1997 ; 7 : 211-4.
15) Morray JP, Geiduschek JM, Ramamoorthy C, et al. Anesthesia-related cardiac arrest in children : initial findings of the Pediatric Perioperative Cardiac Arrest (POCA) Registry. Anesthesiology 2000 ; 93 : 6-14.
16) Bösenberg A, Thomas J, Lopez T, et al. The efficacy of caudal ropivacaine 1, 2 and 3 mg/ml for postoperative analgesia in children. Paediatr Anaesth 2002 ; 12 : 53-8.
17) Bubeck J, Boos K, Krause H, et al. Subcutaneous tunneling of caudal catheters reduces the rate of bacterial colonization to that of lumber epidural catheters. Anesth Analg 2004 ; 99 : 689-93.
18) Giaufré E, Dalens B, Gombert A. Epidemiology and morbidity of regional anesthesia in children : a one-year prospective survey of the French-language society of pediatric anesthesiologists. Anesth Analg 1996 ; 83 : 904-12.

19) 木内恵子. 硬膜外麻酔併用全身麻酔：術中術後鎮痛対策. ペインクリニック 2003；24：943-8.
20) Lundeberg S, Lönnqvist PA. Update on systemic postoperative analgesia in children. Pediatr Anesth 2004；14：394-7.
21) Maunuksela EL, Olkkola KT. Nonsteroidal anti-inflammatory drugs in pediatric pain management. In：Schechter NL, Berde CB, Yaster M, editors. Pain in infants, children and adolescents. 2nd ed. Philadelphia：Lippincott Williams & Wilkins；2003. p. 171-80.
22) Korpela R, Korvenoja P, Meretoja OA. Morphine-sparing effect of acetaminophen in pediatric day-case surgery. Anesthesiology 1999；91：442-7.
23) Purcell-Jones G, Dormon F, Sumner E. The use of opioids in neonates：a retrospective study of 933 cases. Anaesthesia 1987；42：1316-20.
24) Lin YC, Krane E, Yaster M. Challenging pain problems In：Yaster M, Krane EJ, Kaplan RF, et al. editors. Pediatric pain management and sedation handbook. St. Louis：Mosby-Year Book；1997. p. 191-218.

〔堀本　洋〕

ICU 患者の鎮痛

〔はじめに〕

ICU 患者は，重篤な呼吸・循環障害を有する場合が多く，鎮痛薬の投与により，さらに呼吸・循環系が抑制される危険性が高い。それゆえ，術後 ICU 患者には十分な鎮痛処置が行われず，痛みのために呼吸・循環障害を生じることもまれではなかった。近年，疼痛管理の意義が明確になり（表1)[1]，ICU においても十分な鎮痛処置を行うことが重要であるという認識が高まっている[2]。

本稿では，最近の知見を踏まえて，ICU における鎮痛・鎮静の評価，人工呼吸中の鎮痛・鎮静法，重度外傷後の鎮痛法などについても言及する。

術後痛に関与する因子

A. 時間因子

術後痛は時間経過とともに軽減する。術後数時間から翌朝までが，もっとも激しい痛みである[3]。その後は鎮痛薬の量を減らすとともに，人工呼吸患者であれば呼吸状態を確認後，

表 1 疼痛管理の意義

1. 体動，深呼吸，咳が容易になり，肺合併症，静脈血栓症の危険性が減少する。
2. 鎮痛により心筋虚血，悪心，嘔吐の頻度が減少する。
3. 硬膜外腔局所麻酔薬投与では，外傷に対する代謝・内分泌反応が抑制され，負の窒素バランスが抑制される。
4. 人工呼吸による苦痛を軽減する。
5. 術後回復が促進される。

（行岡秀和．鎮静薬・筋弛緩薬．救急医学 2000；24：1048-50 より引用）

離脱(ウィーニング)を試みる。

B. 手術因子

ICU患者は大手術後の場合が多く,強い疼痛を訴える。術後早期より,あるいは術前・術中より積極的に鎮痛薬を投与する。

C. 患者因子

術前不安が強い場合,神経質な患者は,術後痛が強く,鎮痛薬の必要量が多い。いつでも鎮痛薬を要求できることを教えることにより,逆に鎮痛薬の必要量が減少する。

D. 環境因子

訪問者,音楽,医療従事者とのコミュニケーション,周囲の景色(窓,見晴らし)などは術後痛に関与する。

術後痛の評価

疼痛の評価法については多数報告がある(表2)が,ICU患者では,看護師による客観的な評価(表3),simple verbal rating scale(VRS),視覚的評価尺度(visual analogue scale:

表2 疼痛の評価法

1. 看護師による客観的評価
2. 呼吸機能,特に$FEV_{1.0}$の測定
   胸部,上腹部手術後には有用。
3. simple verbal rating scale(VRS)
   痛み:なし,少し,中等度,激しいの4段階で評価。
4. visual analog scale(VAS)
   100 mmの長さの線で痛みを表現する。患者が覚醒していて,かつ,よくこの方法の意義を理解していないと難しい。
5. Prince Henry pain scale
   咳嗽時痛みなし,咳嗽で痛み出現するが深呼吸では痛みなし,深呼吸で痛み出現するが安静時には痛みなし,安静時に弱い痛みあり,安静時に強い痛みあり,の5段階で評価。

(行岡秀和. 鎮静・鎮痛の問題点. 救急・集中治療 2001;13:1015-24 より引用)

VAS）が有用である[4]。

VASが20 mm以下になるように鎮痛薬を投与する（0 mm：無痛，100 mm：最大の痛み）。表情より痛みを評価するフェイススケール（表3）は簡便であるが，中等度の痛みの場合は判定にばらつきがみられる[5]。

人工呼吸患者の疼痛の評価はかなり難しい。看護師による客観的な評価（表3）や交感神経緊張のサイン（頻脈，高血圧，流涙，発汗）が重要である。

人工呼吸患者の鎮静の評価

術後人工呼吸患者は，まず痛みを評価し適切な鎮痛処置を行い，ついで鎮静処置を行う。鎮静の評価はRamsay鎮静スケールが一般的であり（表4）[6]，3～4を目標とする。長期人工呼吸患者では，Ramsayスケール2～3で管理可能な場合がある一方，不穏状態のためスケール5で管理せざるをえない症例もある。不穏，興奮，体動など，いわゆるアジテーション（アジテーションの原因は多彩で，重篤なものが多い：表5）[1]を伴う患者は自己抜管の危険

表3　痛みの総合的評価方法

スコア	表情	患者の訴え	筋緊張・体動	呼吸状態
1	(顔)	疼痛なし。	楽に体動できる。四肢がスムーズに動かせる。	深呼吸が十分にできる。
2	(顔)	体動時のみ疼痛がある。	声をかけると一瞬身構えるが，四肢の動きはスムーズ。	深呼吸はなんとかできる。
3	(顔)	安静時も疼痛あるが自制内。	介助により，かろうじて四肢の運動または体動ができる。	呼吸は平静。深呼吸ができたりできなかったり。
4	(顔)	聞けば必ず痛みを訴える。	体動しようとすると全身を緊張させる。	深呼吸を指導してもできない。
5	(顔)	たえず呻吟し，痛みを訴える。	全身緊張強く，指示に応じられない。	浅呼吸。時に息こらえがある。

（行岡秀和．鎮静・鎮痛の問題点．救急・集中治療 2001；13：1015-24 より引用）

表 4 Ramsay 鎮静スケール

1. 不安不穏状態
2. 落ち着いており，協力的
3. 命令にのみ反応
4. 眠っているが刺激に対して強く反応する
5. 眠っており刺激に対して反応が鈍い
6. 無反応

（行岡秀和. 鎮静・鎮痛モニタリング. ICU と CCU 2001；25：695-700 より引用）

表 5 アジテーションの原因

・疼痛
・低酸素血症，高二酸化炭素血症，アシドーシス
・頭蓋内損傷
・電解質異常，尿毒症，感染
・気胸，気管チューブの位置異常
・譫妄（ICU におけるアジテーションの原因としてもっとも多い）
・強度の不安
・鎮静薬に対する耐性，離脱（禁断）症状
・精神疾患，薬物中毒

（行岡秀和. 鎮静薬・筋弛緩薬. 救急医学 2000；24：1048-50 より引用）

表 6 sedation-agitation scale

スコア	状態	例
7	緊急不穏状態	気管チューブやカテーテルを引っ張る。ベッド柵を越える。医療スタッフに暴力をふるう。ベッドの端から端へ移動する。
6	高度不穏状態	たび重なる注意にもかかわらず不穏がある。体の抑制が必要。気管チューブを噛む。
5	不穏状態	不安あるいは軽度不穏。坐ろうとするが注意すれば鎮静化する。
4	平静で協力的	平静。容易に覚醒し，命令に従う。
3	鎮静状態	覚醒困難。声をかけるか軽くゆすると覚醒するが，再び眠る。簡単な命令に従う。
2	鎮静過剰	身体刺激で覚醒，意思は通じない。命令に従わない。自発運動はある。
1	覚醒不能	強い刺激によってわずかに反応する。あるいは反応しない。意思は通じない。命令に従わない。

"agitation" は「不穏」と訳している。
（行岡秀和. 鎮痛薬と鎮静薬の薬物療法の実際. 救急・集中治療 2005；17：1287-92 より引用）

表 7　Richmond agitation-sedation scale

スコア	状態	具体例
+4	危険な興奮状態	好戦的，暴力的で，スタッフが危険にさらされる。
+3	高度不穏状態	チューブ類を引っ張る。あるいは引き抜く。スタッフに対して攻撃的にふるまう。
+2	不穏状態	頻繁に目的のない動きをする。人工呼吸器と不同調。
+1	落ち着きの無い状態	不安・恐怖はあるが，動きは攻撃的ではない。
0	覚醒しており平静	
−1	うとうと状態	十分には覚醒していない。呼びかけに10秒以上反応。
−2	浅い鎮静状態	呼びかけに対して開眼し，こちらを見るが10秒未満の持続。
−3	中等度鎮静状態	呼びかけに対して，なんらかの動きをする。
−4	深い鎮静状態	呼びかけには反応しないが，身体刺激で体動あり。
−5	覚醒不能	身体刺激に反応しない。

"agitation"は「不穏」と訳している。
(行岡秀和．鎮痛薬と鎮静薬の薬物療法の実際．救急・集中治療 2005；17：1287-92 より引用)

性が高い。アジテーションをより詳細に評価するには，sedation－agitation scale（表6）やRichmond agitation-sedation scale（表7）が有用である[7]。

各種鎮痛法

A. オピオイド全身投与

麻薬あるいは拮抗性鎮痛薬の筋注，静注を行う。安全かつ十分な鎮痛を得るには，静注では少量を頻繁に投与する必要がある。低体温・低血圧状態の患者は鎮痛薬の吸収が悪いため，筋注を避けるべきである。自発呼吸患者はオピオイド投与による呼吸抑制に注意する。人工呼吸患者では持続静脈内投与が基本である（表8）[7]。

オピオイドの副作用には，呼吸・循環抑制，胃腸管運動抑制，幻覚などがある。モルヒネは，血管拡張作用やヒスタミン遊離作用により，低血圧の危険性がある。腎不全患者では作用が遷延するが，急性心筋梗塞の胸痛・肺水腫には有用である。フェンタニルはモルヒネに比べて循環抑制が少ない利点を有する。ブプレノルフィンは鎮痛・鎮静効果が良好で副作用も少なく，拮抗性鎮痛薬の中ではもっとも優れている。一方，呼吸抑制が強いので，自発呼吸患者に対する使用は注意が必要である。ペンタゾシンは，呼吸抑制は少ないが，心拍数，

表 8　人工呼吸患者に使用されるオピオイドの投与法・投与量

オピオイドの種類	持続静注	1回静注	筋注	硬膜外
モルヒネ	0.5〜3 mg/hr	0.5〜5 mg （2〜4時間ごと）	5〜15 mg （3〜8時間ごと）	2〜5 mg （6〜24時間ごと）
フェンタニル	15〜100 μg/hr	15〜75 μg （1〜2時間ごと）	——	25〜150 μg （3〜8時間ごと）
ブプレノルフィン	0.015〜0.04 mg/hr	0.1〜0.2 mg （4〜8時間ごと）	0.2〜0.3 mg （6〜12時間ごと）	0.06〜0.2 mg （6〜24時間ごと）
ペンタゾシン	——	15〜30 mg （1.5〜3時間ごと）	15〜45 mg （3〜8時間ごと）	——

（行岡秀和．鎮痛薬と鎮静薬の薬物療法の実際．救急・集中治療 2005；17：1287-92 より引用）

表 9　硬膜外鎮痛の禁忌

頭蓋内圧亢進
脊髄損傷
敗血症
穿刺部位の皮膚感染
出血凝固異常

（行岡秀和．鎮痛薬と鎮静薬の薬物療法の実際．救急・集中治療 2005；17：1287-92 より引用）

表 10　硬膜外腔局所麻酔薬投与の利点

① オピオイドに比して，胃腸管運動抑制が少なく，術後経口摂取が早められる。
② 呼吸機能に悪影響が少ない。呼吸器疾患のない患者では高位胸部硬膜外ブロックでも呼吸機能にあまり影響しない。
③ 手術に対する代謝・内分泌反応を抑制し，窒素バランスを改善する。
④ 静脈血栓症の危険性が減少する。

（行岡秀和．ICU患者．檀健二郎監．花岡一雄，百瀬　隆編．術後痛．東京：克誠堂出版；1993. p.118-39 より引用）

心仕事量が増加するので，心筋梗塞患者には適さない。

B.　硬膜外鎮痛

　少量で強力な鎮痛効果を有する硬膜外オピオイドは，ICUでの鎮痛法として最適である。禁忌となるもの（表9）がなければ積極的に実施する（表8）[7]。硬膜外オピオイドの最大の利点は"交感神経をブロックしない"ことで，循環動態の不安定な患者にはきわめて有用である。硬膜外オピオイドの副作用である呼吸抑制，悪心・嘔吐，瘙痒感などは肝切除術や食道切除術などの大手術後にはあまり問題にならない。
　硬膜外腔局所麻酔薬投与の利点は多数ある（表10）[8]が，間欠投与は低血圧の危険性が高

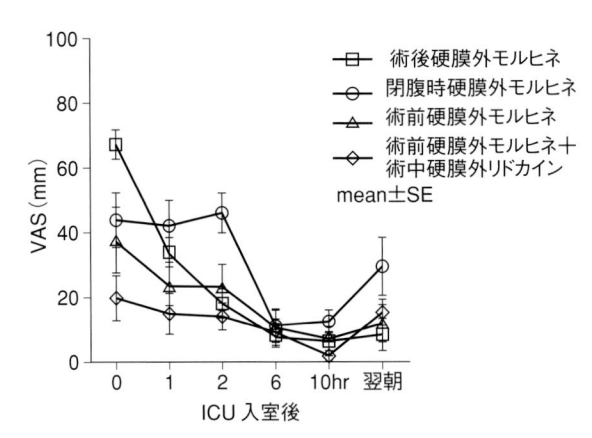

図　種々の硬膜外鎮痛法による肝切除術後 visual analogue scale（VAS）の比較
（寺井岳三，浅田　章，行岡秀和．術後痛の評価．ペインクリニック 1997；18：20–3 より引用）

いため，利点は少ない．局所麻酔薬持続硬膜外投与を行うか，オピオイドと併用投与する．

硬膜外鎮痛は，鎮痛薬の投与時期によって鎮痛効果が異なる．肝切除術後患者では，術前硬膜外腔にモルヒネを投与し，術中リドカインを持続投与した群がもっとも鎮痛効果が良好である（図）[9]．

C. 消炎鎮痛薬

非ステロイド性抗炎症薬（nonsteroidal anti-inflammatory drugs：NSAIDs――ジクロフェナク，インドメタシン坐剤 25～50 mg）は，術後体動時の痛みに有効である．NSAIDs は麻薬と併用すると，より鎮痛効果が良く，麻薬の必要量を減じることができる．NSAIDs は，低血圧，血小板凝集抑制，胃腸管出血，腎血流低下などの副作用を有する．腎障害患者，特に高齢者に対する使用には注意する．

人工呼吸中の鎮痛・鎮静法

人工呼吸中はまず鎮痛処置を行い（表8）[7]，ついで鎮静薬を投与することを原則とする．鎮静薬は抗不安，睡眠，健忘を期待して投与され，作用発現が迅速で，作用時間が短く，蓄積しない薬物が適している（表11）[7]．

プロポフォールは，鎮静の質が良く覚醒が速やかで，人工呼吸患者の鎮静に最適である．

表 11 人工呼吸患者に使用される鎮静薬の投与法・投与量

鎮静薬の種類	持続静注	1回静注
プロポフォール	0.5〜5 mg/kg/hr	——
ミダゾラム	0.04〜0.3 mg/kg/hr	0.02〜0.08 mg/kg （30分〜2時間ごと）
ジアゼパム	——	0.03〜0.15 mg/kg （30分〜6時間ごと）
ハロペリドール	0.04〜0.15 mg/kg/hr	0.03〜0.15 mg/kg （30分〜6時間ごと）
デクスメデトミジン	0.2〜0.7 μg/kg/hr	——

（行岡秀和．鎮痛薬と鎮静薬の薬物療法の実際．救急・集中治療 2005；17：1287-92 より引用）

一方，低血圧，徐脈，propofol infusion syndrome（心不全，横紋筋融解，代謝性アシドーシス，腎不全を生じる致死的症候群）[10] に注意する必要がある．ミダゾラムは，低血圧の頻度は低いが，多臓器不全患者では代謝が障害され，覚醒遅延を生じる可能性がある．ジアゼパムは，繰返し投与すると代謝産物のため作用が遷延する．ハロペリドールは，譫妄によりアジテーションを起こしている場合に有効であるが，重症不整脈（多型性心室性頻拍）発生に注意する．

デクスメデトミジンは，選択的 α_2 アドレナリン受容体作動薬で，鎮静・鎮痛作用を有する．"眠っているが，刺激で容易に覚醒し，協力的である"など，鎮静の質が良いことを特徴とする．臨床用量では呼吸抑制がないため，人工呼吸離脱（ウィーニング）時には有用である．また，オピオイド離脱症状（不安，不穏，体動，発汗，高血圧，頻脈，頻呼吸，痙攣など）をデクスメデトミジンは抑制する．デクスメデトミジンは交感神経活動抑制作用があり，血圧，心拍数が低下する．循環血液量減少，低血圧，重症心ブロックを有する患者には使用を避ける．一般に，持続静脈内投与を行うが，急速投与では一過性の高血圧が生じる．

食道切除術後痛管理

食道切除患者は高齢者が多く，種々の合併症を有している．また，開胸・開腹術のため心肺機能が低下し，強い疼痛を訴える．もっとも術後痛管理に難渋する症例であると考えられる．

食道癌術後人工呼吸患者の鎮痛は，オピオイド全身投与が効果的である．ブプレノルフィン 0.006 mg/kg 筋注は，良好な鎮痛効果が 6〜24 時間持続する[8]．循環抑制も少ないため優れた鎮痛法と考えられるが，強い呼吸抑制作用を有する．

表 12 胸壁動揺の病型と治療方針

病型	病態	治療
Ⅰ型	胸腔内損傷も胸壁動揺もともに軽微	対症療法
Ⅱ型	胸腔内損傷の軽微な胸壁動揺	胸壁再建術
Ⅲ型	肺挫傷を合併する胸壁動揺	IPPV，時期をみて胸壁再建術
Ⅳ型	開胸の必要な胸腔内損傷を合併する胸壁動揺	胸壁再建術，必要に応じて IPPV

（月岡一馬．フレイルチェストの治療．救急医学 1995；19：1017-20 より引用）

　食道癌術後に早期抜管し，自発呼吸で管理する場合，硬膜外鎮痛が有効である．硬膜外カテーテルを T6-7 と L3-4 より 2 本挿入し，モルヒネをそれぞれ 2 mg ずつ投与し，さらに局所麻酔薬を T6-7 より持続投与すると良好な鎮痛が得られ，早期抜管が可能である[11]．食道癌術後の早期抜管症例では，呼吸器合併症を予防するために積極的に胸部理学療法を行い，呼吸運動を改善させ，気道内分泌物を排除させることが必要である．硬膜外鎮痛を行うことにより，胸部理学療法を効果的に施行できる[12]．

胸部外傷患者の鎮痛・鎮静法

　鈍的胸部外傷患者は，肺挫傷，肋骨骨折，血気胸などを合併する．多発肋骨骨折患者は，疼痛のため呼吸運動が抑制され，重篤な肺合併症を生じる危険性がある．受傷早期より積極的に除痛を行うことが重要である[13]．

　硬膜外鎮痛は，オピオイド全身投与に比べて肺合併症の頻度や死亡率が低いため，重症胸部外傷患者に適した鎮痛法である．禁忌となるもの（表9）がなければ，受傷早期より施行する．手術終了時，全身麻酔下で硬膜外カテーテルを挿入することも可能であるが，受傷 48 時間以降に挿入するほうが安全であるという考えもある．

　重度胸部外傷患者には，人工呼吸が必要である．いわゆる内固定（pneumatic stabilization）は胸壁動揺に対して有効であるが，観血的骨接合による胸壁再建を病態に応じて，積極的に行う必要がある（表12）[14]．人工呼吸中の鎮痛・鎮静は，オピオイド，ミダゾラムあるいはプロポフォール持続静脈内投与を行うが，鎮痛・鎮静薬静注のみでは薬物の必要量が多くアジテーションを生じやすい．硬膜外鎮痛により不穏状態が改善し，薬物の投与量を減

少することができる.

　胸部外傷患者は多発外傷を合併していることが多く，頭部外傷合併症例も少なくない．頭部・胸部外傷では疼痛の評価が難しく，不穏状態や鎮静過剰になりやすい．硬膜外鎮痛は鎮痛効果が良好で，意識レベルにあまり影響しないため，頭部・胸部外傷症例の鎮痛に適している[15]．禁忌となるもの（表9）がなければ，試みるべき方法と考えられる．

参考文献

1) 行岡秀和．鎮静薬・筋弛緩薬．救急医学 2000；24：1048-50．
2) 行岡秀和，栗田 聡，吉田 玄ほか．ICU 看護師による鎮痛・鎮静の評価と問題点―鎮痛・鎮静スケール導入の有用性．日集中医誌 2002；9：419-22．
3) 花岡一雄．術後疼痛の管理の実際（薬剤を含む）．外科診療 1992；34：1567-71．
4) 行岡秀和．鎮静・鎮痛の問題点．救急・集中治療 2001；13：1015-24．
5) Terai T, Yukioka H, Asada A. Pain evaluation in the intensive care unit: observer reported faces scale compared to self reported visual analog scale. Reg Anesth Pain Med 1998；23：147-51.
6) 行岡秀和．鎮静・鎮痛モニタリング．ICU と CCU 2001；25：695-700．
7) 行岡秀和．鎮痛薬と鎮静薬の薬物療法の実際．救急・集中治療 2005；17：1287-92．
8) 行岡秀和．ICU 患者．檀健二郎監．花岡一雄，百瀬 隆編．術後痛．東京：克誠堂出版；1993．p. 118-39．
9) 寺井岳三，浅田 章，行岡秀和．術後痛の評価．ペインクリニック 1997；18：20-3．
10) Vasile B, Rasulo F, Candiani A, et al. The pathophysiology of propofol infusion syndrome: a simple name for a complex syndrome. Intensive Care Med 2003；29：1417-25.
11) Terai T, Yukioka H, Fujimori M. Administration of epidural bupivacaine combined with epidural morphine after esophageal surgery. Surgery 1997；121：359-65.
12) 辻井健二，行岡秀和，寺井岳三ほか．硬膜外鎮痛下の食道癌術後早期胸部理学療法の効果．ICU と CCU 1996；20：1041-5．
13) 行岡秀和．外傷，熱傷患者の鎮痛・鎮静法．ICU と CCU 1999；23：735-41．
14) 月岡一馬．フレイルチェストの治療．救急医学 1995；19：1017-20．
15) 狩谷伸享，小田 裕，行岡秀和ほか．頭部外傷を伴う多発肋骨骨折症例に対する硬膜外鎮痛．麻酔 1996；45：223-6．

（行岡　秀和）

日帰り麻酔患者

〔はじめに〕

　欧米諸国では，この30年間に日帰り手術が急速に発達した[1,2]。初期には術中・術後の痛みの少ない極小侵襲手術のみが日帰り手術の対象であったが，麻酔・周術期管理法の進歩に伴い，より複雑で痛みの強い手術も日帰り手術として行われるようになった。米国では2002年の全待期手術件数の約25％がoffice-based surgeryとして，病院での待期手術の70％以上が当日帰宅あるいは23時間入院手術として行われている[3]。日帰り手術の麻酔・周術期管理（日帰り麻酔）では，術後数時間で患者を帰宅可能な状態に回復させることが要求されるので，効果的な鎮痛を提供できるか否かが日帰り手術の成否において，もっとも重要な点である[1-7]。

術後痛の頻度と強度

　日帰り手術後患者の大多数（〜80％）が術後痛を経験している[8,9]。中等度から高度の術後痛がある患者は20〜70％に達する。しばしば帰宅後のほうが帰宅前より痛みが強い。術後痛は1週間以上持続する場合もある。日帰り手術の適応条件のひとつは術後痛が容易にコントロール可能であること[1,2]であるが，実際には術後鎮痛，特に帰宅後の鎮痛は必ずしも適切に行われているわけではない。

　術後痛は術後悪心・嘔吐（postoperative nausea and vomiting：PONV）や気管チューブ留置時の喉が詰まって吐きそうな感じとともに，患者にとってもっとも避けたいと望む術後症状である[10]。しかし，術後痛の有無は必ずしも患者満足度に相関しない[11]。患者の満足度は医療提供者，特に看護師とのコミュニケーションの良否に大きく関連する。多くの患者は術後痛は不可避と考えがちである。患者からの自発的な術後痛の訴えがないからといって良好な鎮痛が提供できているとはいえないということを，医療提供者は肝に銘じなければならない。

術後痛に伴う問題

　術後痛は患者にとって不快であるだけではなく，睡眠を障害し，日常活動への復帰を遅らせる[4)〜6)11)〜14)]。虚血性心疾患や高血圧などを伴う患者では高度の術後痛は非常に危険である。不適切な術後鎮痛は慢性痛への移行の危険を増大させる。術後痛はPONV発症頻度を上昇させる。術後痛はPONVとともに日帰り手術後の帰宅遅延，予定外入院，帰宅後の医療機関再受診の原因のうちでもっとも重要である[1)2)4)5)]。不適切な術後鎮痛は医療コストを増大させるので，単なる人道上の問題ではない[15)]。

術後痛の評価と予測

　痛みは個人的な経験であるが，その強度と持続期間をできるだけ客観的に評価することが重要である。疼痛評価（pain assessment）には視覚的評価尺度（visual analogue scale：VAS）や数値評価スケール（numeric rating scale：NRS）などの患者自身による評価方法がよく用いられる[4)12)]。自己評価の方法について術前から患者に教育を行い，患者がその意義について理解していることが必要である。

　術後痛を適切に治療するためには，疼痛評価に加えて，術後痛発症予測因子を知る必要がある。術後痛の発症頻度や強度は，手術や個々の患者によって異なる。顕微鏡下腰椎椎間板手術，腹腔鏡下胆嚢摘出術，肩・肘・手・膝・踝の整形外科手術，鼠径ヘルニア手術などでは術後痛が強い[11)14)16)]。手術時間が長いほど術後痛が強く，手術時間が＞90分の手術では10％，＞120分では20％の患者で激痛がある。高度の術後痛発症頻度は高齢者よりも若年者で，ASA PS 2・3の患者よりもPS 1で，区域麻酔やmonitored anesthesia care（MAC）よりも全身麻酔で高い。回復室や帰宅時の鎮痛が不適切であれば，帰宅後に高度の術後痛が発症する危険性が高い。したがって，患者の年齢や身体状況および手術に応じた鎮痛対策が肝要である。

麻酔方法の選択

　全身麻酔と局所・区域麻酔には，それぞれの利点と欠点がある[1)2)]。日帰り手術における麻酔方法の選択は，患者と手術によって異なるが，術後回復と術後鎮痛要求に大きく影響する[4)5)12)]。局所・区域麻酔は全身麻酔単独に比べて，術中・術後の鎮痛が優れ，PONV発症

頻度が低く，術後咽頭痛や気道の問題が少ないので良い適応である．全身麻酔を必要とする場合でも，可能なかぎり局所・区域麻酔を併用する．局所・区域麻酔の併用により，全身麻酔単独よりも，術中・術後の鎮痛効果が向上し，術中の全身麻酔薬や麻薬性鎮痛薬の使用量を減ずることができ，麻酔後回復を促進することができる．

予防鎮痛と多用式鎮痛

　術後痛は発症してから治療するよりも予防するほうが容易である．日帰り手術において先取り鎮痛（preemptive analgesia）効果があるかどうかは不明であるが，術後痛対策は手術前から開始するべきである（予防鎮痛：preventive analgesia）[2)～7)]（表1）．

　術後痛発症には，組織傷害，侵害受容器感作や中枢性疼痛伝達経路の活性化など多くの異

表 1　日帰り麻酔における鎮痛計画と多用式鎮痛法

手術前
　経口鎮痛薬（アセトアミノフェン，NSAIDs，COX-2 阻害薬，麻薬など）
　代替療法：心理療法，催眠療法

手術開始直前/手術中
　局所麻酔法：浸潤麻酔，神経ブロック，区域麻酔
　非経口鎮痛薬
　　短時間作用性麻薬（フェンタニル，レミフェンタニルなど）
　　NSAIDs（ジクロフェナク坐剤，フルルビプロフェン静脈内投与など）
　　COX-2 阻害薬
　　アセトアミノフェン坐剤
　鎮痛補助薬
　　ケタミン，α_2 作動薬，β 遮断薬，ステロイドなど
　代替治療：音楽療法

手術終了時
　創部浸潤麻酔（ブピバカイン，ロピバカイン）
　局所麻酔薬/麻薬の体腔内投与
　局所麻酔薬/麻薬の硬膜外投与

回復室
　局所麻酔薬持続投与（創部カテーテル，持続神経ブロックカテーテル）
　短時間作用性麻薬（フェンタニル）
　経口鎮痛薬：アセトアミノフェン，NSAIDs，COX-2 阻害薬，麻薬など
　代替治療：経皮的電気的神経刺激，鍼，マッサージなど

帰宅後
　経口鎮痛薬（アセトアミノフェン，NSAIDs，COX-2 阻害薬，麻薬など）
　局所麻酔薬持続投与（創部カテーテル，持続神経ブロックカテーテル）

NSAIDs：非ステロイド性消炎鎮痛薬，COX-2：2型シクロオキシゲナーゼ
〔文献4)～7) 11) 12) 17)～19) より作成〕

なった機序が関連している。日帰り麻酔では，局所麻酔，非麻薬性鎮痛薬，麻薬性鎮痛薬およびその他の鎮痛方法を組み合わせた多用式鎮痛（multimodal analgesia）またはバランス鎮痛（balanced analgesia）で行うことが強く推奨される[2〜7)11)〜15)17)〜19)]。作用機序の異なる鎮痛方法を組み合わせることにより，単独の鎮痛方法で行うよりも鎮痛効果が向上し，それぞれの高用量を用いることによる副作用（表2）発症の危険性を軽減しコストを削減する

表2 鎮痛方法の副作用

麻薬性鎮痛薬
　呼吸抑制，循環抑制
　悪心・嘔吐・から嘔吐，便秘，イレウス，口渇感
　排尿障害，尿閉
　瘙痒感・発疹
　鎮静，眠気，眩暈，幻覚，錯乱
　耐性・依存

局所麻酔薬
　運動麻痺の残存
　末梢神経過敏
　不整脈
　アレルギー反応
　交感神経刺激作用（添加の血管収縮薬による）

非ステロイド性消炎鎮痛薬（NSAIDs）
　手術部位からの出血
　消化管出血
　腎尿細管不全
　アレルギー反応，気管支痙攣
　高血圧
　浮腫

アセトアミノフェン
　消化管不調
　発汗
　肝毒性
　顆粒球減少

ケタミン
　高血圧
　複視・眼振
　めまい，錯乱
　不整脈
　悪心・嘔吐
　精神病様反応

非薬理学的方法
　皮膚刺激，紅斑
　皮膚不快感

（White PF. The role of non-opioid analgesic techniques in the management of pain after ambulatory surgery. Anesth Analg 2002；94：577-85 より改変引用）

ことが期待できる。また，術前から多用性鎮痛を行うことにより，術中の麻薬性鎮痛薬必要量を減少させ，容易で迅速な術後回復が期待できる。

A. 局所麻酔

局所麻酔はナトリウムチャネル遮断により神経インパルス伝導を阻害する。局所麻酔は限定された局所ではもっとも強力な鎮痛効果を発揮する[3]。局所麻酔は鎮痛効果がきわめて優れているので，禁忌のないかぎり，多用式鎮痛の一部として行うべきである（表3）。局所麻酔の欠点は作用時間が短いこと，鎮痛効果分布域が狭いこと，治療用量と中毒用量が近いことなどである。作用時間延長のため局所麻酔薬徐放剤の開発が試みられている。

比較的手術部位が限定され体表に近い手術では，長時間作用性局所麻酔薬（ブピバカイン0.25％，ロピバカイン0.25～0.5％）による局所浸潤麻酔により4時間程度の鎮痛効果が得られる。局所浸潤麻酔は手術開始前のみならず，手術終了前にも追加投与するほうが術後鎮痛効果が優れている。局所浸潤麻酔と非麻薬性鎮痛薬との組み合わせは，小手術の術中・術後の鎮痛として最適である。

局所浸潤麻酔のみでは手術が不可能で，全身麻酔が必要な場合でも，可能なかぎり局所浸

表3 日帰り麻酔で用いられる局所麻酔法

末梢神経ブロック
 腸骨鼠径神経／下腹神経ブロック（例：ヘルニア手術）
 傍頸管ブロック（例：子宮頸管拡張搔爬術，円錐生検）
 陰茎ブロック（例：包茎手術）
 腓骨神経／大腿神経／伏在神経／脛骨神経／腓腹神経ブロック（例：足手術）
 大腿神経／閉鎖神経／外側大腿皮神経／坐骨神経ブロック（例：下肢手術）
 腕神経叢／腋窩神経／尺骨神経／正中神経／橈骨神経ブロック（例：上肢・手手術）
 眼球周囲／球後神経ブロック（例：眼科手術）
 下顎神経／上顎神経ブロック（例：口腔外科手術）
 静脈内局所麻酔（Bierブロック）（例：上肢・下肢手術）

組織浸潤麻酔・創部注入麻酔
 美容整形，創傷手術（例：眼瞼形成，鼻，鼻中隔，副鼻腔手術）
 腫瘍切除，生検（例：乳腺腫瘍，腋窩腫瘍，脂肪腫）
 周囲浸潤麻酔・局麻薬"ばらまき"法（例：ヘルニア手術，精管吻合術）
 腹腔内注入（例：腹腔鏡下胆嚢摘出術，腹腔鏡下卵管結紮術）
 関節腔内注入（例：肩関節鏡手術，膝関節鏡手術）

表面麻酔
 リドカイン・テープ（例：皮膚病変）
 リドカイン・スプレー（例：気管支鏡，消化管内視鏡，ヘルニア手術）
 リドカイン・ゲル／クリーム（例：包茎手術，泌尿器科手術，口腔手術）
 コカイン・ペースト（例：鼻手術，副鼻腔手術）

（White PF. The role of non-opioid analgesic techniques in the management of pain after ambulatory surgery. Anesth Analg 2002；94：577-85 より改変引用）

潤麻酔を併用する。局所浸潤麻酔併用により，術中・術後の鎮痛薬の必要量が減少し，鎮痛効果がより長く持続する[15]。皮切部位に直接に浸潤麻酔施行が困難な場合には，周囲浸潤麻酔（field block）を行う。局所浸潤麻酔は，ほとんどの場合，外科医によって施行されるが，鎮痛効果は外科医の熱意と技量に大きく依存するので，外科医への教育が重要である。

体腔鏡手術では，体腔内局所麻酔薬投与が単純であるが有効である[12)17)～19]。腹腔鏡下胆嚢摘出術では，横隔膜下，肝十二指腸靱帯，胆嚢床に0.5％ブピバカインないし0.75％ロピバカインを15～20 ml散布する。低濃度の局所麻酔薬には鎮痛効果がない。局所麻酔薬腹腔内投与は術後肩部痛にも効果がある。関節鏡手術では25～40 mlを関節腔内に投与する。局所麻酔薬に加えて，関節腔内へのモルヒネ，ketrolacやクロニジンなど投与も行われている。

局所麻酔薬単回投与は鎮痛効果持続時間が短い。鎮痛効果持続のために，創部，手術部位の支配神経近傍あるいは関節腔内にカテーテルを挿入し局所麻酔薬（0.2％ロピバカイン）を持続投与（2～4 ml/h）する[3)7)12)17)18]。ロピバカインはブピバカインに比べ，心臓および中枢神経毒性が低く，血管収縮作用があるため吸収が少なく血中濃度が上昇しにくいので，持続投与には有利である[7]。また，ロピバカインには抗炎症作用がある。創部の広い手術の場合には，創部全体に局所麻酔薬をカテーテル投与することは困難である。帰宅後にもカテーテル投与を継続する場合には，局所麻酔薬中毒，カテーテル感染やカテーテル抜去などの危険があるので，適切な患者の選択と教育が必要である。

侵襲の大きな手術では，末梢神経ブロックや神経叢ブロックにより，広範囲で深い部位の鎮痛効果が得られる。長時間作用性局所麻酔薬とエピネフリン添加により12時間程度の鎮痛効果が得られる。持続投与カテーテルを用いれば，術後72時間程度の鎮痛効果が得られる。長期間の神経ブロックでは，神経学的評価が困難となることや無感覚部位に障害が起こる可能性がある。神経ブロックは手技と作用発現に時間を要するため，手術室とは別のブロック室を設置するほうが効率的である。

肩関節鏡手術の術後痛は高度で，全身麻酔単独では入院の必要性が高い（8％）が，斜角筋間ブロックを併用することにより入院の必要性が消失する[11]。腕神経叢ブロックを行った場合，上肢の感覚・運動麻痺が帰宅後も残存するので，ブロック効果が消失するまでの患肢保護について患者に教育を行うことが必須である。

central neuraxial block（脊髄くも膜下麻酔，硬膜外麻酔）は全身麻酔に比べ，鎮痛効果が優れ，術後の麻薬必要量を大きく減少させ，PONV頻度が少ない[2)～5)7)11)12]。脊髄くも膜下麻酔では運動ブロックや交感神経ブロックが術後も長期間残存し，歩行不能や尿閉となる危険性があり帰宅が遅れる可能性がある。背部痛，くも膜穿刺後頭痛や一過性神経症状の危険性があり，まれに他の神経障害，血腫や感染の危険性がある。鼠径ヘルニア手術では脊髄くも膜下麻酔単独よりも局所浸潤麻酔を追加したほうが術後鎮痛効果が優れている[7]。

局所麻酔薬（リドカイン20～30 mg）とフェンタニル（10～25 μg）による低用量の脊髄

くも膜下麻酔は，通常用量（リドカイン 50〜75 mg）に比べ運動および膀胱機能の回復が早く，4 時間程度にわたって優れた鎮痛効果が得られる[2,6]。フェンタニルの用量依存性に PONV と瘙痒頻度が上昇する。

硬膜外麻酔は脊髄くも膜下麻酔に比べ，麻酔効果発現に時間を要するが，持続硬膜外麻酔により長い鎮痛効果が得られる。持続硬膜外投与は帰宅後鎮痛に用いられることはほとんどなく，より選択的な神経ブロックが好まれる。

前腕や下腿の短時間（45〜60 分）の手術では静脈内区域麻酔が有用である。他の神経ブロックよりも作用発現および回復が迅速である。駆血帯痛と駆血不良による局所麻酔薬中毒の危険性がある。

B. アセトアミノフェン

アセトアミノフェンはもっともよく用いられている解熱鎮痛薬で，軽度の疼痛に有効で，安価で副作用が少ない[11,12,17,18]。アセトアミノフェンはプロスタグランジン産生抑制により鎮痛効果を発揮するが，非ステロイド性消炎鎮痛薬（nonsteroidal anti-inflammatory drugs：NSAIDs）とは異なり抗炎症作用がなく，また消化管粘膜障害，血小板機能抑制や腎機能障害作用などがない。局所麻酔および NSAIDs の補助鎮痛薬として用いられる。

小児では 40〜60 mg/kg の術前直腸内投与により麻薬節減効果（opioid-sparing effect）が発揮できる。10〜15 mg/kg を 4〜6 時間ごとに経口投与する（50〜75 mg/kg/day）。直腸内投与は経口投与に比べて吸収が不安定なので高用量が必要である（〜90 mg/kg/day）。成人では 650〜1000 mg を 4〜6 時間ごとに投与する（4000 mg/day まで）。麻薬と併用する場合は，麻薬による胃排出時間延長と嘔吐が生ずる危険性があるので，直腸内投与が好まれる。過量投与（1 回投与量 15 g 以上）により肝障害を来す。

C. NSAIDs

NSAIDs はプロスタグランジン産生制御酵素であるシクロオキシゲナーゼ（cyclooxy-genase：COX）の阻害薬である[2〜7,11,12,17〜19]。NSAIDs は手術創局所および脊髄に作用し，プロスタグランジン産生を介する炎症と疼痛を抑制する。通常の NSAIDs（非選択的 COX 阻害薬：アスピリン，イブプロフェン，インドメタシンなど）は 2 種類の COX（COX-1 と COX-2）を同等に阻害する。COX-2 は生理的状態ではほとんど発現されていないが炎症局所に誘導される。NSAIDs の有用作用の多くは COX-2 阻害によるものであり，副作用（血小板機能抑制，胃十二指腸潰瘍，腎不全，肝不全など）の多くは COX-1 阻害による。

近年開発された選択的 COX-2 阻害薬は非選択的 COX 阻害薬のもつ消化管や血小板に対す

る副作用がなく，非選択的COX阻害薬と同等の鎮痛効果と麻薬節減効果を発揮できる[3)7)11)12)17)~19)]。出血が問題となる手術においては，COX-2阻害薬が非選択的COX阻害薬よりも有利である。COX-2阻害薬にも腎不全を起こす可能性がある。

アセトアミノフェンやNSAIDsには30～40％の麻薬節減効果があり，麻薬関連副作用を軽減できるので，禁忌のないかぎり，日帰り手術患者すべてに投与すべきである。アセトアミノフェンやNSAIDsを経口ないし経直腸投与する場合には，効果発現には少なくとも30分を要するため，手術直後の鎮痛を得るには術前ないし術中早期より投与しなければならない。

D. 麻薬性鎮痛薬

麻薬は強力な鎮痛作用を有するため中等度から高度の術後痛に有用である。しかし，悪心・嘔吐，鎮静，瘙痒，便秘，尿閉や呼吸抑制などの麻薬関連副作用は術後回復を遷延させ日常活動への復帰を遅らせること，麻薬関連副作用に対する治療に費用を要することなどから，日帰り手術では麻薬は鎮痛の第一選択にはならない[1)~7)17)~19)]。非麻薬性鎮痛で不十分な場合に麻薬を上乗せする。

麻薬はバランス麻酔の一部として手術中の鎮痛によく用いられる。術中のフェンタニルの使用により，鎮痛作用が手術直後にも持続している。レミフェンタニルは作用時間がきわめて短いので，手術直後の鎮痛を得るためには，他の鎮痛薬を併用する必要がある。術中フェンタニル用量が増加すると，PONV頻度が上昇し帰宅が遅れる。

回復室での高度の術後痛やレスキュー鎮痛には，フェンタニルがもっとも有用である[3)~6)11)]。フェンタニル12.5～25μg静脈内投与を効果あるまで5分ごとに繰り返す。投与後は呼吸抑制に注意する。モルヒネはフェンタニルよりも作用発現が遅く作用持続時間が長いので，titrationが困難で過剰投与になる危険性，帰宅途上に遷延性悪心・嘔吐を起こす可能性が高くなる。

局所麻酔と非麻薬性鎮痛薬との組み合わせでも，帰宅後の鎮痛効果が不十分な場合には麻薬（コデイン，オキシコドン，モルヒネなど）を処方する。麻薬を処方した場合，患者にはその副作用（便秘，悪心・嘔吐，鎮静，呼吸抑制など）と，副作用が生じた場合の処置についてよく説明しなければならない。便秘はよく見られる合併症であるので，水分摂取，果物や食物繊維などの摂取を増やすこと，緩下剤を併用することを指導する。

E. その他の鎮痛補助薬

ケタミンはN-メチル-D-アスパラギン酸（N-methyl-D-aspartic acid：NMDA）受容体遮断

により鎮痛効果を発揮する。ケタミンは心血管系刺激作用，幻覚や感覚解離などの副作用があるため，日帰り麻酔の全身麻酔薬としての有用性は少ない。ケタミン少量（0.1～0.15 mg/kg 静脈内投与）の手術開始前ないし終了前投与は，これらの副作用がなく，長時間の鎮痛効果と麻薬節減効果を示す[11,17～19]。

α_2受容体作動薬（クロニジン，デクスメデトミジン）には，鎮痛作用，麻薬節減効果があり，術後鎮痛に有用である可能性がある[17,18]。α_2受容体作動薬には呼吸抑制がほとんどない。鎮静と口渇がよく見られる副作用である。

F. 非薬理学的鎮痛法

持続冷却療法は関節鏡術後などによく使用され，術後鎮痛薬使用量を減少させる[4,17,18]。マッサージ，鍼治療，経皮的電気的神経刺激などの電気鎮痛，音楽療法などが有効であるという報告もある。

日帰り麻酔の鎮痛計画

A. 術前患者教育

日帰り麻酔における鎮痛対策は手術が予定された時点から開始される。患者やその家族には，術後痛とその治療についての誤解がしばしばみられる[11,20]。鎮痛薬は身体依存や副作用が生ずる恐ろしい薬物との誤解があり，痛みを我慢し，鎮痛処置を要求しないことや，帰宅後に鎮痛薬を服用しないことがある。そのため強い術後痛や慢性痛への移行の危険性が高まる。術後痛はまた術前の不安に関連している。患者と医療提供者の間のコミュニケーションが術後鎮痛に大きく影響する[1～5,11,12,19]。適切な患者・家族教育は不安を減少させ，術後痛を減弱し，患者満足度を上昇させる。術前から患者・家族に対して，痛みの性質や程度，鎮痛治療の重要性，局所麻酔やその他の鎮痛方法についての明確な説明を口頭および文書で行う。回復室では，術後痛はVASあるいはVRSを用いて定量的（0～10または0～100）に頻繁に評価されること，医療提供者はそれに基づいて適切に術後痛を治療すること，術後痛は早期に治療すれば容易に治療可能であるので早めに鎮痛要求をすることなどを説明する。帰宅後も電話インタビューにより疼痛評価がなされ，治療がなされることを説明する。

B. 術後痛強度に応じた鎮痛

日帰り手術施設は，それぞれの手術とその予測される術後痛に応じた標準的周術期鎮痛計画と患者への鎮痛治療についての明確な説明書を作成しなくてはならない。予測される術後痛の程度（軽度，中等度，高度）に応じた多用性鎮痛ラダーが簡便で有用である（表4）[6)7)19)]。

C. 帰宅時患者教育

帰宅時には鎮痛薬を処方し，帰宅後の痛みの対処法と緊急時の連絡先について必ず説明する[4)〜6)11)12)15)]。説明は口頭で行うとともに，同じ内容を記載した文書を渡す。術後3日間の鎮痛薬の服用方法，突発痛に対する対応方法，活動制限や就眠についての説明が必要である。1週間以上痛みが持続する可能性がある場合には，単剤ではなく多用性鎮痛を用いることや，服用量をしだいに減量することなどについても説明と指導が必要である。

表4　多用性鎮痛ラダー

ステップ1（軽度術後痛） 　アセトアミノフェン，NSAIDs，COX-2阻害薬 　　＋ 　局所浸潤麻酔
ステップ2（中等度術後痛） 　ステップ1 　　＋ 　麻薬（間欠投与）
ステップ3（高度術後痛） 　ステップ2 　　＋ 　末梢神経ブロック（±持続投与カテーテル） 　麻薬（定期投与，持続投与）

NSAIDs：非ステロイド性消炎鎮痛薬
COX-2：2型シクロオキシゲナーゼ
　ステップ1は体表の小侵襲手術に適用。予測術後痛強度または実際の術後痛強度が高くなるに従いステップ2，ステップ3を加える。
　（Viscusi ER, Kerner M, Simon-Baker M. Running a perioperative ambulatory acute pain service：a physician's perspective. In：Steele SM, et al., editors. Ambulatory anesthesia & perioperative analgesia. New York：McGraw-Hill；2005. p. 67-74 および Shang AB, Gan TJ. Optimising postoperative pain management in the ambulatory patient. Drugs 2003；63：855-67 より改変引用）

帰宅後の指導事項を遵守できない患者には，鎮痛治療に伴う合併症発症の危険があるので，複雑な鎮痛方法は不適である．合併症に対処するために24時間サポート体制が必要である．

D. 患者フォロー

帰宅後には電話あるいはその他の手段でフォローを必ず行う[4)～7)11)12)15)20)]．フォローにより鎮痛モニタリング，合併症の有無，帰宅後指導が可能となり，患者教育成果や患者満足度も評価できる．標準化された質問票を用いることにより，フォロー結果のフィードバックとケアの改善に役立てることができる．

フォローは単なるアンケート調査ではなく，患者ケアの一環である．フォローにより患者は帰宅後も見捨てられていないことが確信でき，患者満足度が向上する．翌日に必ず医療提供者とコミュニケーションができるという確信は，帰宅後当日の夜間の患者不安を減少させ，医療機関への再受診を抑制するものと思われる．

〔おわりに〕

日帰り麻酔では，単に疼痛強度を低下させるだけの鎮痛方法ではなく，日常活動復帰を促進する鎮痛方法が必要である．日帰り麻酔では，術後痛のみならずPONVおよびその他の不快症状を極小とするため，予防鎮痛および多用性鎮痛が強く推奨される．効果的な鎮痛の提供のため術前からの患者教育と，鎮痛治療改善のための術後フォローは必須である．

現在利用可能な鎮痛方法はきわめて有効であるにもかかわらず，術後鎮痛は必ずしも適切に行われていない．不適切な術後鎮痛の最大の原因はシステムの問題である．医療スタッフ（看護師，外科医，麻酔科医および管理経営者）への教育，適切な術後鎮痛システム（それは日帰り手術システムの一部である）と，その質を保証するシステムの構築が求められる．

参考文献

1) 白神豪太郎．日帰り手術の麻酔．臨床麻酔 2002；26（臨時増刊号）：299-311．
2) White PF, Freire AR. Ambulatory (outpatient) anesthesia. In：Miller RD, editor. Miller's Anesthesia. 6th ed. Philadelphia：Elsevier Churchill Livingstone；2005. p. 2589-635.
3) Crews JC. Multimodal analgesia in the ambulatory setting. In：Steele SM, et al., editor. Ambulatory anesthesia & perioperative analgesia. New York：McGraw-Hill；2005. p. 519-24.

4) 白神豪太郎. 日帰り手術における術後鎮痛. ペインクリニック 2003 ; 24 : 39-46.
5) 白神豪太郎. 日帰り麻酔における鎮痛対策. Anet 2004 ; 8 : 30-5.
6) 白神豪太郎. 日帰り手術の術後鎮痛とオピオイド鎮痛薬. ペインクリニック 2005 ; 26 (別冊) : S103-10.
7) Viscusi ER, Kerner M, Simon-Baker M. Running a perioperative ambulatory acute pain service : a physician's perspective. In : Steele SM, et al., editor. Ambulatory anesthesia & perioperative analgesia. New York : McGraw-Hill ; 2005. 67-74.
8) Apfelbaum JL, Chen C, Mehta SS, et al. Postoperative pain experience : results from a national survey suggest postoperative pain continue to be undermanaged. Anesth Analg 2003 ; 97 : 534-40.
9) McGrath B, Elgendy H, Chung F, et al. Thirty percent of patients have moderate to severe pain 24 hr after ambulatory surgery : a survey of 5,703 patients. Can J Anesth 2004 ; 51 : 886-91.
10) Jenkins K, Grady D, Wong J, et al. Post-operative recovery : day surgery patients' preferences. Br J Anaesth 2001 ; 86 : 272-4.
11) Kamming D, Chung F, Williams D, et al. Pain management in ambulatory surgery. J Perianesth Nurs 2004 ; 19 : 174-82.
12) Rawal N. Analgesia for day-case surgery. Br J Anaesth 2001 ; 87 : 73-87.
13) Pavlin DJ, Chen C, Penaloza DA, et al. Pain as a factor complicating recovery and discharge after ambulatory surgery. Anesth Analg 2002 ; 95 : 627-34.
14) McGrath B, Chung F. Postoperative recovery and discharge. Anesthesiol Clin N Am 2003 ; 21 : 367-86.
15) Moline BM. Pain management in the ambulatory surgical population. J Perianesth Nurs 2001 ; 16 : 388-98.
16) Chung F, Ritchie E, Su J. Postoperative pain in ambulatory surgery. Anesth Analg 1997 ; 85 : 808-16.
17) White PF. The role of non-opioid analgesic techniques in the management of pain after ambulatory surgery. Anesth Analg 2002 ; 94 : 577-85.
18) Redmond M, Florence B, Glass PSA. Effective analgesic modalities for ambulatory patients. Anesthesiol Clin N Am 2003 ; 21 : 329-46.
19) Shang AB, Gan TJ. Optimising postoperative pain management in the ambulatory patient. Drugs 2003 ; 63 : 855-67.
20) Dewar A, Scott J, Muir J. Telephone follow-up for day surgery patients : patient perception and nurses' experiences. J Perianesth Nurs 2004 ; 19 : 234-41.

（白神　豪太郎，福田　和彦）

下腹部・下肢の術後痛
―脊髄くも膜下硬膜外併用麻酔患者―

〚はじめに〛

　脊髄くも膜下硬膜外併用麻酔（脊硬麻）は，脊髄くも膜下麻酔と硬膜外麻酔の併用であるが，手術中の麻酔は脊髄くも膜下麻酔（以下，脊麻）が主体で補助的に硬膜外麻酔（以下，硬麻）を使用する場合が多い。まず，脊麻を行うと麻酔効果の発現が速く，作用が確実であり筋弛緩作用も良いが，麻酔範囲の調節が難しく，また麻酔効果持続時間が限られている。一方，硬麻は脊麻による麻酔レベルの広がりの不足を，硬膜外腔に局所麻酔薬あるいは生理食塩液を追加注入することにより補うことができる。さらに，硬膜外カテーテル使用により麻酔時間の延長が可能であり，その麻酔範囲も脊髄分節的に効果を得ることができる。また，術後は留置した硬膜外カテーテルに薬液を注入することにより疼痛管理が可能となる。このように，両者の利点をうまく取り入れたのが脊硬麻である。

　脊硬麻は，下腹部，会陰部，下肢の手術の麻酔および疼痛管理として用いられている。脊硬麻の利点が生かせる症例は多く，その適応は広いと思われるが，まだ一般的な麻酔法となるに至っていない。そこで本稿では脊硬麻の紹介と，脊硬麻を行った場合の術後疼痛管理の方法や注意点などについて述べる。

　従来，脊麻で行われる手術の術後痛管理については麻酔科医の関心は薄く，脊麻症例にも硬麻を同時に行い，留置した硬膜外カテーテルにより術後痛管理を行う必要性に思いを至ることが少なかった。しかし，術後における患者の最大の関心事は痛みであり，その痛みを効果的に減らすことは今や麻酔科医の責務であるともいえる。しかも，術後の疼痛によるストレスが創傷治癒を遅らせることが判明したため，積極的な除痛を行うことは入院日数を減らすことにつながり，術後痛管理は患者サイドのみならず医療経済の側面からも必須となってきている。術後痛が，手術の侵襲度や手術部位によって差異があり，また個人差が大きいとはいえ，それに応じた除痛を図る必要があるといえよう。

脊硬麻の分類

　1か所穿刺法と2か所穿刺法に分けられる。1か所穿刺法とは1か所1針法と1か所2針法である。1か所1針法は，1937年にSoresiがepisubdural anesthesiaとして発表した（Aneth Analg 16：306）。まず硬膜外穿刺を行い，硬膜外に局所麻酔薬を注入したのち，効果が不十分の場合そのまま針を進めて硬膜を穿刺し，再びくも膜下腔に局所麻酔薬を注入し脊麻を行った。古典的な方法であり，現在は用いられていない。1か所2針法は硬麻針の中へ脊麻針を通す，いわゆるneedle-through-needle法である。needle-through-needle法の脊麻針は硬麻針の先端口（point hole）から出るものと，硬麻針の先端屈曲部に設けられた側孔（back holeまたはback eyeともいう）から出るものと，二重管硬麻針とがある。脊硬麻針を使う利点は，患者が2つの麻酔を受けるのに穿刺が1度で済むことにあり，1982年にCoates[1]，Mumutaz[2]らによって報告された。硬麻針より十分長い脊麻針を硬麻針の内腔を通してくも膜下穿刺を行い，くも膜下に局所麻酔薬を注入して脊麻針を抜去してから，硬膜外カテーテルを留置する方法である。これは脊麻針が硬麻針の先端口（point hole）から出る，いわば基本形といえる。これに対して1983年花岡[3]が発表した硬脊麻針H型がある。この硬麻針は，先端の屈曲部に側孔（back hole）を設け脊麻針はback holeから出る。二重管硬麻針は，かつてEldor針と呼ばれたもので，硬麻針の中に脊麻針専用のスペースを設けた一体型で硬膜外カテーテルを留置してから脊麻針を挿入できる。2か所2針法は脊麻と硬麻を別々に行う方法である。1979年にCurelaru[4]によって報告され，Tuohy針を用いて硬膜外腔を穿刺しカテーテルを留置してから，その1，2分節尾側で脊麻針を用いて脊麻を行っている。この方法は，従来使用している穿刺針を用いるので，特別な脊硬麻針を必要としないことと，硬膜外穿刺の部位を効果の範囲を考えて自由に選択できることである。しかし，2か所に針を刺すことになるため，事前に十分な麻酔の説明が必須である。

穿刺針の種類

　2か所穿刺法は，特別な針は必要でなく，通常使用している脊麻針と硬麻針を使う。1か所穿刺法は，needle-through-needleセットとして種々の脊硬麻針が市販されている[5]（表）が，セットでなくても通常の硬麻針とそれより長い脊麻針を組み合わせれば，簡易型脊硬麻針として使用可能である。脊麻針が硬麻針から突出する長さはいろいろで，セットの市販品では6 mmから12 mmであるが，突出長が可変式のものは15 mmまで長さがある。脊麻針の突出長が長い場合，穿刺の途中で脊髄液の逆流が見られたときは，その位置で脊麻針を手

表　主な脊硬麻用の needle-through-needle セット

種類：商品名（発売元）	特徴
1) 基本形	
スパイナル/エピデュラルセット（ポーテックス）	16G Tuohy 硬麻針と 26G Sprotte 脊麻針で突出長 12 mm。
デュラセーフ（日本ベクトン・ディッキンソン）	17G Touhy 硬麻針と 27G Whitacre 脊麻針で脊麻針を硬麻針に固定できる。突出長 15 mm で可変式。
セキュア・スパイナルエピデュラルニードルセット（ポーテックス）	16G Touhy 硬麻針と 26G Quincke 脊麻針または 18G Touhy 硬麻針と 27G Quincke 脊麻針よりなり，脊麻針を硬麻針に固定できる。突出長 15 mm で可変式。
2) 側孔型	
硬脊麻 H 型（八光商事）	17G Touhy 硬麻針と 26G Quincke 脊麻針で突出長 7 mm，脊麻針は，硬麻針の先端屈曲部にある孔から出る。
ディスポーザブル硬脊麻針（ユニシス）	17G Touhy 硬麻針と 26G Quincke または 26G Sprotte 脊麻針よりなり，Quincke 針の突出長は 7 mm，Sprotte 針は 9 mm。脊麻針は硬麻針の孔を確実に通過する。
ペンカン（エースクラップジャパン）	18G Touhy 硬麻針と 27G Quincke 脊麻針で，脊麻針は，硬麻針屈曲部の孔より 9 mm 突出する。
3) 二重管型	
エピスター CSE セット（メディメックス）	18G Touhy 硬麻針と 25G Whitacre 脊麻針よりなる。脊麻針は，硬麻針と一体で，上下 2 層構造になっている。硬膜外カテーテルを留置した状態で脊麻針を挿入できる。突出長は 14 mm で可変式。

（高崎眞弓．脊硬麻．「こだわり」の局所麻酔．東京：メディカル・サイエンス・インターナショナル；2002．p. 123-38 より改変引用）

で固定して局所麻酔薬を注入することになる。この際，脊麻針がずれないように固定できる脊硬麻針もある。1 か所穿刺法は 2 か所穿刺法に比べて，硬膜穿刺の成功率は低いといわれている。脊麻針が硬膜を穿刺できない，脊麻針からの脊髄液の逆流がみられない，局所麻酔薬を投与したが効果が不十分であるなどである。脊硬麻針使用時における脊麻の不成功率（失敗率）の報告は 0.67 % と 16 % の間の数値となっている[6]が，少し手技に慣れてくれば不成功率はかなり減少する。筆者は，7 mm 突出する脊麻針を使用しているが，最後まで挿入して脊髄液が逆流してこなければ，硬麻針を途中まで引き抜き角度を変えて再び硬膜外腔を穿刺し脊麻針を通している。硬麻針が確実に硬膜外腔に入っているのに，脊麻針を通じて脊髄液の逆流が見られない原因として，長さが足りない場合や，硬麻針が中央になく横にずれているため黄靱帯から硬膜までの距離が長くなっていたり，硬膜が脊麻針によりテント状になっていることが考えられる（図1）。この場合，脊麻針を少し進めるよりも硬麻針の角度を少し変えて刺しなおすほうが，硬麻針による硬膜穿刺の危険性が減る。硬麻針の形状によって脊硬麻の難易度を増田[7]は検討しているが，point hole でも back hole でも相違のないことを報告している。

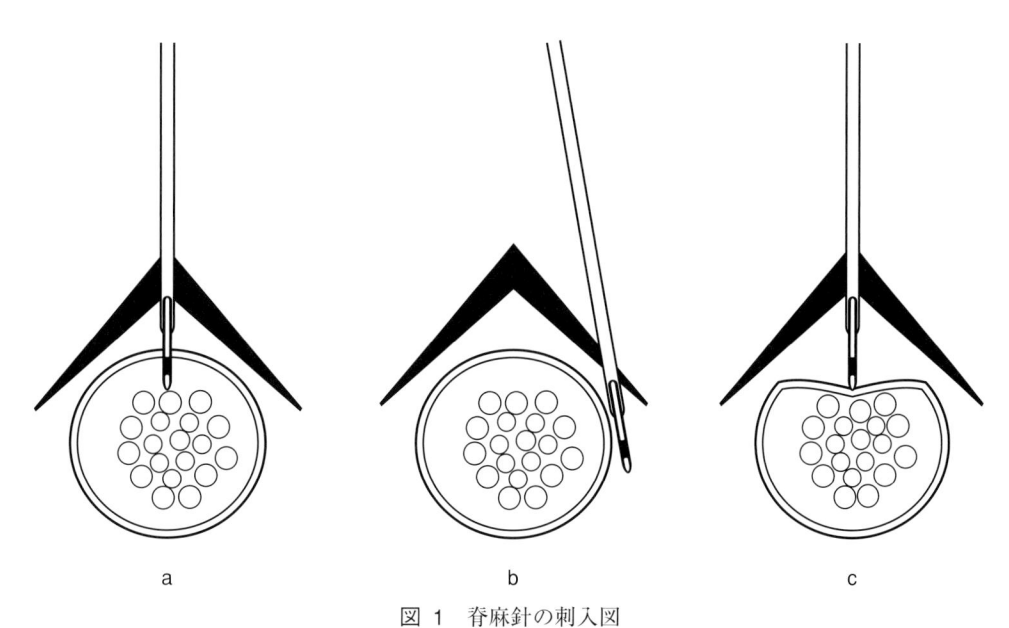

図 1 脊麻針の刺入図
a：理想的刺入，b：側方へのずれ（失敗例），c：硬膜テント（失敗例）
（高崎眞弓．脊硬麻．「こだわり」の局所麻酔．東京：メディカル・サイエンス・インターナショナル；2002．p. 123-38 より引用）

脊硬麻の利点

脊麻をまず行うことにより硬麻単独より麻酔効果発現が早く，十分な筋弛緩が得られる。また硬麻単独では仙骨神経領域に対する効果が悪いが，この範囲を脊麻で効かせることができる。この場合，使用する局所麻酔薬の総量も少なくてすむ。脊麻による麻酔レベルが足りない場合は，硬膜外カテーテルより局所麻酔薬や生理食塩液を追加投与すれば麻酔レベルは速やかに頭側に広がる[8〜10]（図2）。これを"容量効果"と呼んでいる。手術が予定より長引いて麻酔の効果が弱まってしまっても，硬膜外カテーテルによる対応が可能である。さらに術後は留置した硬膜外カテーテルの使用により疼痛管理ができる。

脊硬麻の欠点

1か所2針法は，手技が複雑で少し慣れが必要となる。脊麻針は硬麻針より長い針を必要とする。また，合併症として偶発的な硬膜穿刺が増えること[11]や，硬膜外カテーテルのくも膜下迷入が起こること[12]などが知られている。2か所2針法では，異なる部位に2度麻酔

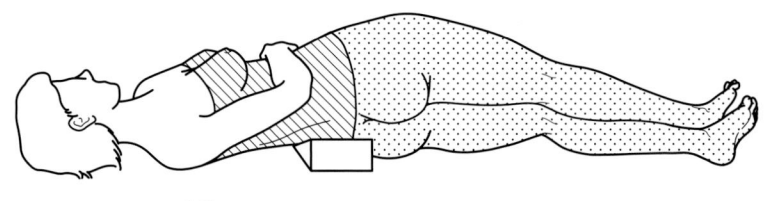

☐ Subarachnoid block
◩ Epidural block (To extend subarachnoid block)

図2 脊硬麻による麻酔効果の概念
(Rawal N, Van Zundert A, Holmstrom B, et al. Combined spinal-epidural technique. Reg Anesth 1997 ; 22 : 406-23 より引用)

を行うため，事前によく説明をする必要があり，説明を怠ると何度も針を刺されたと不信感が残ることがあるので注意を要する。

脊硬麻の実際

1か所穿刺法では，硬膜外穿刺をL2以下で行う。それは同時に，その部位で脊麻を行うからである。まず硬麻針により硬膜外腔を確認し，硬麻針の内腔にそれよりも長い脊麻針を通して脊髄液逆流を確認したのち，局所麻酔薬を注入する。次いで脊麻針を抜去し，硬膜外カテーテルを留置する。2か所穿刺法では，L2以下で脊麻を行うが，硬膜外穿刺は通常脊麻の穿刺部位より1椎間上か，または任意の椎間で行う。まず硬膜外カテーテルを留置して，そのあとに脊麻を行う。この際，硬膜外麻酔のテストドースによる確認は脊麻の影響でできない。

脊硬麻の合併症

A. 硬膜外カテーテルのくも膜下迷入

1か所穿刺法では，硬膜外カテーテルが脊麻針によりできた針穴から，くも膜下腔に迷入する危険性が指摘されている。25Gないし26Gの脊麻針で16Gないし17Gの硬膜外針を通す硬膜外カテーテルを使用したときに，脊麻針によって1回硬膜を穿刺したあと硬膜外カテーテルを挿入した場合は硬膜外カテーテルがくも膜下腔に迷入しないと考えられるが，同じ脊麻針で複数回硬膜を穿刺すると，硬膜外カテーテルがくも膜下腔に迷入する可能性が生じ

る[8]。気がついていない硬麻針の先端による硬膜損傷時には，脊麻針による硬膜外穿刺と異なり硬膜外カテーテルは迷入しやすくなる[10]。硬膜外カテーテルがくも膜下腔に迷入していることに気がつかずに術後の鎮痛に使用すると，呼吸抑制などの重大な問題を発生させる。

B. 硬膜外腔に投与された薬液のくも膜下腔への移行

　脊麻時，硬膜に針穴ができ薬液を硬膜外腔注入時くも膜下腔に漏出する可能性がある。針穴ができた直後は圧が高まればくも膜下腔に漏出するが，時間とともに漏出の程度が低くなる。また，脊麻と硬麻の位置が離れていればいるほど，漏出は少なくなる。しかし麻薬の硬膜外腔からくも膜下腔への移行は，術後に重篤な合併症が生じる可能性がある。Bernardsら[13]による in vitro の実験で，サルの髄膜に太さの異なる針で穴をあけて，モルヒネとリドカインの通過率について比較している。この結果，モルヒネでは，穴をあけていない場合と比べて27Gで2倍，24Gで8倍，18Gでは40倍以上になっている。リドカインの移行率に関しても変わらないとしている。Swensonら[14]によるモルヒネを用いた in vivo の研究では，モルヒネのくも膜下へ移行した量は，硬膜に穴をあけていない場合と比べて25Gで7倍，18Gで20倍になっている。このように硬膜の透過性は，硬膜穿刺の穴が大きいほど多く移行する。脊麻による針穴と硬膜外カテーテルの位置が近い場合，たとえ細い脊麻針であっても，注意が必要である。次に，臨床研究でSuzukiら[15]は，予定手術患者で脊麻針による硬膜穿刺を行うと硬膜外注入液がくも膜下腔に少量入るということを報告し，北村ら[16]はペンシルポイント針使用症例とランセットポイント針使用症例とで，脊髄くも膜下麻酔30分後に硬膜外にメピバカインを注入して無痛域の広がりを比べたところ，ランセットポイント針のほうが1，2分節大きいという結果を得ている（図3）。これは，ランセットポイント針のほうがペンシルポイント針よりも，同じ針の太さでも硬膜穿刺孔の大きさが大きく，それだけ薬液が移行しやすいためと考えられた。岡田ら[17]は術後鎮痛のため硬膜外ブプレノルフィン投与を行い，1回注入と持続注入による鎮痛効果と副作用を比較した。鎮痛効果には有意差はなかったが，1回注入群では悪心・嘔吐が多く認められた。硬膜外投与したブプレノルフィンが硬膜の穿刺孔を通ってくも膜下腔へ流入しているものと考えられ，硬膜外注入圧の影響が大きいと考えられる。このように，脊硬麻の場合には硬膜外注入薬液のくも膜下への移行について考慮する必要がある。

C. 金属片の落下

　needle-through-needle法では，脊麻針を硬麻針に通すと2つの針がこすれ合うため，金属

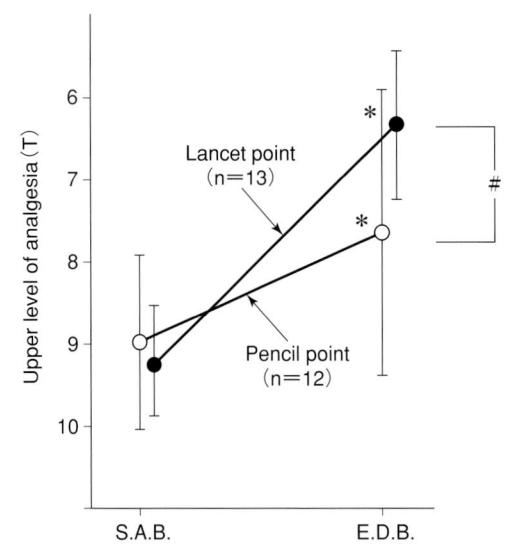

図3 下肢（手術），経尿道的手術における脊髄くも膜下麻酔後および硬膜外麻酔後の無痛域の変化

各群において無痛域は硬膜外麻酔後は脊髄くも膜下麻酔後より拡大した（＊：$P<0.05$）。

Lancet point 針群では Pencil point 針群よりも硬膜外麻酔後の無痛域の拡大は大きい（＃：$P<0.05$）。

（北村　晶，金　　正，神山守人ほか．硬脊麻針使用の有用性と問題点．臨床麻酔 1995；44：1533-6 より引用）

片の落下が考えられるが，臨床上問題とならないとされている[18]。

D. 麻酔効果の左右差

1か所穿刺法で，側臥位で穿刺し脊麻の局所麻酔薬に高比重液を用いたときに起こりえる。脊麻針を抜いたあと，硬膜外カテーテルの挿入に時間を要すると，いわゆる片効きとなることがある。

脊硬麻の臨床

実際の臨床の場合に，1か所穿刺法か2か所穿刺法かは手術の種類や，それに伴う麻酔レベル，術後痛の程度を考慮して選択する。帝王切開，婦人科開腹手術，肛門疾患手術，泌尿器科手術，整形外科下肢の手術などについて記す。また，それぞれ具体的な投与法や投与量も示したが，これが標準的であるというわけではない。まだ多くの報告が待たれ，さらなる

検討が必要である。

脊硬麻の硬膜外投与による術後痛管理

　硬膜外腔へオピオイドを投与することによる疼痛管理は，今日広く行われている。その際に，オピオイドまたは局所麻酔薬の単独投与，オピオイドと局所麻酔薬を併用する方法がある。初期のころは，オピオイドとしてもっぱらモルヒネが用いられ，生理食塩液に希釈して硬膜外腔に投与するのが一般的であった。その後，オピオイドと局所麻酔薬の相乗効果などが報告されてから，生理食塩液の代わりに局所麻酔薬を併用することが多くなった。一方，十分な鎮痛を期待して局所麻酔薬やオピオイドを硬膜外腔に投与したが，その副作用のために中止せざるをえないことも生じる。オピオイドの代わりに，ブトルファノールやブプレノルフィンなども用いられる。また，脊硬麻で行われる手術の対象が多種多様であるため，それぞれの術後痛に適した局所麻酔薬やオピオイドなどの種類や量を選択する必要が出てくる。手術の対象別に脊硬麻の術後痛管理の一例を示すが，方法はこれに限られるわけではない。

A. 帝王切開への応用

　脊硬麻のよい適応とされており，欧米では広く用いられている。脊硬麻の方法としては，2か所2針法が好んで用いられる。まずT11-12またはT12-L1から硬膜外カテーテルを留置し，その後L2以下で脊麻を行う。脊麻後の急激な血圧低下にもすぐに対応できる。高橋ら[19]は，帝王切開で1か所穿刺法と2か所穿刺法の麻酔域の頭側への広がりの違いを比べている。1か所穿刺法は，L3-4で穿刺，2か所穿刺法は，硬麻をT11-12で穿刺し，脊麻をL3-4で穿刺した。局麻薬は，脊麻は0.3％ジブカイン1.0 ml，硬麻は1.5％メピバカイン10 mlを使用した。その結果，2か所穿刺法のほうが頭側への広がりが速く，執刀までの時間が短縮されたと報告している。高橋らは，2か所穿刺法で行い，術後鎮痛として手術終了前に0.75％ロピバカイン6～10 mlにモルヒネ2 mgを硬膜外投与してモルヒネ2 mgを3日間硬膜外持続投与している。1か所2針法では二重管脊硬麻針を使用すれば硬膜外カテーテル留置を脊麻より先行して行えるが，穿刺の部位はL2以下となる。そのほかのneedle-through-needle法では，脊麻を先に行うので硬膜外カテーテル留置に手間取ると片効きが生じたり，血圧低下にあわてたりする。筆者は，硬膜外カテーテル留置をL2/3で先に行い硬膜外針を抜去し，その局所麻酔をした同じ部位より普通使用している脊麻針で脊麻を行うことがある。2度痛がらず，また特別な穿刺針を使用しなくてすむ。くも膜下に0.5％ブピバカイン

高比重液 1.5 ml，硬膜外には 1％メピバカイン 10 ml 使用している。術後痛管理は，流量可変式バルーン型インフューザー（時間あたり 2 ml，4 ml，6 ml）を使用しフェンタニル 3 μg/ml に 1％メピバカインを使用して流量 4 ml/hr で開始し，効果をみて流量を変えている。モルヒネ，フェンタニル投与の副作用として嘔心・嘔吐，皮膚瘙痒感などがあるが，出現時には硬膜外投与を一時中止する。まれではあるが，モルヒネには遷延性の無呼吸が知られており，硬膜外使用量とくも膜下使用量がかなり異なり，硬膜外腔に投与したモルヒネがくも膜下腔に移行するので注意が必要である。酸素投与やナロキソンによる拮抗が必要となることがある。

B. 婦人科開腹手術への応用

下腹部の手術であり脊硬麻の適応である。若い女性であることも多く，2か所穿刺法よりも1か所穿刺法が良い。1か所2針法は，脊麻針が硬麻針の中を通して行うため26G，27G針の細い脊麻針の使用やペンシルポイント針を選ぶことで硬膜穿刺後頭痛（postdural puncture headache：PDPH）の発生が抑えられる。0.5％ブピバカイン使用の脊麻では，高比重液を用いたときに手術時間延長の場合は，硬膜外カテーテルより局所麻酔薬を注入することで対応できる。等比重液は少し筋弛緩作用が弱いようであるが，麻酔時間としては長時間作用である。術後痛管理は，モルヒネ 1 日あたり 4 mg を生理食塩液で希釈し硬膜外カテーテルより持続注入している。また，越後谷ら[20]は，術中に生理食塩液にモルヒネ 2 mg を加えて投与し，術後は 0.2％ロピバカインを 2 ml/hr で硬膜外に持続投与して，血圧低下や足のしびれがなく鎮痛効果が得られたことを報告している。ロピバカイン単独での術後硬膜外鎮痛についての至適濃度は 0.2％と報告[21]され，有効性と安全性の点から 6 ml/hr での投与量が報告[22]されている。

C. 肛門部手術への応用

肛門部手術は，下腹部開腹手術と同程度の痛みがあるといわれている。術後痛に対して疼痛管理が必要とされる。腰部硬膜外麻酔では仙骨部への麻酔の広がりが難しいので，脊麻またはサドルブロックが好まれるため，術後の疼痛管理も含めると脊硬麻はよい適応と考えられる。麻酔は仙骨麻酔で行われることが多いが，仙骨硬膜外腔にカテーテルを挿入するのは，カテーテル部位を清潔に保つことが困難なため行われていない。筆者は，腰部より1か所穿刺法で行っている。1か所穿刺法は2か所穿刺法に比べて手技的に困難であり，成功率が低いといわれている。脊麻針からすぐに脊髄液の逆流が見られなかったり，硬膜外カテーテルがスムースに入らなかったりすることがあるが，少し熟練すれば大きな問題とはならな

い。脊硬麻の穿刺体位は，左右どちらでもよいが側臥位で行い，穿刺法は，正中法でもよいが傍正中法で行うと黄色靱帯の抵抗感が分かりやすい。多くの場合，術中は脊麻のみで終了してしまうので，硬膜外カテーテルは術中には使用せず，術後痛管理にのみ使用することが多い。硬膜外カテーテルのくも膜下腔迷入に注意が必要である。また，手術の翌日より歩行が許可されるので，足のしびれが残る可能性のある局所麻酔薬の使用は避けたい。高橋ら[23]は，婦人科開腹手術の術後痛に対するロピバカイン・モルヒネ硬膜外投与の効果について検討している。ロピバカイン・モルヒネ併用群とモルヒネ単独投与群との比較では，鎮痛効果，副作用に有意差はなかったとしている。嘔心・嘔吐，皮膚瘙痒感などの副作用の出にくい臭化水素酸エプタゾシンを生理食塩液に混ぜて，1日あたり60 mgをバルーンインフューザーにより2日間，硬膜外持続投与している。

D. 泌尿器科手術への応用

経尿道手術（transurethral resection：TUR）は比較的侵襲が少なく現在広く行われている。術後尿道カテーテルを留置するため，疼痛，違和感といった膀胱刺激症状が起こる。脊硬麻を使用すれば，手術中は脊麻により対応し，術後生ずる膀胱刺激症状は硬膜外カテーテルより0.2％ロピバカインの持続投与がよいが2 ml/hrでは効果が少なく，増量もしくはオピオイドの添加が必要である。

E. 整形外科手術への応用

高齢者に多い大腿骨頸部骨折の麻酔方法として，脊硬麻は適している。循環動態の変動をなるべく抑えるため，脊麻の局所麻酔薬の量をやや少なめにして，麻酔範囲の調節を硬膜外カテーテルより注入することにより効果を確実にする。手術時間の延長に対しては，硬膜外麻酔を使用することになる。術後の疼痛に対してはモルヒネまたはフェンタニルと運動障害が起きない低濃度のロピバカインが選択される。

そのほか一般外科，下肢の整形外科手術の麻酔にも用いられているが，産科領域では無痛分娩に対する鎮痛法[24)25)]としても普及しつつある。

〔おわりに〕

術後の疼痛管理に脊硬麻を用いるときには，その合併症に注意を払うことが必要であるが，その適用範囲は広く，多くの麻酔科医が修得すべき麻酔法である。

参考文献

1) Coats MB. Combined subarachnoid and epidural techniques. Anaesthsia 1982;37:89-90.
2) Mumutaz MH, Daz M, Kuz M. Combined subarachnoid and epidural techniques. Anaesthsia 1982;37:90.
3) 花岡一雄.硬脊麻針（H型）の紹介と臨床麻酔.臨床麻酔 1983;7:955-7.
4) Curelaru I. Long duration subarachnoid anaesthsia with continuos epidural block:Combined subarachnoid and epidural techniques. Prakt Anaesth 1979;14:71-8.
5) 高崎眞弓.脊硬麻.「こだわり」の局所麻酔.東京:メディカル・サイエンス・インターナショナル;2002. p.123-38.
6) 増田純一.脊髄くも膜下硬膜外併用麻酔（脊硬麻）.臨床麻酔 2005;29（増）:402-13.
7) 増田純一.脊硬麻―私ならこうする―適応と用量ならびに私の手法.日臨麻会誌 2004;24:434-40.
8) Blumgart CH, Ryall D, Dennison B, et al. Mechanism of extension of spinal anaesthesia by extradural injection of local anaethetic. Br J Anaesth 1992;69:457-60
9) Takiguchi T, Okano T, Egawa H, et al. The effect of epidural saline injection on analgesic level during combined spinal and epidural anesthesia assessed clinically and myelographically. Anesth Analg 1997;85:1097-100.
10) Rawal N, Van Zundert A, Holmstrom B,et al. Combined spinal-epidural technique. Reg Anesth 1997;22:406-23.
11) 横井雅一,増田純一,松島　誠.硬脊麻針使用時の硬膜穿刺率.臨床麻酔 1994;18:1470.
12) Holmstrom B, Rawal N, Axelsson K, et al. Risk of catheter migration during combined spinal epidural block:percutaneous epiduroscopy study. Anesth Analg 1995;80:747-53.
13) Bernards CM, Kopacs DJ, Michel MZ,et al. Effect of needle puncture on morphine and lidocaine flux through the spinal meninges of the monkey *in vitro*. Implications of combined spinal-epidural anesthesia.Anesthesiology 1994;80:853-8.
14) Swenson JD, Wisniewski M, McJames S, et al. The effect of prior dural puncture on cisternal cerebrospinal fluid morphine concentrations in sheep after administration of lumber epidural morphine. Anesth Analg 1996;83:523-5.
15) Suzuki N, Koganemaru M, Onizuka S, et al. Dural puncture with a 26-gauge spinal needle affects spread of epidural anesthesia. Anesth Analg 1996;82:1040-2.
16) 北村　晶,金　　正,神山守人ほか.硬脊麻針使用の有用性と問題点.臨床麻酔 1995;44:1533-6.
17) 岡田佳子,岡田昌平,西谷恭子.硬脊麻併用麻酔における硬膜外ブプレノルフィンの投与方法に関する検討.麻酔 1998;47:64-8.
18) Holst D, Mollman M, Schymroszcyk B, et al. No risk of metal toxicity in combined spinal-epidural anesthesia. Anesth Analg 1999;88:393-7.

19) 高橋麗子, 山田圭輔, 吉山 毅ほか. 帝王切開術に対する硬脊麻併用麻酔法における1か所穿刺法と2か所穿刺法での麻酔域の広がりについて. 麻酔 1999; 48: 57-61.
20) 越後谷雄一, 詫間 滋. 婦人科開腹手術における術後硬膜外ロピバカインの有用性. 臨床麻酔 2002; 26: 1491-4.
21) Scott DA, Chamely DM, Mooney PH, et al. Epidural ropivacaine infusion for postoperative analgesia after major lower abdominal surgery-a dose finding study. Anesth Analg 1995; 81: 982-6.
22) 大澤正巳, 鈴木 太, 吉矢生人ほか. 長時間作用性局所麻酔薬塩酸ロピバカイン (NA-001) 持続硬膜外投与における術後鎮痛の臨床的検討―第三相試験―. 臨床医薬 1999; 15: 1229-52.
23) 高橋和香, 岡崎純子, 山本達郎ほか. 術後痛に対するロピバカイン・モルヒネ硬膜外投与の効果―特に, ロピバカイン・モルヒネ併用の効果について―麻酔 2005; 54: 126-32.
24) 照井克生. CSE (combined spinal epidural analgesia: 脊硬麻による鎮痛法). 硬膜外無痛分娩―安全に行うために―. 東京: 南山堂; 2003. p. 91-5.
25) 増田純一. 硬膜外ブロック法による無痛分娩の実際. ペインクリニック 2002; 23: 173-8.

〔金子　伸一〕

VII

オピオイド鎮痛法の薬理学的特性

オピオイドとは

　植物由来の窒素含有の塩基性（アルカリ性）化合物で強い生理活性を有する物質をアルカロイドというが，ケシの未熟果より得られたアヘンに含まれるアルカロイドの中で，特にモルヒネ様の薬理作用を示す物質をオピオイドと総称している。また，モルヒネ様の薬理作用を持ち，オピオイド受容体に結合する一群のペプチドをオピオイドペプチドと総称するが，この中で哺乳類の中枢神経および末梢組織（腸管，副腎など）から発見されたものを内因性オピオイドペプチドと呼んでいる。現在，約20種類の内因性オピオイドペプチドが知られており，エンケファリン系，β-エンドルフィン系，ダイノルフィン系の3種類に分けられている。なお，オピエートという用語は先にも述べたように，アヘンから得られたモルヒネ，コデインなどのアルカロイドおよびその誘導体を意味するため，その中にペプチドは含まれない。しかし，オピオイドという用語はもっと広い意味をもち，内因性ペプチド，合成ペプチド，天然アルカロイド，合成物質などモルヒネ様作用を持つもの，およびそれらの拮抗薬も含まれる。

オピオイド受容体

　オピオイドがその薬理作用を発現するには，他の薬物と同様に細胞に存在する限局された特有の部位（作用点），すなわち受容体と結合することが必要であり，オピオイドが特異的に結合する受容体がオピオイド受容体である。オピオイドの，特に内因性オピオイドペプチドの生理作用は複雑で，それぞれが鎮痛，行動，精神活動，循環機能，内分泌機能，免疫機能など異なった機能を持つ可能性も考えられている。これらの多彩な生理作用を持つことからオピオイド受容体の多様性が示唆され，受容体のタイプ分けがなされている。

　1976年 Martin ら[1,2] は，種々のオピオイドの薬理作用の詳細な検討から，少なくとも3種類の異なったオピオイド受容体の存在を想定した。それぞれ異なった薬理作用を示す代表薬物名の頭文字に対応するギリシャ文字で受容体タイプが命名された。すなわち，morphine の μ，ketocyclazocine の κ および SKF-10047 の σ という3種類である。その後，エンケファリンが特異的に結合する受容体がマウス輸精管にあることが判明し，その受容体タイプとして新たに δ が加わった[3]。さらに，脳内において β-エンドルフィンと特異的に結合し，鎮痛作用を現す受容体として5番目のオピオイド受容体タイプである ε 受容体の存在を提唱する研究グループもある[4,5]。一方，σ 受容体はその後の研究から，（－）選択性が知られているオピオイド受容体と異なり，SKF-10047 の光学異性体のうち（＋）体が選択的に結

合すること，さらにσ受容体への（+）SKF-10047の結合や，（+）SKF-10047の行動薬理学的作用の多くがオピオイド受容体拮抗薬であるnaloxoneやnaltrexoneによって拮抗されないことが報告されたことから，σ受容体はオピオイド受容体とは異なる受容体であることが提唱されている。したがって，オピオイド受容体タイプとしてはμ，δ，κおよびεの4つということになるが，広く存在が認められているのはμ，δおよびκの3種類である（なお，2000年に国際薬理学会の受容体命名および薬物分類委員会は，μ，δおよびκオピオイド受容体を示す用語として，それぞれMOP，DOPおよびKOPを採用している[6]）。

また，オピオイド受容体各タイプにはサブタイプの分類もあり，μではμ_1およびμ_2サブタイプが，δ受容体にもδ_1およびδ_2サブタイプの存在が提唱されている。一方，κ受容体に関しては，κ_1，κ_2およびκ_3の3つのサブタイプが考えられている。

オピオイド受容体の構造[7]

これまでの薬理学的研究およびcDNAクローニングの結果から，μ，δおよびκオピオイド受容体は，百日咳毒素感受性Gタンパク質に関連する7回膜貫通型の受容体であるとされている。また，3つのオピオイド受容体は非常に相同性が高く，全体的に約60％のアミノ酸配列が同じであり，膜貫通領域では約75％，細胞内ループ領域では約90％のアミノ酸配列が一致する。しかし，細胞外領域における3つの受容体のアミノ酸配列の相同性は40％弱と低く，この細胞外領域が受容体各タイプのリガンド選択性に重要であると考えられている[8]。

オピオイド受容体の情報伝達機構[9]

すべてのオピオイド受容体の情報伝達は，そのタイプに関係なく，GTP結合タンパク質に関連したセカンドメッセンジャー合成活性に連結する代謝系（metabotropic）とイオンチャネル活性に連結するイオンチャネル系（ionotropic）の2つによって構成されている。イオンチャネル系では，μあるいはδ受容体は抑制性GTP結合タンパク質（GiあるいはGo）を介して，共役するK$^+$チャネルを開口させてK$^+$の膜透過性を上昇させ，過分極を引き起こす。その結果，Ca^{2+}チャネルが抑制されて細胞内へのCa^{2+}の流入が阻害され，神経伝達物質の遊離が抑制されると考えられている。また，κ受容体は，抑制性GTP結合タンパク質（Gi）を介して直接，膜電位依存性Ca^{2+}チャネル（N型）を抑制し，細胞内へのCa^{2+}の流入を阻害して神経伝達物質の遊離を抑制すると考えられている。また，代謝系では，抑制性

GTP結合タンパク質を介したアデニル酸シクラーゼの抑制や，ホスホリパーゼCを活性化し，その下流に位置するプロテインキナーゼCやイノシトール1,4,5-三リン酸の活性化を誘導することが知られている。

オピオイドの作用とその構造活性相関

オピオイド様の鎮痛薬はすべて構造内に芳香環を有しており，もっとも一般的なものはフェニル基（ベンゼン環）である。そのベンゼン環にOH基を導入すると作用は強くなり，このOH基をメチル基などでブロックすると活性は著しく低下する。アセチル化したものは，生体内で加水分解されて，もとのOH基に戻るため活性発現がみられる。これらのことから，①三級窒素が生理的pHでプロトン化され，カチオンになったものと受容体のアニオン部分とのイオン結合，②フェノールのベンゼン環と受容体に存在するアミノ酸のベンゼン環とのπ-π相互作用（疎水結合の一種）および③フェノールの水酸基と受容体の官能基との水素結合のオピオイド受容体に結合するのに重要な3つの官能基と受容体結合部位の状態が推察されている。なお，モルヒネと同等以上の鎮痛活性があるといわれるヒトから見い出された内因性オピオイドペプチドであるエンケファリン，エンドルフィン，ダイノルフィンなども共通構造としてこれらの3つの官能基を有している。

一方，モルヒネなどのN（窒素）の置換基をアリル基，あるいはシクロプロピルメチル基に変換するとオピオイド受容体拮抗作用を示す。

オピオイド受容体の薬理作用

臨床で用いられるオピオイドリガンドの受容体選択性を表1に，オピオイド受容体各タイプとその活性化による薬理作用を表2にまとめた。

A. μ受容体

μ受容体は大脳皮質，視床，視床下部，扁桃核，青斑核，弧束核，黒質，中脳水道灰白質，脊髄後角などに多く分布している。臨床上使用されるアゴニスト（作動薬）としては，モルヒネ，コデイン，フェンタニル，ペチジンなどがある。内因性リガンドとしては，β-エンドルフィン，エンドモルフィンⅠおよびⅡが知られている。また，選択的なアンタゴニスト（拮抗薬）として，β-フナルトレキサミンが知られている。薬理作用としては，鎮痛，

表1 オピオイドリガンドと受容体選択性

臨床で用いられている オピオイドリガンド	受容体タイプ		
	μ	δ	κ
オピオイド受容体作動薬			
モルヒネ	＋＋＋		＋
コデイン	＋		
フェンタニル	＋＋＋		
ペチジン	＋		
オキシコドン	＋＋		＋
トラマゾール	Pまたは＋		
ブトルファノール	P		＋＋＋
ペンタゾシン	P		＋＋
ブプレノルフィン	P		－－
エプタゾシン	－		＋
オピオイド受容体拮抗薬			
ナロキソン	－－－	－	－－
レバロルファン	－		＋

＋：作動薬，－：拮抗薬，P：部分作動薬
記号の数は効力の強さを示す。

表2 オピオイド受容体タイプと薬理作用

	受容体タイプ		
	μ	δ	κ
鎮痛	＋	＋	＋
報酬	＋	＋	
嫌悪			＋
鎮静	＋		＋
悪心・嘔吐	＋		
縮瞳	＋		＋
プロラクチン分泌	＋		
利尿			＋
呼吸抑制	＋		
鎮咳	＋	a	＋
便秘	＋	＋	
排尿障害	＋	＋	
痒み	＋		b
体温下降	＋		

a：δオピオイド受容体作動薬はμおよびκ受容体作動薬の鎮咳作用に拮抗，拮抗薬は鎮咳作用
b：κオピオイド受容体作動薬は止痒作用（文献19より引用）

呼吸抑制，鎮咳，縮瞳，胃腸運動減少，徐脈，多幸感，身体依存性，神経伝達物質の遊離抑制などがある。

B. δ受容体

　δ受容体は錐体外路系に多く存在しているといわれている。エンケファリンに親和性が高く，メチオニンおよびロイシンエンケファリンが作用する。薬理作用としては，情動，神経伝達物質の制御や依存に関与しているといわれている。また，鎮痛にも関与しているが，この作用は弱く，鎮痛作用機序に不明な部分も多い。しかし，最近，非ペプチド性のδ受容体に選択的な作動薬であるTAN67やSNC80が合成され，δ受容体の薬理作用，特に情動に対する作用の解明に大きく寄与している。

C. κ受容体

　κ受容体は視床下部や脊髄に多く発現している。内因性オピオイドペプチドであるダイノルフィンに親和性が高く，ペンタゾシンやケトシクラゾシンが結合する。薬理作用としては，鎮痛作用，鎮静作用，縮瞳，徐脈作用などが知られている。また，抗利尿ホルモン（antidiuretic hormone：ADH）の分泌抑制による利尿を起こす。さらに，鎮咳作用を示すが，呼吸抑制は示さないとされている。依存形成はほぼ無視できるが，嫌悪感を発現させるとされている。また，ベンゾモルヒナン誘導体のあるものは不快な精神異常を起こす。これらの薬物の作用は，そのκ作動性活性にもかかわらず親和性に差はあるが，すべてのオピオイド受容体を拮抗するといわれているナロキソンによって阻害されない。

オピオイドの薬理作用機序

A. 鎮痛作用

　μ受容体のもつ生理作用として，もっとも知られているのが鎮痛作用である。その鎮痛機序は，大脳皮質知覚領野，視床，大脳辺縁系などにおける痛覚伝導路の抑制のほか，中脳水道灰白質や延髄傍巨大細胞毛様核のμ受容体の興奮により，下行性のセロトニンやノルアドレナリン神経系を活性化し，脊髄後角における痛覚伝導の一次ニューロンから二次ニューロンへの痛みの伝達を抑制し鎮痛作用を発現すると考えられている（図1）。また，脊髄後角にはエンケファリンニューロンが存在し，一次ニューロン終末に抑制的に作用している。し

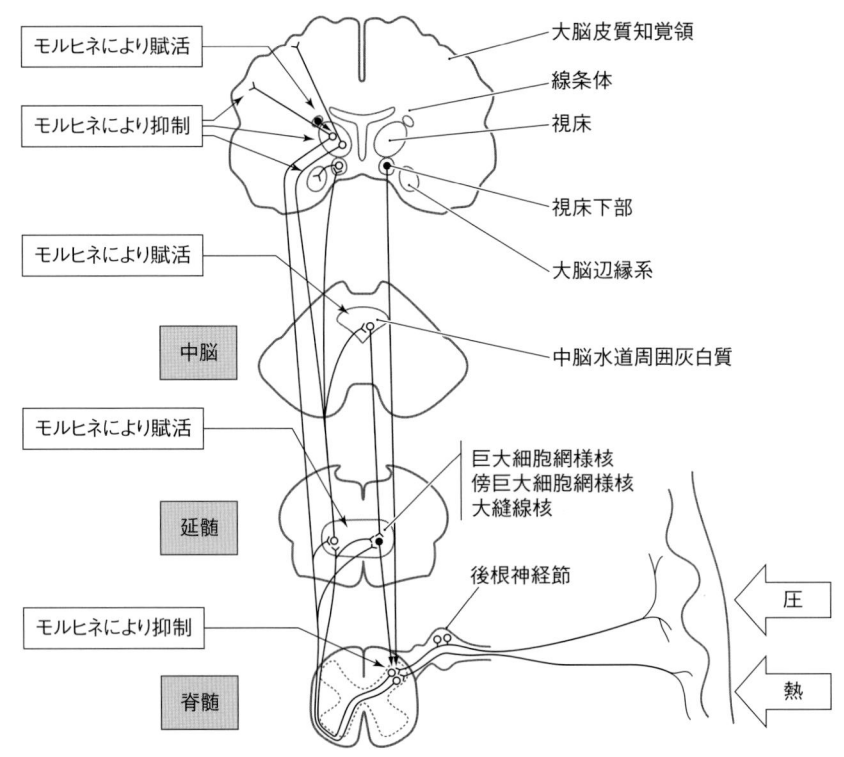

```
        モルヒネにより賦活        大脳皮質知覚領
                                  線条体
        モルヒネにより抑制        視床
                                  視床下部
        モルヒネにより賦活        大脳辺縁系
   中脳
                                  中脳水道周囲灰白質

        モルヒネにより賦活        巨大細胞網様核
                                  傍巨大細胞網様核
   延髄                            大縫線核

                                  後根神経節      ← 圧
        モルヒネにより抑制
   脊髄                                            ← 熱
```

図1 モルヒネの鎮痛作用部位
（佐藤公道．麻薬性鎮痛薬．田中千賀子，加藤隆一編．NEW 薬理学．東京：南江堂；1996．p. 349-60 より改変引用）

たがって，一次ニューロン終末にはμ受容体が存在し，その興奮により痛みの伝達を直接抑制する機序も知られている．代表的な麻薬性鎮痛薬とその特徴を表3に示す．

B. 呼吸抑制作用

呼吸抑制を強く引き起こすのはμ受容体である．呼吸抑制作用の一部は延髄呼吸中枢への直接作用によるもので，血液中の二酸化炭素分圧（$PaCO_2$）の増加に対する呼吸中枢の反応性を低下させることによると考えられている．また，呼吸リズムを調節している橋および延髄を抑制し，延髄呼吸中枢の応答性をも抑制する．また，呼吸抑制作用は意識レベルの低下を起こさせるよりもはるかに少ない用量でも認められ，用量の増加により，しだいに増強される．呼吸抑制は，単なる呼吸数の減少ではなく，呼吸活動のすべて（呼吸数，分時換気量および1回換気量）を抑制するとともに，不規則な呼吸や周期性変動呼吸を起こす．呼吸量の減少は，原則的には呼吸数の低下によるもので，中毒量では呼吸数が1分間に3〜4回にまで低下してしまう．急性中毒時の主症状は，高度の呼吸抑制（チェーン・ストーク呼吸）

表 3　麻薬性鎮痛薬とその特徴

薬物		モルヒネ	ペチジン	エチルモルヒネ	コデイン	ジヒドロコデイン	フェンタニル	オキシコドン
効能・効果	激しい下痢症状の改善	○	(激しい)○		○	○		○
	手術後などの腸管蠕動運動の抑制	○	(激しい)○					○
	(激しい)疼痛時の鎮痛	(激しい)○	(激しい)○	○	○	○	○	○
	(激しい)疼痛時の鎮静	(激しい)○	(激しい)○				○	○
	(激しい)疼痛時の鎮痙							
	激しい咳嗽発作における鎮咳	○						
	各種呼吸器疾患における鎮咳			○	○	○		
	各種呼吸器疾患における去痰			(その他)				
	各種呼吸器疾患における鎮静			虹彩炎,緑内障,角膜潰瘍硝子体混濁などの眼疾患	○	○		
	麻酔前投薬							
	麻酔補助						○	

である。したがって，肺気腫や脊椎後側彎症あるいは重度の肥満症のような呼吸予備能が減少している患者には注意が必要である。

C. 鎮咳作用

　オピオイドによる鎮咳作用は，気道上の咳の受容体からの刺激を伝える興奮性アミノ酸神経系の伝達を延髄の孤束核において遮断することにより発現するものと想定されている。この興奮抑制は，直接作用というよりも，セロトニン遊離の促進を介した間接的な作用によるものと考えられている[10]。また，鎮咳作用は呼吸抑制を起こさせるよりもはるかに少ない用量で認められることからも，呼吸中枢の直接的な抑制ではないことが考えられる。オピオイド受容体の鎮咳作用に対する関与は非常に複雑である。μ受容体（特にμ_2受容体）およびκ受容体が鎮咳作用発現に関与している。一方，δ受容体はδ_2受容体を介して，μあるいはκ受容体による鎮咳作用に対して抑制的な作用を示し，さらにδ_2受容体拮抗薬が強い鎮咳作用を示すことも認められている。

D. 情動に対する作用

　オピオイドの各種受容体を欠損させたマウスを用いることによって，各オピオイド受容体が情動性に対して異なる関与をもつことが明らかにされつつある。オピオイドδ受容体内因性リガンドの前駆体であるプレプロエンケファリンのノックアウトマウスが不安関連行動を増強させることが報告[11]されている。一方，オピオイドδ受容体のノックアウトマウスが

不安やうつに関連した行動を増強させることが明らかにされている[2]。また，オピオイドκ受容体ノックアウトマウスは情動関連行動の変化を全く示さず，オピオイドμ受容体ノックアウトマウスではむしろ不安やうつに関連した行動が低減することが報告[12]されている。したがって，オピオイド受容体の中でも，特にオピオイドδ受容体が抑うつおよび不安調節に重要な関与をしていることが示唆されている。また，選択的オピオイドδ受容体作動薬であるSNC80が抗うつ様効果および抗不安効果を示すことが確認されている[13]。このように，現在オピオイドδ受容体の持つ新たな薬理作用のひとつとして，情動性への影響が明らかにされつつある。

E. 催吐作用

悪心・嘔吐を起こすが，その作用は第4脳室底にある化学受容器引き金帯（chemoreceptor trigger zone：CTZ）への直接刺激によるとされている。臨床上有用なすべてのμ作動薬は，ある程度の悪心・嘔吐作用を有する。この嘔吐作用は，持続投与を続けている患者ではしだいに認められなくなり，比較的耐性が起こりやすい。

F. 瞳孔に及ぼす作用

モルヒネや多くのμおよびκアゴニストは，ヒトにおいて縮瞳を起こす。この作用は動眼神経核の自律神経部に対する興奮作用によるものである。大量投与の場合は脳に酸素欠乏が起き，かえって散瞳がみられることもある。治療量で遠近調節力は増加し，健常者および緑内障患者ともに眼内圧が低下する。

G. 消化器に及ぼす作用

胃腸管に対する通常の作用は，主として腸管のμおよびδ受容体を介して発現する。消化管運動を減少させるため胃内容物排出時間が延長するため，胃前庭部および十二指腸通過が遅れ，経口投与された他の薬物の吸収は遅延する。この作用は，腹部の腸管膜神経叢への直接作用および中枢を介する間接作用により起こる。また，胆管・膵臓にも作用し，腸管分泌を減少させる。中枢または粘膜下神経叢に始まるオピオイドの作用は，大部分ノルエピネフリンの遊離と腸細胞にあるα_2アドレナリン受容体の刺激を介して発現する。オピオイドは粘膜下神経叢に対して作用を示し，腸細胞の基礎分泌を減少させ，アセチルコリン，PGE_2，血管収縮性腸管ペプチドによる作用を抑制することが明らかとなっている。また，モルヒネを脳室内に微量注入すると，ナロキソンによって拮抗される小腸の運動の抑制がみられるこ

とから，小腸運動抑制作用は一部中枢性の作用によるものと考えられる。

大腸結腸の駆出性の蠕動波は減少もしくは消失し，緊張は増強して攣縮を起こす。この結果，内容物の通過が遅延し，便の固化が進む。また，肛門括約筋の平滑筋の緊張は亢進するとともに，中枢作用のひとつとして排便反射の抑制により便秘が起きる。

胆道の平滑筋に対して緊張をもたらし，胆管内圧は著明に上昇するとともに，オッジ括約筋は収縮状態となる。このため，心窩部痛や右季肋部痛がみられる。

H. 循環器に及ぼす作用

治療量では，血圧，心拍数，心拍出量には影響を与えないとされている。しかし，酸素消費量，心仕事量を減少させるため，急性心筋梗塞患者では血圧の低下がみられることがある。また，末梢血管を拡張するため，起立性の低血圧や立ちくらみなどを起こすことがある。末梢血管拡張作用はヒスタミン遊離作用に基づくものの，ヒスタミン H_1 拮抗薬には部分的に拮抗されるだけであり，ナロキソンによって効果的に拮抗される。また，血中 $PaCO_2$ の増加による反射性血管収縮作用の抑制などの血管運動中枢への直接的な抑制作用によっても末梢血管を拡張させる。

I. 泌尿器に及ぼす作用

尿管平滑筋の緊張性収縮をもたらし，膀胱では外括約筋の緊張を高めるため，排尿困難を引き起こす。また，膀胱壁の伸展による刺激を中枢性に抑制するため，尿閉が認められる。脳または脊髄における μ または δ 受容体刺激も膀胱に対して同じように作用する。

J. 内分泌に及ぼす影響

視床下部に作用して性腺刺激ホルモン放出ホルモン（gonadotropin-releasing hormone：GRH）および副腎皮質刺激ホルモン放出因子（corticotropin-releasing factor：CRF）の遊離を抑制し，黄体ホルモン，卵胞刺激ホルモン，副腎皮質刺激ホルモン（adrem corticotropic hormone：ACTH）の循環血液中濃度を低下させる。しかし，甲状腺刺激ホルモンの分泌には比較的影響を与えない。μ 作動薬の投与は，血漿中のプロラクチンおよび成長ホルモン濃度を上昇させることが認められている。

K. 痒　み[14]

　鎮痛用量のモルヒネの静脈内注射により，皮膚血管が拡張し，顔，首あるいは胸上部の皮膚が紅潮し，痒みを誘発することがある。このモルヒネによる痒みは，モルヒネが皮膚の肥満細胞からの脱顆粒を惹起し，ヒスタミンを遊離するためと考えられている。しかし，これらの反応にはオピオイド受容体の関与はないとされている。しかし，モルヒネを硬膜外，あるいは脊髄くも膜下腔内投与した際にはオピオイド受容体を介した中枢性の痒みを生じることが知られている。また，この中枢性の痒みに関与するオピオイド受容体は，主として μ 受容体であると考えられている。一方，κ 受容体作動薬には止痒作用があることが明らかとなり，選択性 κ 受容体作動薬のTRK820が腎透析患者にみられる痒みに対する止痒効果について臨床治験が開始されている。

部分作動薬

　オピオイド受容体に結合し強い効力を発揮する薬物を完全作動薬と呼ぶのに対して，効力が弱い薬物を部分作動薬あるいは混合作用型作動薬−拮抗薬と称する。μ オピオイド受容体に対する部分作動薬には，ブトルファノール，ペンタゾシンおよびブプレノルフィンがある。しかし，ブトルファノールとペンタゾシンは κ オピオイド受容体に対して作動薬として働くが，ブプレノルフィンはそれに対して拮抗作用を有する点が異なる。部分作動薬には天井効果（ceiling effect）があるため，依存形成能や呼吸抑制などの副作用が起こりにくいと考えられてきたが，完全作動薬と部分作動薬の鎮痛効果が同じ程度であれば，両者に同じ強さの副作用が出現する[6]。

　完全作動薬に部分作動薬を併用投与すると，完全作動薬の薬理作用が減弱する。すなわち，完全作動薬のオピオイド受容体占有率が20％であれば，20％の効力が得られるとすると，完全作動薬の受容体占有率が100％になれば，100％の効力が得られることになる。一方，部分作動薬のオピオイド受容体占有率が20％であれば5％の効力が得られるにすぎないとすると，部分作動薬の受容体占有率が100％になっても得られる効力は25％になる。完全作動薬が100％オピオイド受容体を占有している状態で，効力の弱い部分作動薬を併用投与すると，完全作動薬と部分作動薬の受容体に対する結合に競合性が発生する。仮に，部分作動薬の併用投与で完全作動薬の受容体占有率が80％，部分作動薬の受容体占有率が20％になったとすると，完全作動薬の効力80％に部分作動薬の効力5％が加わり，合計85％の効力になる。部分作動薬の投与量を増すと，部分作動薬の受容体占有率が増加し，それだけ完全作動薬の効力と部分作動薬の効力を合計した効力は低下する。このことは，完全作動

薬の効力が，部分作動薬併用により減弱（拮抗）されることになり，部分作動薬が混合作用型作動薬-拮抗薬と呼ばれる所以である。オピオイド受容体拮抗薬が受容体占有による効力が全くない薬物であると考えると，部分作動薬または拮抗薬による拮抗作用の理解が容易になる。

オピオイド鎮痛薬を反復投与すると身体的依存が形成される。身体的依存が形成されれば，オピオイド受容体がある一定の効力を維持しなければ退薬症候が出現する。もし，完全作動薬の使用を継続している身体的依存が形成された患者に，突然，部分作動薬を投与した場合，完全作動薬単独投与時に比べ効力が低下する。効力が退薬症候の発現閾値以下にまで低下すると，退薬症候が誘発される。これが，モルヒネを継続的に使用している患者に，ペンタゾシンやブプレノルフィンを投与すると，しばしば退薬症候が惹起される機序であると考えられる。

拮　抗　薬

拮抗薬は，受容体に結合する（親和性を有する）が，効力がない薬物と定義される。したがって，オピオイド受容体拮抗薬は，通常，オピオイド受容体に結合しても効果はみられない。しかし，内因性オピオイド作動性神経系が活性化されているとき，あるいはそれが緊張性に生体調節を行っているときには，オピオイド受容体拮抗薬単独投与によって，明らかな効果を認めることがある。

オピオイド受容体拮抗薬として使用されている薬物には，ナロキソンとレバロルファンがある。ナロキソンは，3種のオピオイド受容体タイプに対していずれも拮抗作用を有するが，レバロルファンは，μオピオイド受容体には拮抗薬として，κオピオイド受容体には作動薬として作用することが知られている（表1）。研究の目的でのみ使用される薬物であるが，それぞれのオピオイド受容体タイプに比較的選択性のある拮抗薬として D-Phe-Cys-Tyr-D-Trp-Orn-Thr-Pen-Thr-NH$_2$（CTOP：μオピオイド受容体拮抗薬），ナルトリンドール（δオピオイド受容体拮抗薬）およびノルービナルトルフィミン（κオピオイド受容体拮抗薬）が開発されている。

臨床的には，ペンタゾシン錠による乱用を防止するため，ナロキソンがペンタゾシンとの合剤として製剤化されている。この錠剤を経口投与すると，ペンタゾシンとともにナロキソンは腸管で吸収されるが，吸収されたナロキソンは全身循環に入る前に肝臓でほぼ完全に代謝を受け失活する（初回通過効果）。しかし，乱用の目的でこの合剤を溶解し静脈内に投与すると，ナロキソンが初回通過効果を受けず直接全身循環に入るため，ペンタゾシンの薬理作用が拮抗され，乱用に至らないとするのがその理由である。注射薬では，ペチジンとレバ

ロルファンの合剤がある．これは，レバロルファンによりペチジンの呼吸抑制を予防し，しかも十分な鎮痛および鎮痙効果を得る目的で配合されたものである．

ナロキソンはオピオイド鎮痛薬の過量投与の治療に用いられるが，半減期は約1時間と短く，使用するときには反復投与または持続注入を必要とすることが多い．また，オピオイドの身体的依存が形成されている患者にナロキソンを投与すると，退薬症候を誘発することがあるので，慎重に使用すべきである．

モルヒネの鎮痛作用発現機構

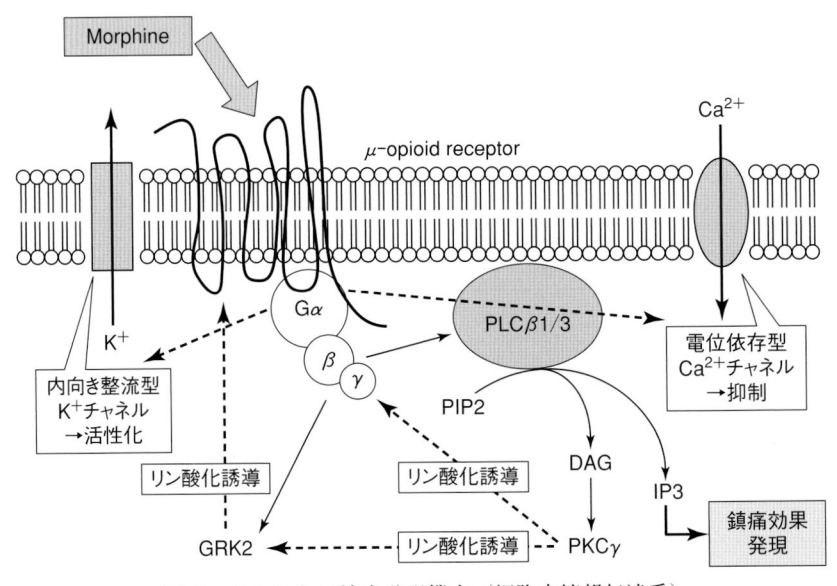

モルヒネなどのオピオイドは，細胞の過分極を促す $G_{i/o}$ と連関したオピオイド受容体に結合し，アデニル酸シクラーゼの抑制，電位依存性 Ca^+ チャネルの抑制および内向き整流 K^+ チャネルの活性化などの細胞内情報伝達機構を調節し，多彩な生理機能を発現することが知られている．一方，先にも述べたように，培養細胞を用いた実験において μ 受容体刺激が G タンパク質の $\beta\gamma$ サブユニットを介し直接ホスホリパーゼ C (phospholipase C：PLC) を活性化することが明らかにされている[15)~17)]．オピオイド受容体作動薬に対する感受性が高い中脳水道周囲灰白質 (periaqueductal gray matter：PAG) において，μ 受容体と PLC のアイソフォームのひとつである PLCγ1 が同一細胞上に存在し，モルヒネにより PLCγ1 が細胞膜に移行すること，さらには PLCγ1 の発現を可逆的に抑制するアンチセンス核酸を脳室内

図2 モルヒネの鎮痛発現機序（細胞内情報伝達系）

に前処置することによりモルヒネの鎮痛作用が有意に抑制されることも知られている[18]。一方，PAG領域において，活性型PLCγ1とホスホイノシチド-3-キナーゼ（phosphoinositide-3-kinase：PI3K）がほとんどのμ受容体免疫陽性神経細胞上で共存しており，モルヒネの鎮痛作用ならびにモルヒネによるPLCγ1の細胞膜移行が，選択的PI3K阻害薬の脳室内前処置により用量依存的かつ有意に抑制される[19)20)]。これら一連の結果から，PAG領域においてはモルヒネがPI3Kを介してPLCγ1を活性化し，膜への移行を誘導することにより，鎮痛作用を発現している可能性が想定されている（図2）。

モルヒネの吸収・代謝

　モルヒネが血漿中に取り込まれると，血漿中で約1/3がタンパクと結合し，血中での生理的pHではイオン化した状態が維持され，水溶性が非常に強い。したがって，モルヒネが体全体に広がっていても組織に取り込まれる量は限られている。代謝は主として肝臓で行われる。主たる代謝産物はモルヒネ-3-グルクロニド（M3G），モルヒネ-6-グルクロニド（M6G）であり，モルヒネそのものよりも半減期が長く，鎮痛作用も強いといわれている。グルクロン酸抱合されたものは腎から排泄され，腎機能が低下している患者ではM6Gの蓄積が起こり，呼吸抑制を含めたオピオイドの副作用が強くなることがある。一方，肝機能障害がある患者では，肝性昏睡になる直前まで肝臓での代謝は保たれていることが多く，モルヒネの代謝障害による影響は出にくいとされている。モルヒネを静脈内注射し，血漿中のモルヒネ濃度を急激に上昇させても，効果を発現させる脳や脊髄の受容体に作用するまでには15〜30分以上かかるといわれている。また，中枢神経症状が発現するまでにかかる時間も同様である。血漿中の半減期は2〜3時間とされている。初回投与量としては，1日持続投与量は約10 mgで行っている。経口投与を行うと，肝での初回通過効果（first pass effect）が高く生物学的利用率（bioavailability）が低くなるため，経口投与量は持続静脈投与量の約3倍とされている。

塩酸オキシコドン

　オキシコドンはモルヒネ製造時の廃棄物であるテバインから合成されるため，半合成オピオイドと呼ばれるμオピオイド受容体作動薬である。欧米では，これまでアセトアミノフェンなどと配合されて使用されてきたため，アセトアミノフェンの投与量限界などの関係から癌性疼痛に対しては弱オピオイドとして使用されてきた。日本では，2003年7月に発売され

たオキシコンチン®（オキシコドン徐放製剤）がオキシコドンの製剤としては初めてのものである。これはオキシコドンの単剤の徐放錠であるため，投与量の有効限界（ceiling effect）がなく，癌性疼痛マネージメントにおいてモルヒネとともに強オピオイドにおける中心的な存在となることが期待されている[21]。

オキシコドンは，モルヒネあるいはコデインと類似する化学構造を持つが，オキシコドンは初回通過効果（first pass effect）を受けにくい構造的特徴を持っている。モルヒネを経口投与した際の生物学的利用率は約20～30％と低いが，オキシコドンのそれは約60～90％であり，臨床で使用されている各種オピオイド作動薬の中でもっとも高い。

オキシコドンは，モルヒネと同様にμオピオイド受容体作動薬であり，鎮痛，呼吸抑制，鎮咳，嘔吐，縮瞳などの薬理作用を持つ。また，モルヒネと同様に便秘，瘙痒，紅潮，発汗などの作用も認められるが，嘔気，嘔吐，眠気，譫妄，痒みなどはモルヒネよりも少ないとされている。オキシコドンを経口投与した場合には，消化管から吸収され肝臓のチトクロムP450（CYP）2D6でオキシモルフォン，CYP3A4でノルオキシコドンに代謝される。オキシモルフォンは活性代謝物であるが，産生量がごく少量のため，影響は少ない。

フェンタニル

フェンタニルにはμオピオイド受容体のうちのμ_1選択性があり，モルヒネに比べ副作用が少ないことが挙げられている。フェンタニルはモルヒネに比べ便秘は少なく，さらに嘔気や嘔吐は便秘よりさらに少ないとされている。また，眠気は投与量の増量によって起こる可能性があるが，48～72時間以内に減少していく。

通常のオピオイド投与の場合には薬物を突然に中止することは禁忌であるが，フェンタニルパッチ製剤に関しては，剝離後も皮下に残存するフェンタニルが血中へ移行するため，退薬症状の危険性は低い。

参考文献

1) Martin WR, Eades CG, Thompson JA, et al. The effects of morphine-and nalorphine-like drugs in the nondependent and morphine-dependent chronic spinal dog. J Pharmacol Exp Ther 1976 ; 197 : 517-32.

2) Gilbert PE, Martin WR. The effects of morphine-and nalorphine-like drugs in the nondependent, morphine-dependent and cyclazocine-dependent chronic spinal dog. J Pharmacol Exp Ther 1976 ; 198 : 66-82.

3) Lord JAH, Waterfield AA, Hughes J, et al. Endogenous opioid peptides：Multipul agonists and receptors. Nature 1977；267：495-9.

4) Schulz R, Wuster M, Krenss H, et al. Selective receptors for beta-endorphin on rat vas deferens. Life Sci 1979；24：843-50.

5) 成田 年，Tseng LF. μ, ε および κ 受容体作動薬の鎮痛作用機序―その違いと ε 受容体ならびに β エンドルフィンを中心に―．鎮痛薬・オピオイドペプチド研究会編．オピオイド―適正使用と最近の進歩―．東京：ミクス；1995. p. 91-104.

6) Gutstein HB, Akil H. Opioid analgesics. In：Hardman JG, Limberd LE, editors. Goodman & Gilman's the pharmacological basis of therapeutics. New York：McGraw-Hill；2001. p. 569-619.

7) 佐藤公道，南 雅文，家永裕賀ほか．オピオイド受容体の構造―受容体構造とリガンド選択性―．鎮痛薬・オピオイドペプチド研究会編．オピオイド―適正使用と最近の進歩―．東京：ミクス；1995. p. 135-45.

8) 佐藤公道．オピオイド受容体．佐藤公道，赤池昭紀編．7回膜貫通型受容体の新展開―ポストゲノム時代の受容体研究のゆくえ．東京：医歯薬出版；2001. p. 62-6.

9) 前田定秋．オピオイド受容体とイオンチャネルの連関．鎮痛薬・オピオイドペプチド研究会編．オピオイド．京都：化学同人；1995. p. 35-9.

10) 亀井淳三．中枢性鎮咳薬の作用機序．日薬理誌 1998；111：345-55.

11) Konig M, Zimmer A M, Steiner H, et al. Pain responses, anxiety and aggression in mice deficient in pre-proenkephalin. Nature 1996；383：535-53.

12) Filliol D, Ghozland S, Chluba J, et al. Mice deficient for delta- and mu-opioid receptors exhibit opposing alterations of emotional responses. Nat Genet 2000；25：195-200.

13) Saitoh A, Kimura Y, Suzuki T, et al. Potential anxiolytic and antidepressant-like activities of SNC80, a selective ?―opioid agonist, in behavioral models in rodents. J Pharmacol Sci 2004；95：374-80.

14) 倉石 泰．オピオイドと中枢性の痒み．鎮痛薬・オピオイドペプチド研究会編．疼痛治療の現状と展望―臨床および基礎の立場から―．東京：ミクス；1998. p. 152-62.

15) Berridge MJ. Inositol trisphosphate and diacylglycerol：two interacting second messengers. Annu Rev Biochem 1987；56：159-93.

16) Nishizuka Y. Intracellular signaling by hydrolysis of phospholipids and activation of protein kinase C. Science 1992；258：607-14.

17) Narita M, Ohsawa M, Mizoguchi H, et al. Role of phosphatidylinositol-specific phospholipase C pathway in ∂-opioid receptor-mediated antinociception in the mouse spinal cord. Neuroscience 2000；99：327-31.

18) Narita M, Ohnishi O, Narita M, et al. Direct evidence for the activation of phospolipase Cγ1 by *in vivo* treatment with morphine in the mouse periaqueductal gray matter. Brain Res 2003；970：140-8.

19) Narita M, Ohnishi O, Nemoto M, et al. Implications of phosphoinositide 3-kinase in the μ-

and ∂-opioid receptor-mediated supraspinal antinociception in the mouse. Neuroscience 2002 ; 113 : 647-52.
20) Narita M, Imai S, Narita M, et al. Increased level of neuronal phosphoinositide 3-kinase γ by the activation of μ-opioid receptor in the mouse periaqueductal gray matter : Further evidence for the implication in morphine-induced antinociception. Neuroscience 2004 ; 124 : 515-21.
21) 武田文和. 新経口オピオイド―オキシコドン徐放錠. がん患者と対症療法 2003 ; 14 : 41-6.
22) 佐藤公道. 麻薬性鎮痛薬. 田中千賀子, 加藤隆一編. NEW 薬理学. 東京：南江堂；1996. p. 349-60.

（亀井　淳三）

VIII 非ステロイド性抗炎症薬の薬理学的特性

〔はじめに〕

　非ステロイド性抗炎症薬（nonsteroidal anti-inflammatory drugs：NSAIDs）は，痛みのコントロールに現在でも，もっとも多く用いられている薬物のひとつである。NSAIDsの歴史は，1899年にドイツのバイエル社によってアスピリンが全世界に向けて発売されたことに始まるが，現在，わが国では処方薬として50種類以上が承認されている。NSAIDsは，このように古い歴史を持つ多くの種類が存在する薬物群だが，1971年になって，Vane[1]はこうしたNSAIDsの作用機序がシクロオキシゲナーゼ（cyclooxygenase：COX）の阻害によるプロスタグランジン（prostaglandin：PG）産生抑制にあることを発見した。1991年になって，このCOXにはCOX-2というマイトゲンなどの刺激で発現が誘導されるアイソザイムがあることが明らかにされ，そのCOX-2を選択的に阻害するNSAIDsが開発された[2]。本稿では，こうした新規の薬物を含むNSAIDsの基礎情報および臨床薬理学についてまとめてみたい。

基 礎 情 報

A. 作用機序

1. シクロオキシゲナーゼ（cyclooxygenase, COX）阻害作用

a. アラキドン酸代謝経路

　COXは，ホスホリパーゼ（phospholipase：PL）A_2により細胞膜のリン脂質より遊離した不飽和脂肪酸のアラキドン酸を，プロスタグランジン（prostaglandin：PG）などの種々の生理活性物質に代謝する際に働く律速段階の酵素である（図1）。細胞膜のリン脂質からPLA_2を介して遊離したアラキドン酸は，その代謝経路のひとつであるCOXによりPGG_2に，さらに同じ酵素の持つペルオキシダーゼ活性によりPGH_2に代謝される。なお，この働きに関しては，後述するCOX-1もCOX-2も同様である。NSAIDsはCOXを阻害し，結果として炎症の化学伝達物質と考えられているPGE_2やPGI_2の産生を抑制して抗炎症や鎮痛に働くことになる。なお，PG自体は炎症を惹起させるが発痛物質ではない。PGは，ブラジキニンなどの痛覚受容体感受性の域値を低下させることにより，疼痛を増悪させるとされている。

　近年，PGH_2以降の代謝酵素の存在が明らかにされた。おのおのトロンボキサン（thromboxane：TX）合成酵素（TXS），PGE合成酵素（PGES），PGFS，PGDS，PGISと呼ばれて

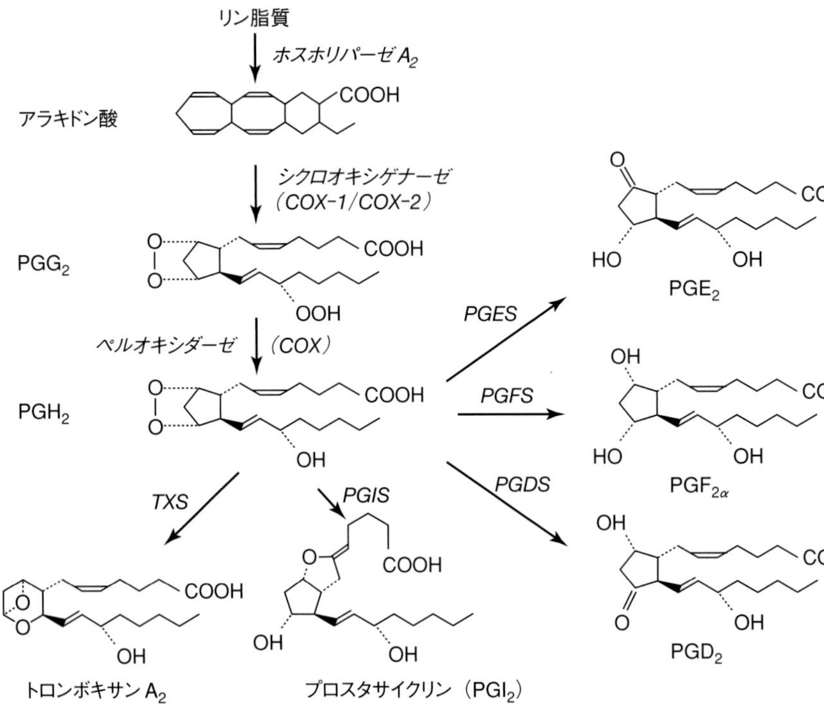

図1 プロスタグランジン合成経路

いる。アラキドン酸代謝にかかわるPLA$_2$，COX，各種PG合成酵素には，おのおのにアイソザイムが発見されており，互いに特異的にかつ密接にリンクしていることが明らかにされている[3]。

b. COX分子とNSAIDs

COX-2は，炎症性サイトカインなどの刺激により単球や滑膜細胞などの炎症関連細胞を中心に発現している。これに対してCOX-1は，一般に多くの細胞に構成的に発現している。例えば，血小板ではCOX-1を介してTXA$_2$が産生され，出血時には血小板凝集作用により止血に働く。また，胃粘膜ではCOX-1を介して産生されたPGI$_2$やPGE$_2$は血流を維持し，粘液の分泌を増加させることにより胃粘膜保護に働く。すなわち，COX-1により産生されるPG類は生体防御に働いている。したがって，選択的COX-2阻害薬は理論的に副作用の少ないNSAIDsと考えられるに至った[4]。

図2は，Howkey[5]の総説に紹介されたCOX-1およびCOX-2分子構造である。これら2つのCOXの分子構造はきわめて類似しており，ともに385番目のチロシンがCOXの活性中心である。COX阻害薬，すなわちNSAIDsは120番目のアルギニンに非特異的に結合することによりCOX阻害作用を発揮する。しかし，COX-1では523番目のイソロイシンがCOX-2ではバリンに置き換わっており，それによりCOX-2にはサイドポケットが生じる。選択的

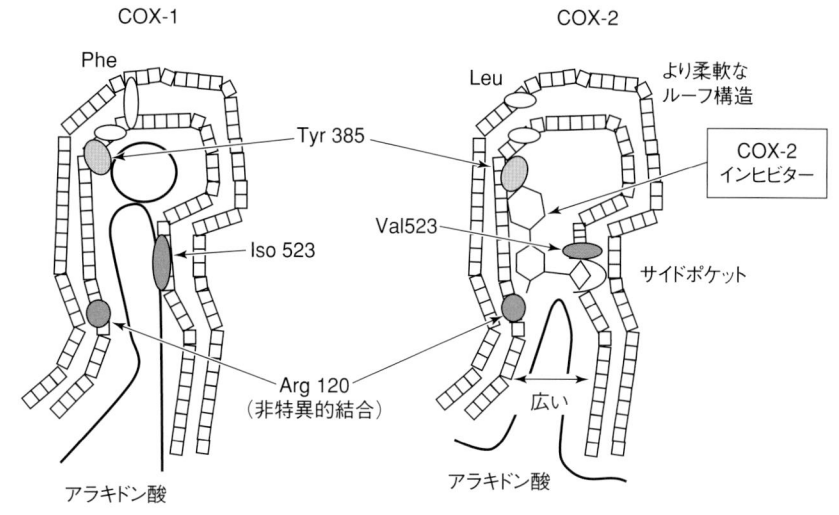

図2 COX-1とCOX-2の立体構造の比較
（Hawkey CJ. COX-2 inhibitors. Lancet 1999；353：307-14 より引用）

COX-2阻害薬はそのサイドポケットに結合すること，およびCOX-2分子はCOX-1分子に比べてより柔軟なルーフ構造となっていることなどより，特異性が得られると考えられている。この結合により，アラキドン酸はCOX-2分子の活性部位に接触することができず，PGH_2合成が阻害される。

c. PGESとCOX

アラキドン酸代謝産物の中で，PGE_2は炎症や疼痛に強くかかわっていると考えられているもののひとつだが，この代謝酵素であるPGESにはすでに3種類のアイソザイムが同定されている[6]。これらの中で，細胞質型のcytosolic PGES（cPGES）は，COX-1と同様に多くの細胞内で恒常的に発現し，アラキドン酸代謝ではCOX-1とリンクして働いている。一方，膜結合型（membrane-associated PGES：mPGES）にはmPGES-1とmPGES-2と呼ばれる2つのアイソザイムが知られている。mPGES-2の機能はいまだ十分には明らかにされていないが，mPGES-1については後述するCOX-2と同様に，炎症性サイトカインなどの炎症刺激により発現が誘導され，COX-2とリンクして働いている。

Kojimaら[7]は，関節リウマチ（rheumatoid arthritis：RA）患者由来の滑膜細胞において，mPGES-1の発現がインターロイキン（interleukin：IL)-1β刺激により誘導されることを示した。図3はmPGES-1とCOX-2の発現の細胞内局在を二重染色でみたものだが，両者ともに核膜近傍に強く発現していた。時間経過をみると，mPGES-1の発現誘導はCOX-2の発現誘導に若干遅れるものの，これらは共調してPGE_2産生の維持に働いていることが分かる。なお，このmPGES-1の発現は，COX-2発現と同様にステロイドにより抑制された。さらに，PGE_2にはそれを産生するmPGES-1自身の発現を増強するというポジティブ・フィー

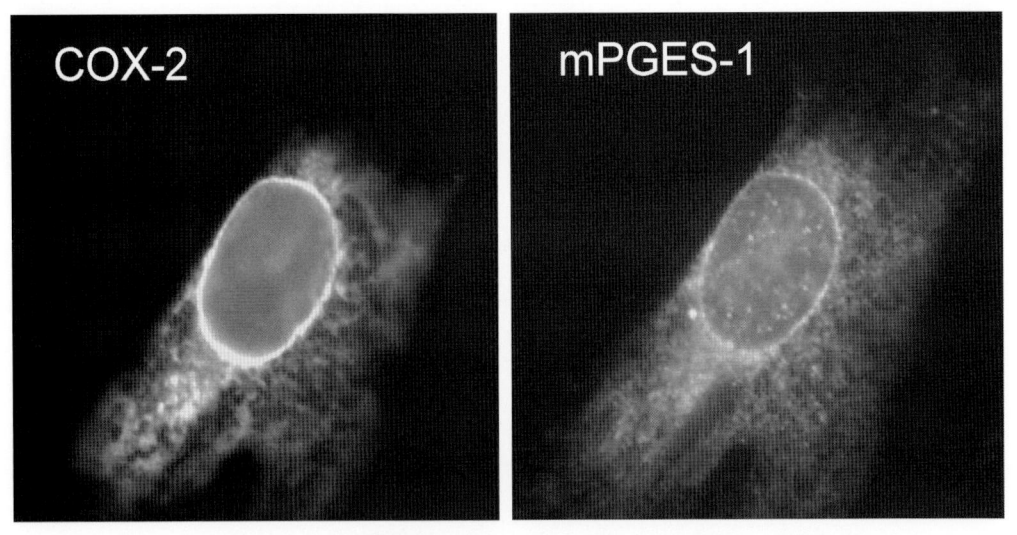

図 3　IL-1β によりヒト滑膜細胞に誘導された COX-2 と mPGES-1 の細胞内局在
（写真提供：小島史章博士）

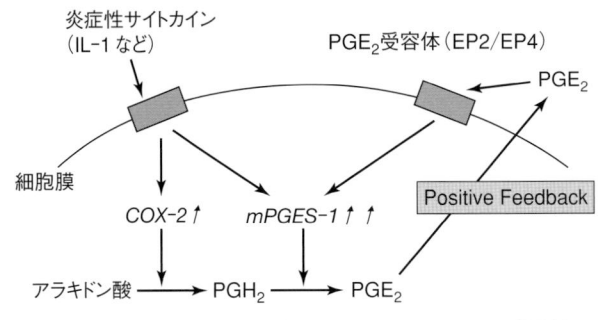

図 4　ヒト滑膜・軟骨細胞における mPGES-1 の役割り
(Kawai S, Kojima F, Kusunoki N. Recent advances in nonsteroidal anti-inflammatory drugs. Allergol Int 2005；54：209-15 より引用)

ドバック機構があり，NSAIDs は COX 阻害による PGE_2 産生抑制を介して，mPGES-1 の発現を抑制した（図4）[8]。すなわち，NSAIDs は COX-2 を阻害するばかりでなく，間接的な mPGES-1 の発現抑制により，さらに確実な PGE_2 産生抑制作用を発揮することになる。

2. COX 阻害以外の作用機序

NSAIDs の主な作用機序は COX 阻害であること述べてきたが，それのみでは説明できない現象も少なくない。そのため，COX 阻害以外の NSAIDs の作用機序が研究されている。peroxisome proliferator-activated receptor（PPAR）γ は，当初，脂肪細胞の分化を促進する転写因子として発見された。一方で，この転写因子の活性化は，サイトカインなどの炎症起因分子の発現を抑制する。Jiang ら[9]は，インドメタシンなどの NSAIDs は，ヒト単球に

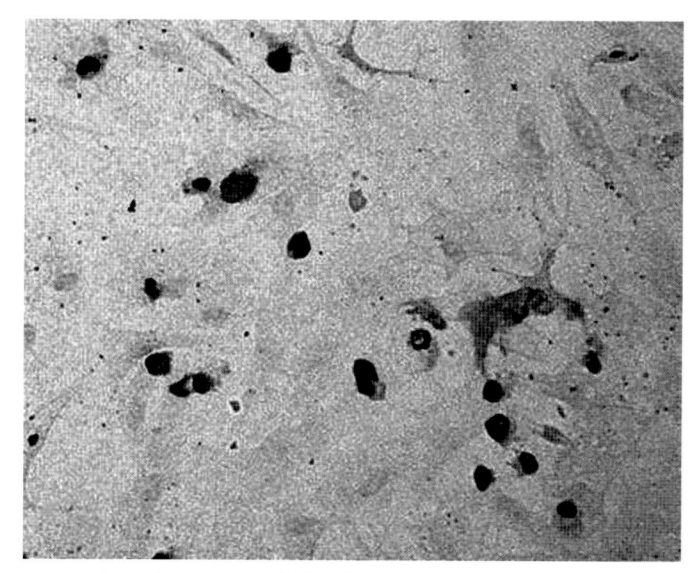

図5 セレコキシブによるRA滑膜細胞アポトーシス誘導作用（TUNEL染色）
(写真提供：楠　夏子博士)

おいてPPARγのアゴニストであることを示した。また，これらのNSAIDsが働くと，腫瘍壊死因子（tumor necrosis factor：TNF）αなどのサイトカイン産生が抑制された。Yamazakiら[10]は，インドメタシンやジクロフェナクなどのいくつかのNSAIDsにはRA患者滑膜細胞のアポトーシスを誘導する作用があることを見い出した。しかも，これらのNSAIDsでは，PPARγ活性化の強さとアポトーシスの強さに正相関が認められた。

Kusunokiら[11]は，種々の選択的COX-2阻害薬のRA患者滑膜細胞への影響を検討したところ，セレコキシブのみにアポトーシス誘導作用が認められることを発見した（図5）。しかし，前述の従来薬の結果と異なり，これにはPPARγ活性化作用がなかった。作用機序の詳細はいまだ不明だが，選択的COX-2阻害薬の一部はRA滑膜細胞に対してNSAIDsとしての作用に加えて，抗リウマチ薬としての作用を有している可能性を示すものである。われわれは，セレコキシブによるアポトーシス誘導作用は大腸癌細胞に対しても発揮されることを見い出した[12]。このCOX-2を介さないアポトーシス誘導作用が，家族性大腸腺腫症（家族性大腸ポリポーシス）に対するセレコキシブのポリープ数減少効果[13]の少なくとも一部を説明するものと考えている。なお，Kusunokiら[14]は，セレコキシブの側鎖を修飾することにより，セレコキシブの約10倍強力に，滑膜細胞に対してアポトーシスを誘導する新規のセレコキシブ誘導体，TT101を合成した。現在，その臨床応用に向けて検討中である。

B. NSAIDsの分類

1. COX-2選択性による分類

　COX-2理論の発見以後，新規のCOX-2阻害薬の開発が盛んだが，すでに市販されているNSAIDsにもエトドラクやメロキシカムのようなCOX-2選択性が強いNSAIDsがある．これらわが国でも市販されているCOX-2阻害薬でも，重症消化管障害の合併率が低いことが示唆されている[4]．一方，COX-2選択性を目標に開発されたセレコキシブとロフェコキシブなどのいわゆるコキシブ系NSAIDsが，米国などではすでに市販されていたが，ロフェコキシブは後述するように2004年に市場から撤退した．

　COX-2選択性の測定法は，報告により大きく異なっている．一般に臨床における有用性を考えれば，ヒトの細胞を用いた測定法が最適である．筆者らによるヒト滑膜細胞のCOX-2とヒト血小板のCOX-1を用いた測定系[15]や，ヒト単球のみを用いたCOX選択性の測定系[16]を含み，複数のヒト細胞系を用いた論文を基に作成したCOX選択性の比較表を表1に示した．COX-2阻害薬に関しては，基礎の開発段階からCOX-2を標的として設計したコキシブ系と呼ばれる薬物と，それ以前に開発された非コキシブ系NSAIDsがあり，これらを区別すべきという議論もある．しかし，本来は，COX-2を選択的に抑えるか否かという機能こそが重要であると考えるべきである．

2. 化学構造による分類

　従来は表2[17]に示した化学構造による分類が重視された．例えば，プロピオン酸系のNSAIDsは，作用は若干弱いが副作用も少なくバランスが良いなどとされていた．しかし，この記載をみても，単に用量が少ない結果であることも考えられる．別の例としては，オキ

表1　NSAIDsのCOX-2選択性による分類

	NSAIDs
COX-2選択性	<u>セレコキシブ</u>，エトドラク，メロキシカム
↕	
COX-1選択性	ジクロフェナクナトリウム，メフェナム酸，ザルトプロフェン，ロキソプロフェンナトリウム*，スリンダク*，ナブメトン*，ジフルニサル，ピロキシカム，イブプロフェン，ナプロキセン，フェノプロフェン，アスピリン，トルメチン，インドメタシン，フルルビプロフェン，オキサプロジン，ケトプロフェン，モフェゾラク

ヒトCOXを用いた複数の論文を参考に作成
＊：プロドラッグ
下線＝わが国では未承認

シカム系のNSAIDsは血中半減期が長いという特徴が示されてきたが，ロルノキシカムという半減期のきわめて短いオキシカムも登場した。元来，酸性NSAIDsの主な作用機序がCOX阻害であることを考慮すると，その構造のみからは作用や副作用に極端な相互の違いはみられないはずである。しかし，前述したようにNSAIDsの作用機序はCOX阻害のみではない。また，COX選択性や半減期のような薬理学的特性や個々の製剤の特性もあるわけで，それらによる総合的な結果として，NSAIDs相互の特徴が形成されてくるものと思われる。

3. 血中半減期による分類

薬物の種類による半減期の違いについては臨床的に十分考慮する必要がある。表3[17]に，血中半減期によるNSAIDsの分類を引用した。歴史的には，患者の服薬コンプライアンス向上のために，1日1回ないし2回の投与でも効果が持続することを期待した半減期の長い薬物が開発された。しかし，これらの薬物が肝または腎機能が障害された患者や，薬物代謝能が低下している高齢者などに投与されると，血中濃度が高くなり副作用を合併しやすい。臨床的な利点も評価できなくはないが，こうした半減期の長い薬物は，最近ではむしろ使用しにくい薬物と考えられるようになった。

4. drug delivery system (DDS) による分類

DDSとは，薬物を必要なところに効率よく配送するシステムである。表4[17]には，広義のDDSによるNSAIDsの分類を引用した。NSAIDsとしてもっとも特徴的なのはプロドラッグであり，それ自体は不活性だが体内で代謝されて初めて活性体となる薬物を呼ぶ（図

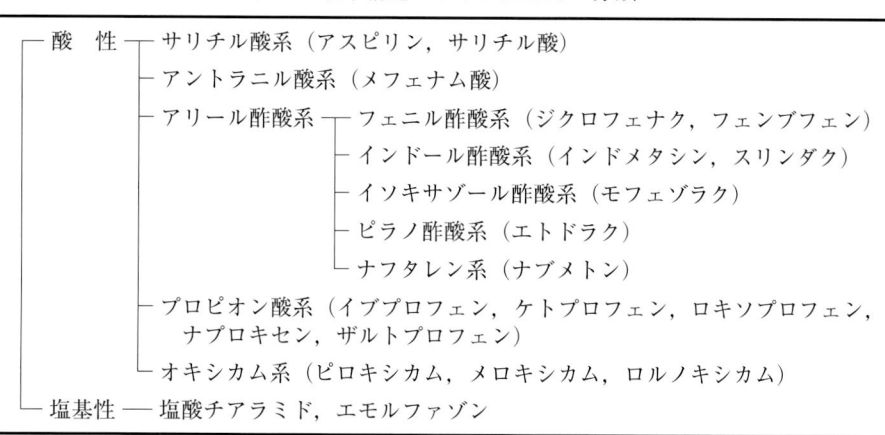

表2 化学構造によるNSAIDsの分類

```
┌ 酸 性 ┬ サリチル酸系（アスピリン，サリチル酸）
│       ├ アントラニル酸系（メフェナム酸）
│       ├ アリール酢酸系 ┬ フェニル酢酸系（ジクロフェナク，フェンブフェン）
│       │                ├ インドール酢酸系（インドメタシン，スリンダク）
│       │                ├ イソキサゾール酢酸系（モフェゾラク）
│       │                ├ ピラノ酢酸系（エトドラク）
│       │                └ ナフタレン系（ナブメトン）
│       ├ プロピオン酸系（イブプロフェン，ケトプロフェン，ロキソプロフェン，
│       │                 ナプロキセン，ザルトプロフェン）
│       └ オキシカム系（ピロキシカム，メロキシカム，ロルノキシカム）
└ 塩基性 ─ 塩酸チアラミド，エモルファゾン
```

（川合眞一．非ステロイド抗炎症薬，鎮痛・解熱薬，総合感冒薬．水島 裕編．今日の治療薬 解説と便覧2005．東京：南江堂；2005. p.86-94より引用）

表 3　血中半減期による NSAIDs の分類

半減期	一般名（商品名）	血中半減期（時間）	用法
長い	テノキシカム（チルコチル）	57	分1
	オキサプロジン（アルボ）	50	分1〜2
	ピロキシカム（フェルデン，パキソ）	48	分1
	メロキシカム（モービック）	28	分1
	ナブメトン（レリフェン）	21	分1
	スリンダク（クリノリル）	18	分2
	ナプロキセン（ナイキサン）	14	分2〜3
	エトドラク（ハイペン，オステラック）	7	分2
短い	インドメタシン（インダシン）	3	分3
	ロルノキシカム（ロルカム）	2.5	分3
	イブプロフェン（ブルフェン）	2	分3
	チアプロフェン酸（スルガム）	2	分3
	プラノプロフェン（ニフラン）	1.5	分3
	ロキソプロフェン（ロキソニン）	1.3	分3
	ジクロフェナク（ボルタレン）	1.3	分3
	アルミノプロフェン（ミナルフェン）	1	分3

（川合眞一．非ステロイド抗炎症薬，鎮痛・解熱薬，総合感冒薬．水島　裕編．今日の治療薬　解説と便覧 2005．東京：南江堂；2005．p. 86-94 より引用）

表 4　広義の DDS による NSAIDs の分類

DDS	例（商品名）	目的・特徴	問題点
徐放剤	インテパン SP ボルタレン SP	効果持続	効果やや弱い
坐剤	ボルタレン坐剤 フェルデン坐剤	胃障害減少	局所副作用 やや繁雑
注射剤	メナミン	速効性，作用強力	やや繁雑
プロドラッグ	クリノリル，ロキソニン，レリフェン，フルカム，インフリー	胃腸障害減少	
ターゲット療法	ロピオン	作用増強	適応症少ない
経皮吸収剤	ナパゲルン軟膏	副作用減少	効果弱い
貼付剤	モーラス	副作用減少	効果弱い
皮膚外用剤	アンダーム	局所効果，全身性副作用減少	効果弱い

（川合眞一．非ステロイド抗炎症薬，鎮痛・解熱薬，総合感冒薬．水島　裕編．今日の治療薬　解説と便覧 2005．東京：南江堂；2005．p. 86-94 より引用）

6)。前述したように，NSAIDs は胃粘膜局所では COX-1 を阻害するため，防御因子として PG 産生を抑制して胃障害を引き起こしやすい．したがって，腸溶剤，坐剤，注射剤およびプロドラッグは，胃障害の減少を目標に開発された．しかし，これらの工夫をしても，なお血中を介して胃粘膜に到達した NSAIDs による胃腸障害は完全には阻止できないので注意が

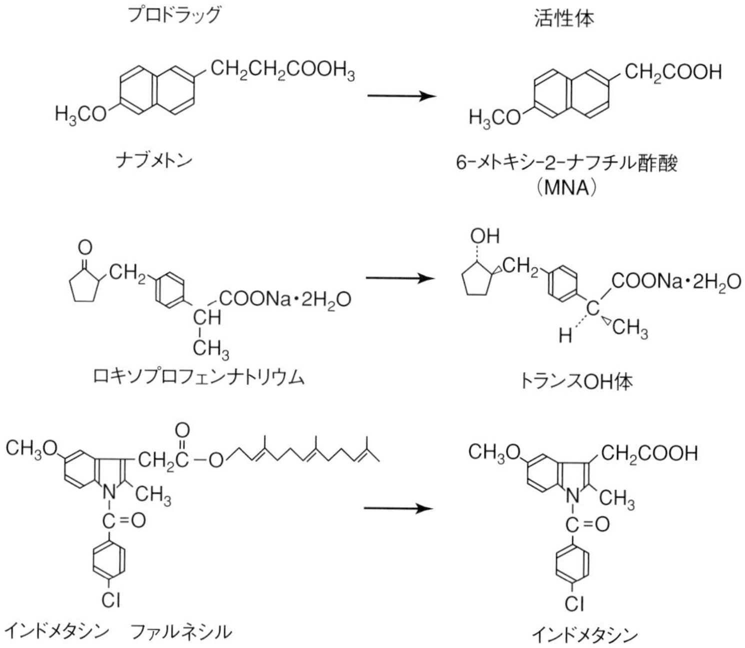

図6 NSAIDsの代表的プロドラッグの構造

必要である。

　強力な鎮痛作用を有する静脈注射用剤として，フルルビプロフェンアキセチルを脂肪粒子に封入したリポ化製剤（ロピオン®）が知られている．本剤は，微小脂肪粒子が炎症部位や腫瘍などに集積しやすいという性質を利用したターゲット製剤であり，術後痛にも用いられる．

臨 床 薬 理

A. 有 効 性

　米国でRAに対して行われた選択的COX-2阻害薬であるセレコキシブの臨床試験[18]の成績を示した（図7）．セレコキシブ群はいずれの用量でもプラセボ群に比べて勝り，ナプロキセン1000 mg/dayに比べても同等以上の効果が得られている．しかし，例えばメトトレキサートのような抗リウマチ薬にみられる有効性に比べると明らかに劣り，選択的COX-2阻害薬といえども，臨床的有効性に関しては従来のNSAIDsと大きく変わるものではないことを示している．このRAに対する有効性は，NSAIDsによる抗炎症作用とともに，鎮痛作用によると考えられる．変形性関節症では，鎮痛作用が臨床評価をより左右すると考えられ

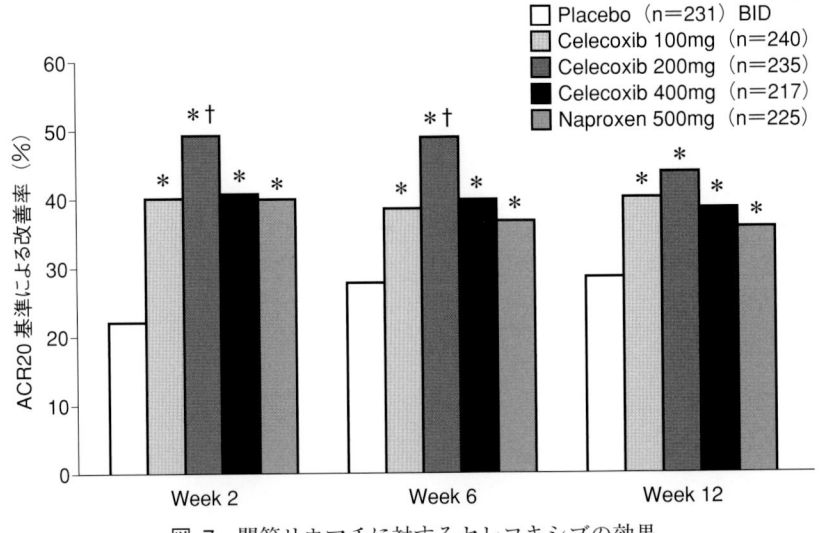

図7 関節リウマチに対するセレコキシブの効果

(Simon LS, Weaver AL, Graham DY, et al. Anti-inflammatory and upper gastrointestinal effects of celecoxib in rheumatoid arthritis : a randmized controlled trial. JAMA 1999 ; 282 : 1921-8 より引用)

るが，選択的COX-2阻害薬の臨床効果もおおむね従来薬と同等である．

　疼痛の病態にCOX-2がどの程度関与しているかについては，不明の点が少なくない．基礎実験では，一般に中枢性の痛みの感知にはCOX-2が関与するのに対し，末梢の痛みにはCOX-1の関与を示唆する報告もある．酢酸ライジング法によるラット疼痛モデルに対する効果を検討した報告[19]によると，インドメタシンとケトロラクには鎮痛作用が認められるが，セレコキシブには全く認められなかった．しかし，実際の臨床では，前述のRAや変形性関節症に加え，歯科領域の術後疼痛に対して選択性COX-2阻害薬を投与しても，従来薬のNSAIDsと同等あるいはそれ以上の鎮痛効果があるとされている（図8）[20]．結局，選択的COX-2阻害薬の有効性は，鎮痛作用においても従来薬とあまり変わることはないとするのが妥当であろう．

B. 副作用

1. 消化管障害

　表5に，NSAIDsによる一般的な副作用を挙げた．これらのなかで，頻度においても重症度においても，ともにもっとも重要な副作用は消化管障害である．なお，NSAIDsによる消化管障害には，すでにさまざまな危険因子の存在が知られている（表6）[21]．それらに注意

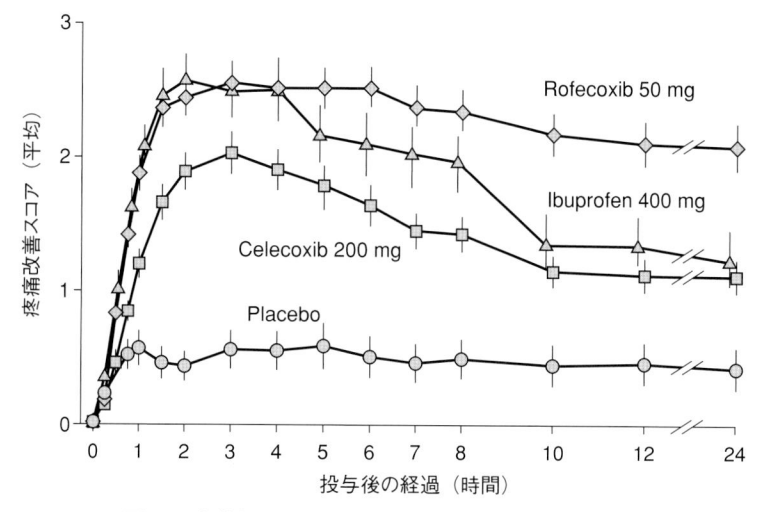

図 8 歯科領域の術後疼痛に対する NSAIDs の効果
(Malmstrom K, Daniels S, Kotey P, et al. Comparison of rofecoxib and celecoxib, two cyclooxygenase-2 inhibitors, in postoperative dental pain : a randomized, placebo-and active-comparator-controlled clinical trial. Clin Ther 1999 ; 21 : 1653-63 より引用)

表 5 NSAIDs の主な副作用

1. 過敏症, ショック, 虚脱, 過度の体温下降, 四肢冷却
2. 浮腫, 尿量減少, 高血圧, 腎障害, 心不全
3. 出血傾向, 骨髄障害 (再生不良性貧血, 血小板減少症, 白血球減少症)
4. 消化性潰瘍・穿孔, 胃腸出血, 直腸・肛門出血 (坐剤), 悪心, 嘔吐, 下痢
5. 肝機能障害, 膵炎
6. 眠気, めまい, 耳鳴り, 中毒症状 (大量), 無菌性髄膜炎
7. アスピリン喘息 (アスピリンにかぎらず)
8. 心筋梗塞・狭心症・心不全, 脳血管障害 (アスピリンを除く)

することが, もっとも効果的な消化管障害対策であることはいうまでもない。加えて, 短期的な有用性を内視鏡で観察した臨床試験では, 選択的 COX-2 阻害薬は, 従来薬の NSAIDs と比べると胃粘膜障害が少ないことが報告[4)18)]されている。

ほぼ同時期に報告されたセレコキシブとロフェコキシブの臨床試験はおのおの CLASS[22)] と VIGOR[23)] と呼ばれ, ともに 8,000 症例以上の症例を対象とした大規模無作為化比較試験である (表7)。CLASS 試験では, セレコキシブ群は対照のイブプロフェンまたはジクロフェナク群に比べて, 消化管の明らかな潰瘍, 穿孔, 出血といった重症消化管障害を約半分に減らしたが, 有意差はなかった。一方, VIGOR 試験では, ロフェコキシブ群はナプロキセン群に比べて, CLASS 試験と同様の定義の重症消化管障害合併率を半分以下まで有意に減少させていた。なお, CLASS 試験では, 患者の 20％に心筋梗塞予防のために低用量アスピリンが併用されており, アスピリン併用症例のみを抽出すると両群間に有意差がなく, 非

表6 NSAIDs潰瘍の危険因子

1. 確定した危険因子
    1) 消化性潰瘍（特に出血性）の既往
    2) 高齢者
    3) 抗凝固薬の併用
    4) ステロイドの併用
    5) 高用量または複数のNSAID併用
2. 可能性のある危険因子
    1) 心疾患の既往
    2) 衰弱・消耗状態
    3) 関節リウマチ
    4) 喫煙
    5) ヘリコバクターピロリ感染
    6) H_2阻害薬（低用量）または制酸薬の併用

(Bjorkman DJ. Current status of nonsteroidal anti-inflammatory drug (NSAID) use in the United States : risk factors and frequency of complications. Am J Med 1999 ; 107 (6A) : 3S-10S より引用)

表7 選択的COX-2阻害薬の大規模臨床試験結果

臨床試験	CLASS (Silverstein)[22]	VIGOR (Bonbardier)[23]
対象疾患	OA・RA (n=8,059)	RA (n=8,076)
対象薬	セレコキシブ (800 mg/day)	ロフェコキシブ (50 mg/day)
対照薬	イブプロフェン (2400 mg/day) ジクロフェナク (150 mg/day)	ナプロキセン (1000 mg/day)
重症消化管障害低減率	50 % (P=0.09)	60 % (P=0.005)
・アスピリン (20 %)	同等	—
・アスピリンなし (80 %)	60 %	—
心血管系合併症	同等	心筋梗塞増加 (0.4 % vs 0.1 %)

併用症例ではVIGOR試験と同等の重症消化管障害合併率の低下が認められた。これらの結果から，選択的COX-2阻害薬は，短期的な内視鏡的消化管障害のみならず，重症消化管障害を予防する効果が従来薬よりも優れていることが示されたと結論づけられる。

2. 腎障害，高血圧

RA患者の臨床試験では，セレコキシブ群はナプロキセン群と同様の頻度で浮腫が観察されている[18]。プラセボ群では1症例も浮腫を認めなかったことからすると，選択的COX-2阻害薬も，従来薬と同様に腎血流障害やナトリウムの体内蓄積作用があるものと考えられる。腎の一部の細胞では，COX-2を構成的に発現しており[24]，そのことが腎障害の原因で

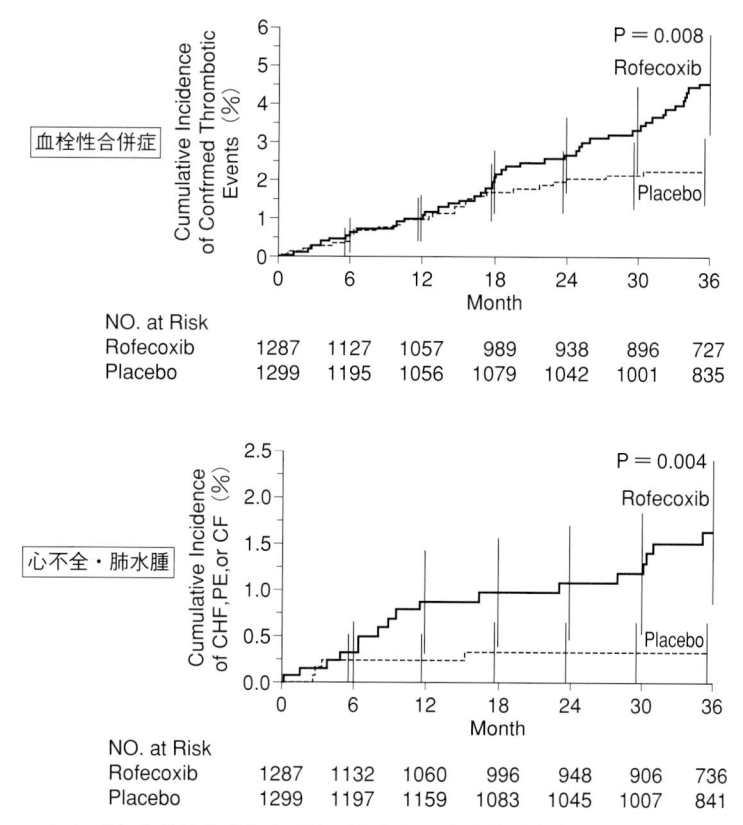

図 9 ロフェコキシブと血栓性疾患および心不全などの心血管系合併症との関連（APPROVe 試験）
（Bresalier RS, Sandler RS, Quan H, et al. Adenomatous Polyp Prevention on Vioxx（APPROVe）Trial Investigators. Cardiovascular events associated with rofecoxib in a colorectal adenoma chemoprevention trial. N Engl J Med 2005；352：1092-102 より引用）

ある可能性がある。臨床では，高齢者の変形性関節症患者に対してセレコキシブまたはロフェコキシブを投与し，血圧と浮腫などの腎症状を比較した論文[25]が報告された。それによると，6週後の収縮期血圧は，セレコキシブが平均0.4 mmHg低下したのに対し，ロフェコキシブは平均2.9 mmHg有意に上昇していた。この結果は，選択的COX-2阻害薬同士でも血圧への影響は異なることを示してはいるが，この違いを説明する機序は明らかにされていない。

3. 心筋梗塞，血栓症

2004年9月30日，米国メルク社は選択的COX-2阻害薬として1999年から米国など世界各国で発売されていたロフェコキシブを撤退させると発表した。実は，ロフェコキシブの重症消化管障害が少ないことを証明した前述のVIGOR試験[23]の追加解析[26]で，心筋梗塞合併率が従来薬のナプロキセンに比べて有意に高いという結果がもたらされていた。NSAIDs

には，アスピリンに代表されるように，一般にCOX-1を阻害することで血小板凝集能を低下させる。そのためロフェコキシブを発売していた米国メルク社は，当初ナプロキセンによる心筋梗塞予防効果のため，ロフェコキシブ投与群に心筋梗塞が見かけ上多いと主張していた。ところが2004年になって，大腸ポリープの再発予防に対して行われていた長期臨床試験[27]で，ロフェコキシブ群がプラセボ群に比べて有意に心筋梗塞や脳梗塞などの血栓性疾患，および心不全が多いことが判明したのである（図7）。

動脈硬化病変部位では，COX-1とCOX-2が発現していることが知られている[28]。すなわち，選択的COX-2阻害薬は，血小板のCOX-1を抑えずに血管内皮のCOX-2を抑えることから，理論的に血栓形成を進めることは予測される。その後，セレコキシブでも大腸ポリープ再発予防効果をみる臨床試験の途中解析[29]が行われ，ここでもプラセボに比べて有意に心血管系の副作用が多いことが判明し，その副作用は選択的COX-2阻害薬に特徴的であるように思われた。しかしながら，COX-2選択性にかかわらずNSAIDsには心筋梗塞などの血管系の副作用は多いとする観察研究[30]もあり，米国食品医薬品局はすべてのNSAIDsに心血管系の副作用が増すという危険性を警告するように指示した。現在，この副作用が薬物の種類やCOX選択性によって異なるか否かが議論されているが，当面いずれのNSAIDsも，必要最少量かつ可能なかぎり短期の使用を意識して処方すべきと考えられる。

なお，前述したセレコキシブの大腸ポリープ再発予防の臨床試験に関しては，本来のエンドポイントであるポリープ再発予防効果が認められた[31]。この効果が心血管系を含む副作用の危険性を上回るものか否かについての結論は，今後の議論に待ちたい。

[おわりに]

NSAIDsは，抗炎症薬および鎮痛薬として長い歴史を持つ薬物群であるため，基礎薬理学および臨床薬理学の分野で多くの研究が行われてきた。近年登場した選択的COX-2阻害薬についても，心筋梗塞のように新たに注目される副作用も明らかとなった。NSAIDsは便利な薬物ではあるが，対症療法薬であることを常に意識した使用を心掛けるべきであろう。

参考文献

1) Vane JR. Inhibition of prostaglandin synthesis as a mechanism of action for aspirin-like drugs. Nat New Biol 1971；231：232-5.

2) Kawai S, Kojima F, Kusunoki N. Recent advances in nonsteroidal anti-inflammatory drugs. Allergol Int 2005；54：209-15.

3) Kudo I, Murakami M. Diverse functional coupling of prostanoid biosynthetic enzymes in various cell types. Adv Exp Med Biol 1999；469：29-35.

4) Kawai S. Cyclooxygenase selectivity and the risk of gastrointestinal complications of various nonsteroidal anti-inflammatory drugs : a clinical consideration. Inflamm Res 1998 ; 47 suppl 2 : S102–S6.

5) Hawkey CJ. COX-2 inhibitors. Lancet 1999 ; 353 : 307–14.

6) Kojima F, Kato S, Kawai S. Prostaglandin E synthase in the pathophysiology of arthritis. Fundam Clin Pharmacol 2005 ; 19 : 255–61.

7) Kojima F, Naraba H, Sasaki Y, et al. Coexpression of microsomal prostaglandin E synthase with cyclooxygenase-2 in human rheumatoid synovial cells. J Rheumatol 2002 ; 29 : 1836–42.

8) Kojima F, Naraba H, Sasaki Y, et al. Prostaglandin E_2 is an enhancer for interleukin-1 β-induced expression of membrane-associated prostaglandin E synthase in rheumatoid synovial fibroblasts. Arthritis Rheum 2003 ; 48 : 2819–28.

9) Jiang C, Ting AT, Seed B. PPAR-γ agonists inhibit production of monocyte inflammatory cytokines. Nature 1998 ; 391 : 82–6.

10) Yamazaki R, Kusunoki N, Matsuzaki T, et al. Nonsteroidal anti-inflammatory drugs induce apoptosis in association with activation of peroxisome proliferator-activated receptor γ in rheumatoid synovial cells. J Pharmacol Exp Ther 2002 ; 302 : 18–25.

11) Kusunoki N, Yamazaki R, Kawai S. Induction of apoptosis in rheumatoid synovial fibroblasts by celecoxib, but not by other selective cyclooxygenase-2 inhibitors. Arthritis Rheum 2002 ; 46 : 3159–67.

12) Yamazaki R, Kusunoki N, Matsuzaki T, et al. Selective cyclooxygenase-2 inhibitors show a differential ability to inhibit proliferation and induce apoptosis of colon adenocarcinoma cells. FEBS Lett 2002 ; 531 : 278–84.

13) Steinbach G, Lynch PM, Phillips RK, et al. The effect of celecoxib, a cyclooxygenase-2 inhibitor, in familial adenomatous polyposis. N Engl J Med 2000 ; 342 : 1946–52.

14) Kusunoki N, Ito T, Sakurai N, et al. A novel celecoxib derivative potently induces apoptosis of human synovial fibroblasts. J Pharmacol Exp Ther 2005 ; 314 : 796–803.

15) Kawai S, Nishida S, Kato M, et al. Comparison of cyclooxygenase-1 and -2 inhibitory activities of various nonsteroidal anti-inflammatory drugs using human platelets and synovial cells. Eur J Pharmacol 1998 ; 347 : 87–94.

16) Kato M, Nishida S, Kitasato H, et al. Cyclooxygenase-1 and cyclooxygenase-2 selectivity of nonsteroidal anti-inflammatory drugs : Investigation using human peripheral monocytes. J Pharm Pharmacol 2003 ; 53 : 1679–85.

17) 川合眞一. 非ステロイド抗炎症薬, 鎮痛・解熱薬, 総合感冒薬. 水島　裕編. 今日の治療薬　解説と便覧 2005. 東京：南江堂；2005. p. 86–94.

18) Simon LS, Weaver AL, Graham DY, et al. Anti-inflammatory and upper gastrointestinal effects of celecoxib in rheumatoid arthritis : a randmized controlled trial. JAMA 1999 ; 282 : 1921–8.

19) Jett MF, Ramesha CS, Brown CD, et al. Characterization of the analgesic and anti-inflammatory activities of ketorolac and its enantiomers in the rat. J Pharmacol Exp Ther 1999 ; 288 : 1288-97.

20) Malmstrom K, Daniels S, Kotey P, et al. Comparison of rofecoxib and celecoxib, two cyclooxygenase-2 inhibitors, in postoperative dental pain : a randomized, placebo-and active-comparator-controlled clinical trial. Clin Ther 1999 ; 21 : 1653-63.

21) Bjorkman DJ. Current status of nonsteroidal anti-inflammatory drug (NSAID) use in the United States : risk factors and frequency of complications. Am J Med 1999 ; 107 (6A) : 3S-10S.

22) Silverstein FE, Faich G, Goldstein JL, et al. Gastrointestinal toxicity with celecoxib vs nonsteroidal anti-inflammatory drugs for osteoarthritis and rheumatoid arthritis : the CLASS study : A randomized controlled trial. Celecoxib long-term arthritis safety study. JAMA 2000 ; 284 : 1247-55.

23) Bombardier C, Laine L, Reicin A, et al. VIGOR Study Group. Comparison of upper gastrointestinal toxicity of rofecoxib and naproxen in patients with rheumatoid arthritis. N Engl J Med 2000 ; 343 : 1520-28.

24) Harris RC, McKanna JA, Akai Y, et al. Cyclooxygenase-2 is associated with the macula densa of rat kidney and increases with salt restriction. J Clin Invest 1994 ; 94 : 2504-10.

25) Whelton A, White WB, Bello AE, et al. SUCCESS-VII Investigators. Effects of celecoxib and rofecoxib on blood pressure and edema in patients＞or＝65 years of age with systemic hypertension and osteoarthritis. Am J Cardiol 2002 ; 90 : 959-63.

26) Mukherjee D, Nissen SE, and Topol EJ. Risk of cardiovascular events associated with selective COX-2 inhibitors. JAMA 2001 ; 286 : 954-9

27) Bresalier RS, Sandler RS, Quan H, et al. Adenomatous Polyp Prevention on Vioxx (APPROVe) Trial Investigators. Cardiovascular events associated with rofecoxib in a colorectal adenoma chemoprevention trial. N Engl J Med 2005 ; 352 : 1092-102.

28) Belton O, Byrne D, et al. Cyclooxygenase-1 and -2-dependent prostacyclin formation in patients with atherosclerosis. Circulation 2000 ; 102 : 840-5.

29) Solomon SD, McMurray JJ, Pfeffer MA, et al. Adenoma Prevention with Celecoxib (APC) Study Investigators. Cardiovascular risk associated with celecoxib in a clinical trial for colorectal adenoma prevention. N Engl J Med 2005 ; 352 : 1071-80.

30) Hippisley-Cox J, Coupland C. Risk of myocardial infarction in patients taking cyclooxygenase-2 inhibitors or conventional non-steroidal anti-inflammatory drugs : population based nested case-control analysis. BMJ 2005 ; 330 : 1366.

31) Bertagnolli MM, Eagle CJ, Zauber AG, et al. Celecoxib for the prevention of sporadic colorectal adenomas. N Engl J Med 2006 ; 355 : 873-84.

〔川合　眞一〕

IX

術後の疼痛ストレスと脳

〔はじめに〕

　手術では組織や臓器の損傷は不可避であり，それに炎症が伴うことも多く，痛みは程度の差はあっても避けることはできない。皮膚や臓器の切断により，末梢神経末端の損傷も起こるであろう。多くは，抗炎症薬や鎮痛薬により痛みは軽減し，創傷の治癒に伴い，痛みは消失するが，なかには傷が治っても痛みが続き，慢性痛に移行する場合があり，術後痛の管理は重要である。疼痛は痛覚伝達系を介して脳に伝わり，脳の興奮は下行性疼痛調節系を介してさらに痛みを増強したり，痛覚過敏を起こしたりしている可能性があることも考慮に入れるべきである。さらに，手術による組織の損傷・炎症が，身体的なストレスとして脳に働くことによりストレス応答が起こる。すなわち，内分泌系・免疫系・自律神経系が影響を受ける。手術に対する不安なども，精神的ストレスとして脳に作用するであろう。このように，術後の疼痛やストレスが生体に与えている様々な影響について，最近のデータをもとに基礎医学の立場から概説する。

術後のストレスと脳

A. ストレスを感知するメカニズム

　生理的な痛みは，有害な刺激から身体を守る生体警告系として重要な意味があり，病的な痛みには，病変の存在を知らせるという意義があるが，それが長引くと苦痛でありストレスとなる。では，疼痛とはどのようなストレスかというと，実際はよく分かっていないというのが実情である。病的な痛みには，炎症による痛み（炎症性疼痛）と，神経の損傷による痛み（神経因性疼痛）がある。アジュバント（complete Freund's adjuvant：CFA）により関節炎を起こした動物は，炎症による痛みのモデルとしてよく用いられる。このような動物では，睡眠障害，脳波異常，体重減少が見られ，血中の副腎皮質刺激ホルモン（adreno-corticotropic hormone：ACTH）やコルチコステロンの基礎レベルの増加と日内変動の平板化が認められるという[1]。それに対して，神経因性疼痛のモデルではそのような明瞭な変化が見られない[1]。われわれは，神経因性疼痛モデルラットにおいて著明な痛覚過敏が存在するにもかかわらず，血中のコルチコステロン値の上昇や体重減少は認めなかった[2]。痛みがストレスとして作用するとすれば，どのようなストレスであろうか？

　ストレスを感知するのは脳であるが，脳のどこがそれに関与するかということは，c-fosなどの遺伝子発現をマーカーとして検討されている[3,4]。これまでの研究から，ストレスの種類により，脳が賦活される経路が違うということが分かっている[3]。精神的ストレスの場

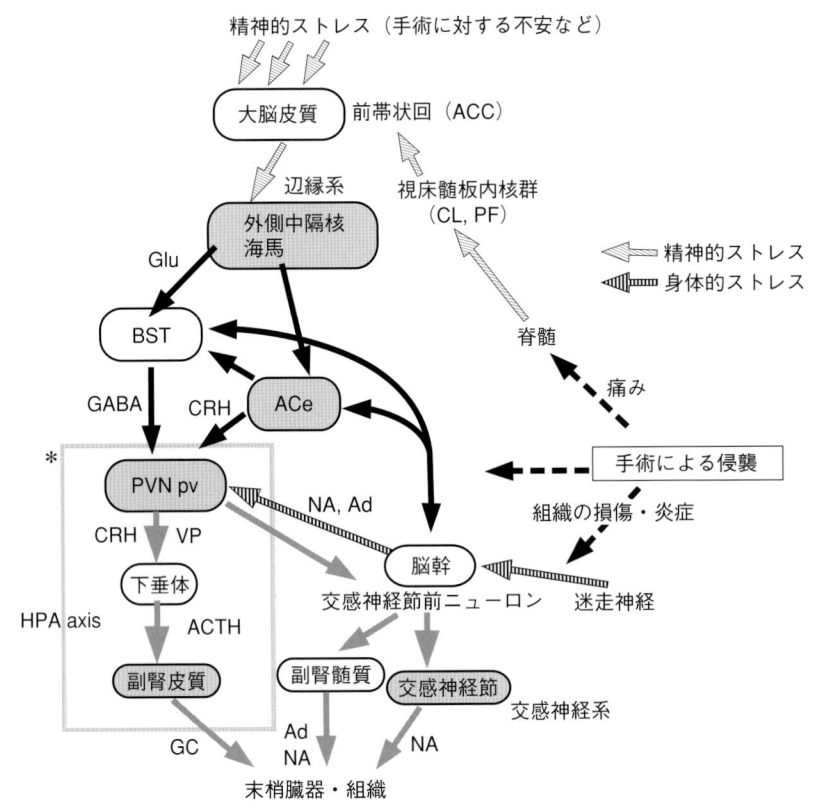

図1 ストレスによる脳賦活のメカニズム

　手術に対する不安などは情動ストレスとして大脳皮質・辺縁系に働き，それが分界条床核（BST），扁桃体中心核（ACe）を経て視床下部室傍核小細胞性部（PVNpv）およびHPA axis（＊）を賦活させる。BSTやACeは脳幹の自律神経核とのつながりが強く，交感神経系を興奮させる。手術による侵襲は，痛みとして痛覚伝達系を介して前帯状回に伝わり情動ストレスとして作用するとともに，組織の損傷・炎症は身体的ストレスとして脳幹からPVNpvに伝わる。組織の損傷・炎症により産生されたサイトカインは，①血行性にMEやOVLTより脳に到達し，あるいは②迷走神経を介してPVNおよびHPA axisを賦活する。

合は，大脳皮質や辺縁系がまず興奮し，それが扁桃体中心核（central amygdaloid nucleus：ACe）や分界条床核（bed nucleus of stria terminalis：BST）に伝わり，視床下部室傍核（paraventricular nucleus：PVN）およびHPA axisを賦活させる。ACeやBSTはまた，脳幹の自律神経核とのつながりが深く，ストレスによる自律神経症状の発現にも関与している（図1）。

　また，末梢での炎症や浸透圧の変化，手術による侵襲などの身体的ストレスの場合，その変化はまず血行性に脳弓下器官や最後野などから脳に伝えられる。もうひとつの経路は，迷走神経を介して延髄の孤束核に伝えられ，その近傍のノルアドレナリン（NA）やアドレナリン（Ad）を含むニューロンから上行性の投射が起こり，これがPVNを興奮させるという

ものである。すなわち，生命にとって脅威となり，緊急の対応が必要となる身体的ストレスの場合は，上位脳でのプロセッシングを経ることなく直接末梢の情報が脳幹を経てPVNに伝わるという仕組みになっている。術後疼痛の場合は，精神的ストレスと身体的ストレスの両方の側面を持っているといえる[3)4)]（図1）。

B. ストレス応答のメカニズム

　ストレス応答の実行部隊（efferent pathway）は，HPA axisと交感神経系が担っている。それぞれのシステムにおける重要な伝達物質は，副腎皮質刺激ホルモン放出ホルモン（corticotropin-releasing hormone：CRH）とカテコラミンである。CRHはPVNの小細胞性部のニューロンで産生され，正中隆起で放出される。ストレス刺激によりPVNのCRH mRNAが増加し，その産生が高まる。ストレスはまた交感神経系を活性化するが，ストレス刺激によりPVNのニューロンやカテコラミン産生ニューロンにおいてc-fos発現が見られる[3)4)]。CRH遺伝子の転写活性化と，カテコラミンの産生酵素であるチロシン水酸化酵素（tyrosine hydroxylase：TH），ドパミンβ-ヒドロキシラーゼ（dopamine β-hydroxylase：DBH）などの転写活性化にはAP-1とCREBが重要な役割を担っている[5)]。

　これらの2つのシステムの指令塔であるPVNは，細胞の種類とその投射先から次の3つの領域に分けられる（図2-A）[6)]。①バゾプレシン（vasopressin：VP），オキシトシン（oxytocin：OXY）を含み下垂体後葉に投射する大細胞性部，②CRH，TRHなどを含み正中隆起に投射して下垂体前葉の細胞を支配する内側の小細胞性部（HPA axisの活性化に関与），③脳幹・脊髄の自律神経核に投射する背側および腹側の小細胞性部，である。③の細胞群については，PHA-Lを用いてPVNからの下行性の投射が検討されているが，胸髄の中間質外側核（IML）への直接投射に加え，A5細胞群やrostral ventrolateral medulla（RVM）など自律神経系のpremotor nucleiに投射する。これらの核群はまた迷走神経や交感神経の節前ニューロンに投射する。PVN–IML系にはOXY，VPなどのペプチドが含まれるが，IMLのニューロン活動に対してOXY，VPは抑制性の影響を与えることが示されている。PVNにグルタメートを注入すると，交感神経系を抑制することにより，血圧が低下する。

　PVNへの入力系の主なものは次の4つである（図2-B）[7)]。

　①脳幹からの上行性投射：これらは孤束核，延髄腹外側部（A1，C1），脚傍核から起こり，PVNでは特にpmdに多く終末する。迷走神経，舌咽神経を経由した内臓知覚を伝え，NA，Ad，NPY，ガラニンなどを含む。

　②脳弓下器官（subfornical organ：SFO）由来の線維：PVNのすべての領域に投射し，水分バランスの調節に関与する。

　③BSTからの線維：PVNのすべての領域に終末するが，特に自律神経領域（1p）への投

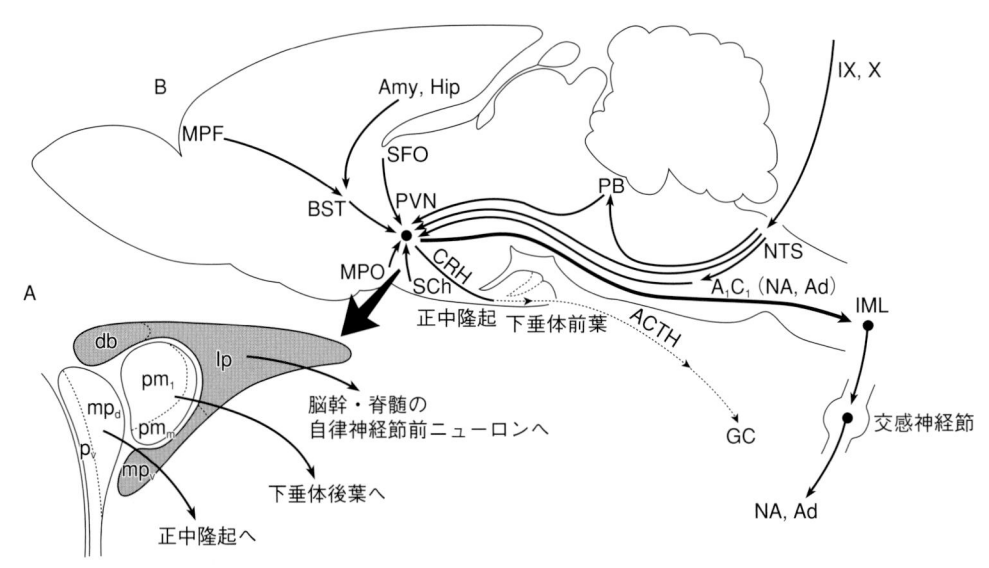

図2 HPA axis および交感神経系を賦活する中枢回路

A：視床下部室傍核（PVN）の細胞学的・機能的サブグループを示す。dp：dorsal parvocellular part, lp：lateral parvocellular part, mp：medial parvocellular part, pm：posterior magnocellular part, pv：periventricular part

(Sawchenko PE, Swanson LW. The organization of forebrain afferents to the paraventricular and supraoptic nuclei of the rat. J Comp Neurol 1983；218：121-44 より改変引用)

B：PVN の小細胞性部への入力系を示す。Amy：扁桃体，BST：分界条床核，IML：中間質外側核，MPF：内側前頭前皮質，MPO：内側視索前核，NTS：孤束核，PB：脚傍核，PVN：視床下部室傍核，SCh：視交叉上核，SFO：脳弓下器官

(Swanson LW. Biochemical switching in hypothalamic circuits mediating responses to stress. Prog Brain Res 1991；87：181-200 より改変引用)

射が多い。BST は，腹側海馬，扁桃体，内側前頭前皮質（MPF）から多くの投射線維を受け，PVN に対してこれらの領域からの入力を集中させる"じょうご"の役割を果たしているといえる。

④視床下部の他の核からの入力：自律神経領域に対しては，背内側核からの入力が多い。

C. 手術侵襲のストレスと免疫系

手術による末梢組織，臓器への侵襲は炎症反応を引き起こす。インターロイキン（interleukin：IL）-6，腫瘍壊死因子（tumor necrosis factor：TNF）-α，IL-1β などの proinflammatory cytokines が産生され，炎症カスケードが活性化されることにより，細菌感染を防ぎ創傷治癒が促進される。しかし，この炎症反応が行きすぎると，組織がさらに損傷され敗血症性ショックなどを引き起こす。そのような危険を回避するため，proinflammatory cytokines は，以下のような抗炎症のメカニズムを作動させる[8]。①サイトカインの産生や働きを

抑制する IL-10，可溶性の TNFR，IL-1R antagonist（IL-1ra）などの産生を促進する。②脳に働き，また脳でも産生されて，HPA axis を活性化させる。IL-1β は HPA axis の強力な賦活体である。その結果，末梢で増加した糖質コルチコイド（glucocorticoid：GC）は，炎症性サイトカインの産生を抑制し，IL-10 の産生を増加させて，過剰な免疫応答を抑制する。③交感神経活動を亢進させ，末梢で分泌されたカテコラミンは単球からの IL-10 の遊離を増やし，TNF-α の遊離を抑制する。

炎症や感染により末梢で産生されたサイトカインが脳に作用して，HPA axis の活性化のほか，発熱，食欲不振，傾眠などの症状を引き起こすが，血液脳関門を通過しないといわれるサイトカインが，HPA axis を活性化するメカニズムとして次のような仮説が提唱されている。ひとつは，末梢で産生され血中に入ったサイトカインが，血液脳関門を欠く organum vasculosum of lamina terminalis（OVLT）から脳に到達し，星状膠細胞（astrocyte）に働いてプロスタグランジン（prostaglandins：PGE_2 など）を産生させ，それが視索前野に働いて発熱を起こすとともに，視索前野からの投射が PVN を興奮させるというものである。OVLT の non-neuronal cell には IL-1R1 mRNA が発現している。もうひとつの可能性は，末梢で産生されたサイトカインが迷走神経や舌咽神経の終末を興奮させ，それが脳幹から PVN へのカテコラミン作動性の投射を活性化するというものである[9]（図1）。さらに，前述のように proinflammatory cytokines は脳においても産生され，HPA axis の活性化に働く[10]。

免疫応答は，非特異的なものと特異的なものの2つに分けられる。単球，マクロファージ，多核球，ナチュラルキラー（natural killer：NK）細胞のような貪食細胞は，病原体などを認識して細胞内に取り込む。また炎症性サイトカインを産生して局所の炎症を増幅するとともに，抗原提示細胞として特異的免疫応答を賦活する。特異的免疫応答に関与しているのは，リンパ球のT細胞，B細胞である。B細胞は病原体に対し特異的な抗体を産生し，ヘルパーT細胞（T helper cell：Th）は，B細胞の分裂，分化，抗体産生を促進する。Th は，産生するサイトカインの種類により2種類に分けられる。Th1 細胞は，IL-2 やインターフェロン（interferon：IFN）-γ を産生して遅延型過敏反応に関与し，Th2 は IL-4 や IL-10 などを産生して抗体産生の促進や好酸球増多に働く。

GC は，免疫細胞に抑制的に作用するが，Th1 が特に GC に感受性である。GC は，Th1 細胞における TNF-α，IFN-γ，IL-2 の産生を抑制し，抗原提示細胞からの IL-12 の産生，分泌を抑制して，Th2 へシフトさせる。また，T 細胞，NK 細胞の IL-12 受容体の発現を減少させ，これらの細胞の IL-12 に対する感受性を抑えることにより，Th1 からの IFN-γ の産生を抑える。GC はまた，直接 Th2 細胞に働いて IL-10 の産生を増加させるとともに，Th1 細胞からの IL-12，IFN-γ の産生低下による脱抑制により Th2 を活性化させる。このように GC は，全般的に免疫反応を抑制するように働く。

一方,IL-1β をラットの脳に注入すると,膵交感神経活動が増加し,NK 細胞活性が低下する。この作用は,抗 CRH 抗体によりブロックされることから,脳での CRH 放出が関与していると思われる。ストレス時には,この CRH －交感神経系を介して,細胞性免疫,特に NK 細胞活性が低下する。カテコラミンは,好中球の貪食能を抑え,その一方で,β_2 アドレナリン受容体（adrenergic receptor：AdR）を介して B 細胞からプラズマ細胞への分化を促進し,抗体産生を増加させる。また,単球による TNF-α の産生を抑制し,IL-10 の遊離を促進する。脳による免疫制御の主要な標的は単球である。単球は,糖質コルチコイド受容体（GC receptor：GR）および β_2AdR を発現しており,GC およびカテコラミンの両方の作用を受ける。GR は各種転写因子に結合することにより,proinflammatory cytokines の産生を抑え,また MHC class II 分子の発現を抑えて抗原提示細胞としての単球の機能を抑制する。カテコラミンは,β_2AdR に結合することにより cAMP–PKA 系を活性化し,TNF-α の分泌を抑え,IL-10 の産生を増加させる。このようにストレスホルモンである GC とカテコラミンは,ともに細胞性免疫を抑制し,Th2 へのシフトを起こす（図 3）[10)11)]。以上のように,手術に伴うストレスは,免疫系にも大きな影響を与えている。

術後痛の受容のメカニズム

A. 痛覚系の形成とサイトカイン

近年の分子生物学的研究の急速な発展により,各種受容体がクローニングされ,痛みの基礎研究が大きく進展した。なかでもカプサイシン受容体 TRPV1 をはじめとする末梢での痛覚受容器の研究の進展には目覚ましいものがある。例えば,熱刺激に対する受容器でいえば C 線維の多くは TRPV1 を発現し,42℃ 以上の熱刺激に反応する[12)]。また,Aδ 線維の一部が TRPV2 を発現し,さらに高温の 52℃ 以上の熱刺激に反応する。さらに,冷刺激に反応する受容体として TRPM8（5–25℃）と TRPA1（5℃ 以下）もクローニングされた。TRPV2 は Aδ 線維を有する中－大型ニューロンに発現しているが,そのほかの受容体はすべて小型ニューロンに発現している。

また,サイトカインやその受容体の研究が進み,nerve growth factor（NGF）family, glial cell line-derived neurotrophic factor（GDNF）family, IL-6 family などのサイトカインが後根神経節（DRG）細胞のサブグループの形成や生存維持,phenotype の発現に働いていることも明らかになってきた。特に,NGF, brain-derived neurotrophic factor（BDNF）, neurotrophin-3（NT-3）などの神経栄養因子（neurotrophins）は,痛覚,触覚,固有感覚などの体性感覚の受容システムの形成に中心的な役割を果たしている。NGF は痛覚受容器,NT-3

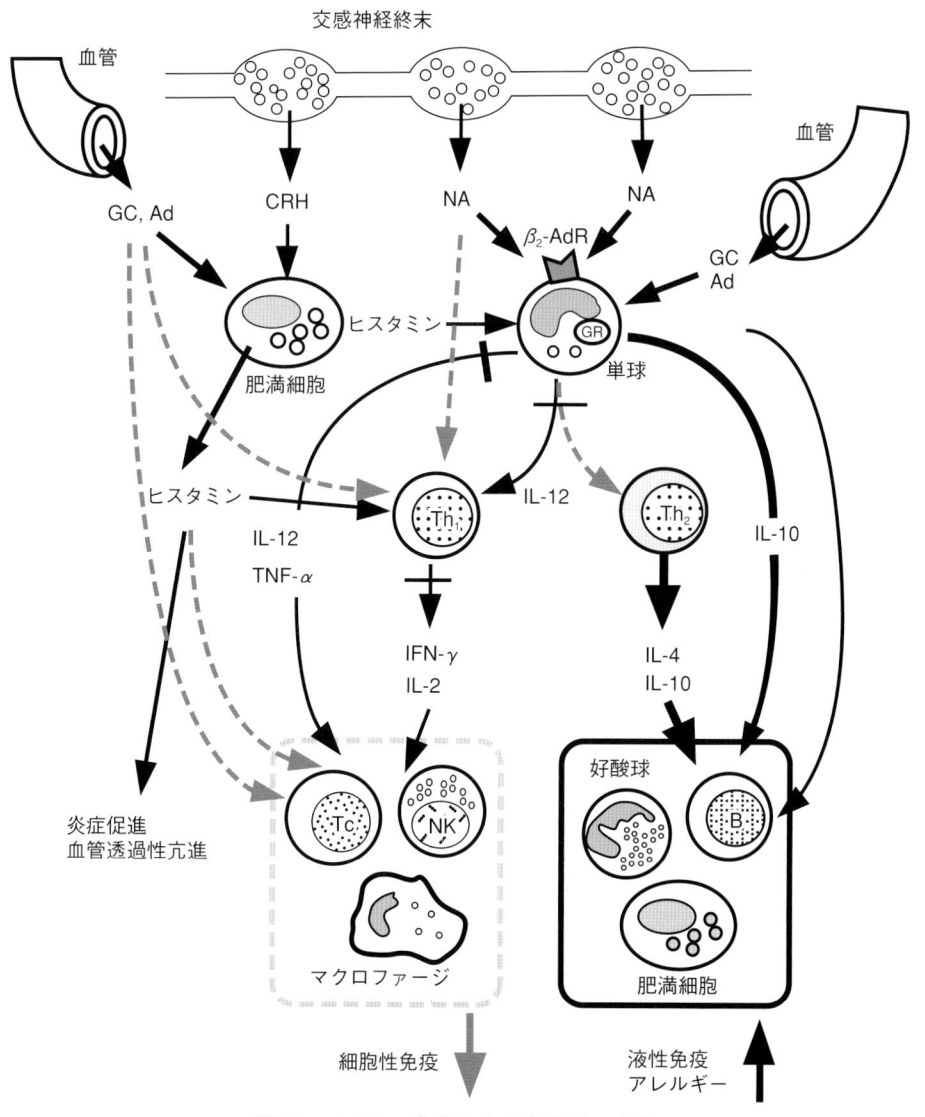

図3 ストレス負荷による免疫系の変化

ストレスホルモンであるGCやカテコラミン（NA，Ad）および交感神経系終末より分泌されるCRHが末梢でのTh1/Th2バランスをTh2にシフトさせることを模式的に示す．実線は促進，点線は抑制を示す．細胞性免疫の担い手であるTcytotoxic（Tc）細胞，NK細胞，マクロファージが抑制され，B細胞，好酸球，肥満細胞が活性化されて，抗体産生・アレルギー反応は促進される．CRH-肥満細胞-ヒスタミンaxisにより血管の透過性が亢進し炎症が増強する．

（Chrousos GP. The stress response and immune function：Clinical implications. Ann NY Acad Sci 2000；917：38-67より改変引用）

は筋紡錘，D-hair receptors，slowly adapting mechanoreceptors（メルケル触覚細胞）からの求心線維の形成に働くことが明らかにされている．温痛覚を伝える無髄のC線維を出すのは，DRGニューロンの約60％を占める小型細胞であるが，これらの細胞は栄養因子として

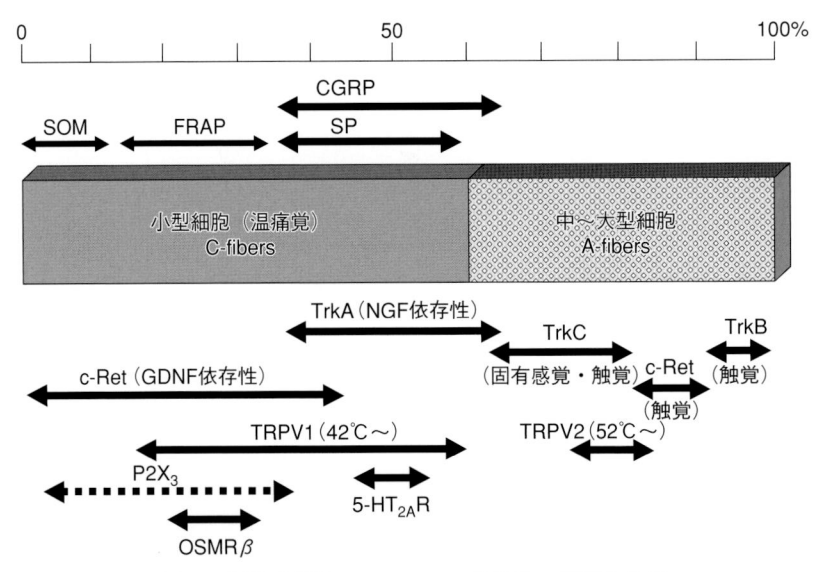

図 4 術根神経節ニューロンの化学的・機能的分類

げっ歯類の DRG では約 60％が小型細胞で，それらは TrkA 陽性（NGF 依存性）で SP/CGRP を産生するものと，c-Ret 陽性（GDNF family ligands 依存性）の 2 つのグループに分けることができる。5-HT$_{2A}$ 受容体（5-HT$_{2A}$R）を発現するニューロンは前者に属する。すべての OSM 受容体（OSMRβ）陽性ニューロンは，同時に TRPV1 と P2X$_3$ を発現している。

NGF に依存するものと，GDNF family ligands（GFLs）に依存するものの 2 種類に分けられる（図 4）。前者は NGF の高親和性の受容体である TrkA を発現し，サブスタンス P，CGRP などのペプチドを産生する。後者は，GFLs に共通の受容体構成分子である c-Ret を発現し，その多くは ATP の受容体のひとつである P2X$_3$ を有している。胎生期には小型 DRG ニューロンのほとんどが TrkA 陽性であるが，生後 1 週目にはその半分が c-Ret 陽性となり，GFLs に依存性となるのである[13]。機能的には，NGF 依存性のものは炎症性の疼痛に，GFLs 依存性のものは神経傷害性の疼痛の伝達に関与すると考えられている。

われわれは最近，IL-6 family サイトカインの一種 oncostatin M（OSM）の受容体が全 DRG ニューロンの 13％に発現し，それらは c-Ret 陽性で TRPV1 と P2X$_3$ を同時に発現する小型ニューロンのサブグループを構成することを明らかにした[14]。OSM ノックアウトマウスでは，TRPV1，P2X$_3$ を発現する小型ニューロンが減少し，痛みに対する感受性が低下していることから，OSM がこれらのニューロンの形成に関与することが分かった[15]。OSM は末梢組織の好酸球・好中球およびその前駆細胞で産生されており，痛覚感受性の形成や維持に重要な役割を担っていると思われる。好酸球はまた，末梢組織の炎症により活性化され，種々の活性物質を放出するが，OSM 受容体を発現する知覚神経は，炎症時の疼痛の発生や維持にも関与すると考えられる。

B. セロトニンと痛み

　セロトニン (5-HT) は代表的な炎症性メディエータである。組織の損傷，出血，炎症により血小板が活性化されるとセロトニンが放出され，それが発痛や痛覚過敏に関与することが古くから知られているが，そのメカニズムについては不明な点が多い。また，どの受容体サブタイプが発痛や痛覚過敏に関与するかということについても，一定の見解がなかった。われわれは，セロトニンや 5-HT$_{2A}$ 受容体のアゴニストを皮下注すると痛覚過敏が起こること[16]，さらに DRG において，全ニューロンの 9％に 5-HT$_{2A}$ 受容体 mRNA の発現が見られること，それらのニューロンは小型～中型でそのほとんどが CGRP を同時に発現し，c-Ret とは共存しないことから，NGF に依存性のグループに属することを明らかにした[17,18] (図4)。アジュバントによる炎症モデルでは，DRG での 5-HT$_{2A}$ 受容体 mRNA 発現細胞の割合は 2 倍に増加したが，神経損傷モデルでは明らかな変化は認めなかった。また，炎症モデル動物の痛覚過敏は，5-HT$_{2A}$ 受容体アンタゴニストの前投与により抑制されたが，CCI モデル動物では痛覚過敏は抑制されなかった。これらのことから，知覚神経終末に発現する 5-HT$_{2A}$ 受容体は，主として炎症性疼痛の伝達・維持に関与すると思われる[17,18]。また，顎関節に CFA を注入して顎関節炎を起こした動物の咬筋にホルマリンを注入したときの疼痛関連行動は，5-HT$_{2A}$ 受容体，5-HT$_3$ 受容体のアンタゴニストの局所投与で抑制されたが，5-HT$_{1A}$ 受容体アンタゴニストの投与では効果がなかった[19,20]。これらの結果は，セロトニンによる炎症性の疼痛や痛覚過敏は，知覚神経終末の 5-HT$_{2A}$ および 5-HT$_3$ 受容体を介して起こることを示している。

術後痛と過敏症 (hypersensitivity)

A. 過敏症の分子基盤

　痛みは一次知覚神経を介して脊髄後角に伝わり，脳幹・視床を経て大脳皮質に伝わる。それぞれのレベルで，シナプス伝達の可塑的変化が起こり，それが過敏症 (hypersensitivity) の基盤となっている。過敏症には，痛覚閾値が低下し痛みをより強く感じる痛覚過敏 (hyperalgesia) と，正常では痛みを感じない刺激で痛みを感じるアロディニアの 2 種類がある。組織の損傷により細胞外に放出される，H$^+$，ATP，ブラジキニン，プロスタグランジン，サイトカインなどが一次知覚神経終末の侵害受容器を興奮させ感作する。また，細胞内シグナル伝達系のクロストークを介して互いに影響を及ぼし合っており，例えば ATP やブラジキニンの存在下では TRPV1 の活性化温度閾値は 42℃ から 35℃ 以下に下がり，体温でも痛

みを感じるようになる〔末梢性感作（peripheral sensitization）〕。炎症時には多くの炎症性メディエータが放出され，神経損傷時には損傷された神経の自発放電が増加することによって，後角ニューロンの興奮と遺伝子発現変化を伴う長期的な変化が起こり，痛みに対する感受性が高まる。これを中枢性感作（central sensitization）という。末梢からの持続的な入力により，後角ニューロンでは，wind-up 現象（低頻度刺激の場合）や長期増強（long-term potentiation：LTP，高頻度刺激の場合）が見られる。一次知覚終末からの過剰なグルタミン酸の放出により NMDA 受容体が活性化され，Ca^{2+} イオンの流入により活性化された CaM kinase II により，AMPA 受容体はじめ，多くの受容体が活性化されるとともに，細胞質内にとどまっていた AMPA 受容体が膜に発現してくる（early phase LTP）。また，各種キナーゼの活性化により CREB などの転写因子が活性化され，多くの遺伝子の発現と蛋白合成を介して，新しいシナプスの形成など形態的な変化が起こる（late phase LTP）。このような中枢性感作の細胞内メカニズムは，記憶・学習の基盤と考えられている海馬ニューロンでの LTP 形成のメカニズムとよく似ている[21]。

B. 術後の痛覚過敏症のメカニズム

　組織の損傷や炎症による痛みの場合，損傷部位とは直接関係のない領域においても痛覚過敏が見られることがよくある。すなわち，術後は全身の痛覚閾値が下がり，痛みを感じやすい状態になっていると考えられる。このことは，動物実験によっても確かめられている。例えば，片側の足の熱傷で両側性にアロディニアが認められ，受容野が対側の足や尻尾にまで拡大するという現象が指摘され，"外傷後過敏症（post-injury hypersensitivity）" として報告[22]されている。また，後肢へのホルマリン注入により tail flick test の潜時が短縮する，すなわち尻尾にまで痛覚過敏が拡大することが報告されている。片側の坐骨神経周囲の炎症で，両側にアロディニアが認められる現象は "mirror-image allodynia" と呼ばれるが，髄腔内にグリア細胞の機能を抑える薬物を注入すると，そのような現象は抑制されることから，脊髄後角のグリア細胞により産生される炎症性メディエータが関与していると考えられている[23]。炎症のみならず，神経損傷，例えば片側の CCI モデルや坐骨神経の坐滅によっても，両側性の痛覚過敏が見られ[24]，後角の WDR ニューロンの活動が両側性に活性化されているという。

　われわれは最近，片側の坐骨神経を切断すると，切断側の下肢のみならず反対側の下肢や尻尾においても機械的刺激・熱刺激に対して著明な痛覚過敏がみられることを見い出した[25]。この痛覚過敏は切断後3時間から両側の下肢に認められ，2週間後も同様の状態が持続していた。損傷側の足では，坐骨神経の支配領域である外側部では痛覚鈍麻が認められ，傷害されていない伏在神経の支配領域である内側部では反対に痛覚過敏が認められた。反対

側の下肢や尻尾でも痛覚過敏が認められるということは，脊髄を含めた中枢神経系の関与を強く示唆している．さらに，この坐骨神経切断モデルの痛覚過敏に対し手術日から6日目まで種々の薬物を用いて治療を行ったところ，アミトリプチリンあるいはギャバペンチンの経口投与により両側で著明な改善が認められたが，インドメタシンの経口投与やモルヒネの皮下注では疼痛閾値は変化しなかった．アミトリプチリン，ギャバペンチンの治療効果は，投薬中止後も2日間認められた．このような各種の薬物に対する反応性は，ヒトの神経因性疼痛でみられるものとよく一致している．三環系抗うつ薬が，神経因性疼痛に奏功するメカニズムについては中枢性・末梢性の両方の機序が提唱されている[26]が，その詳細は不明である．

このように，傷害されていない領域にも痛みや痛覚過敏などの症状が広がるという現象は，組織や神経の炎症・損傷に伴ってごく普通に認められるもののようである．その時間経過や症状の広がりの程度は，傷害の重篤度によって異なると思われる．

C. 下行性疼痛調節系とストレス

術後疼痛がさまざまな心理的・身体的状況や環境に影響を受けることは経験的によく知られている．そのメカニズムのひとつとして，下行性疼痛調節系の関与が考えられる．末梢からの入力と脳幹からの下行線維が集束する脊髄後角では，痛覚情報が修飾を受け，下行線維が放出するNAや5-HTなどの伝達物質が重要な働きを担っている．下行性疼痛抑制系の発見は，1969年，Reynoldsにより脳の特定の領域を刺激すると鎮痛が起こることが見い出されstimulation-produced analgesia（SPA）と名づけられたことに端を発する．中脳中心灰白質（periaqueductal gray：PAG），吻側延髄腹内側部（rostral ventromedial medulla：RVM），背外側橋中脳被蓋（dorsolateral pontine tegmentum：DLPT），視床下部弓状核，扁桃体など多くの領域がSPAに関与している．PAGは大脳辺縁系・視床下部などから幅広い入力を受け，RVM，DLPTに投射する．RVM，DLPTから，それぞれ5-HT作動性，NA作動性の投射が脊髄後角に下行し，痛覚を調節する（図5）．鍼麻酔で鎮痛が起こるのも，この系が賦活化されるからである．この系は専ら痛覚抑制系と考えられてきたが，研究が進むに連れて疼痛を強める方向にも働くことが分かってきたため，以下，下行性疼痛調節系と呼ぶ．例えば，RVMを刺激すると，刺激の強さに応じて脊髄での痛覚伝達は抑制あるいは増強される．

ストレスにより下行性疼痛抑制系が賦活されることはよく知られている．戦闘中や運動競技中の受傷は痛みを感じないように，急性のストレス刺激は鎮痛に働く（stress-induced analgesia：SIA）．一方，慢性的なストレスが痛覚閾値に及ぼす影響についても動物実験で検討されているが，まだ一致した見解はない．われわれは，ラットに3週間の慢性拘束スト

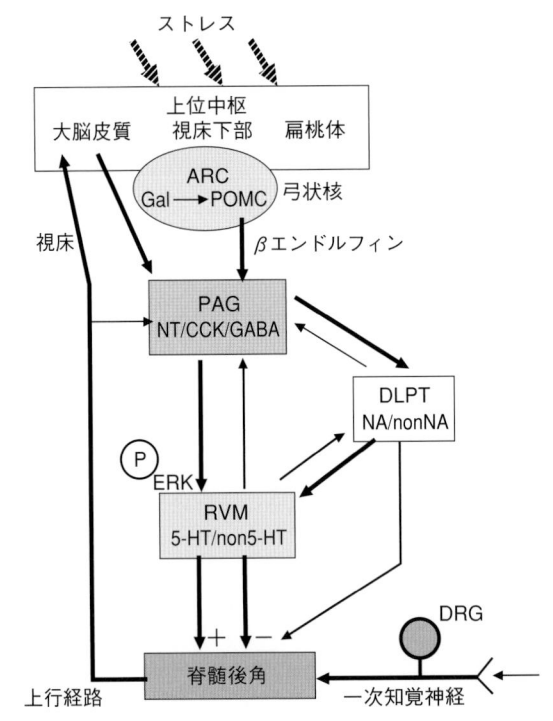

図 5 下行性疼痛調節系に対するストレスの影響

視床下部弓状核（ARC），中脳中心灰白質（PAG），吻側延髄腹内側部（RVM），背外側橋中脳被蓋（DLPT）などを介する下行性疼痛調節系の仕組みを模式的に示す。慢性的なストレス刺激は，RVMにおけるERKのリン酸化と5-HT産生を増加させる。

〔井辺弘樹，仙波恵美子．ストレスと疼痛．花岡一雄編．最新術後痛．東京：真興交易（株）医書出版部；2004．p. 187-97 より改変引用〕

レスを負荷すると痛覚過敏を起こすことを確認し，さらにこれらのラットにおいて，RVMにおける MAP kinase（ERK1/2）の著明な活性化と，5-HT 産生の律速酵素トリプトファン水酸化酵素の増加を認めた[27)28)]。このような下行性疼痛調節系の賦活が慢性ストレス時の痛覚過敏に働く可能性が考えられる。一方，同じ慢性ストレス負荷でも，毎日違う種類のストレスを負荷すると痛覚閾値は上がるという報告もある。

また，この下行性疼痛調節系の活性化に働く要因のひとつとして，視床下部弓状核（arcuate nucleus：ARC）の役割にも注目しなければならない。ARC は，摂食調節の要となる核であるが，疼痛の制御にも関与している（図5）。ARC からは PAG に投射があり，下行性疼痛調節系に影響を与える。下肢へのホルマリン注入などの疼痛刺激や CCI による神経因性疼痛により ARC における 2-deoxyglucose（2-DG）の取り込みが増え，βエンドルフィンが放出されることが示されている。ARC にはまた，galanin 陽性細胞も多く分布している。ARC への galanin の注入は鎮痛に働くが[29)]，これは galanin が ARC での βエンドルフィンの産生を増やすためであるとされている。われわれは最近，SNI モデルにおいて末梢神経損傷

後4週間の時点で，ARCにおいてgalaninの分泌が減少している可能性を示した[2]。慢性痛の患者のCSF中のβエンドルフィンが減少していることが報告されているが，われわれの実験結果とも符合する。また，さらに上位の脳が，下行性疼痛調節系を最終共通経路（final common pathway）として痛覚閾値の調節に働いていることが最近注目されている[30]。

痛みの中枢回路と術後痛

A. 痛みの3つの側面と中枢回路

脊髄から脳への痛みの伝達系路は，体性感覚の中継核である視床外側部を経て一次体性感覚野S1，S2に至る外側系と，視床の内側核群を経て前帯状回（anterior cingulate cortex：ACC），島皮質（insular cortex：IC）に終わる内側系に分けられる。前者は痛みの識別に，後者は痛みの情動・認知的側面に関与するとされている。大脳皮質に到達したあとの中枢回路については図6[31]に示す。S1，S2からは後部頭頂葉（posterior parietal complex：PPC），ICに投射し，ICからさらに扁桃体に投射する。

陽電子放出型断層撮影法（positron emission tomography：PET）やファンクショナルMRI（functional magnetic resonance imaging：fMRI）を用いて脳血流や2-DGの取り込みが増加する領域を可視化することにより，痛みにより賦活される脳領域がヒトの脳で検討されるようになり，痛みの中枢回路についての理解が大きく進んだ。1991年にPETを用いた研究[32]が報告されて以来，多くの報告がなされているが，これらの報告で共通しているのは，痛みの情動系のターゲットであるACCが賦活されることである。例えば，ヒトの前腕に侵害刺激を与えると，対側の帯状回と前運動野，両側の視床，島皮質，小脳虫部などで脳血流の増加が観察される[33]。

痛みには，3つの側面，すなわち①感覚-識別的側面，②感情-情動的側面，③認知-評価的側面がある[34]。①は，痛みの部位，強度，持続などの分析であり，②は，痛みにより起こる不快な感情である。③は経験した痛みの記憶に関連し，注意を集中しているか，予知しているかどうかで，痛みの感じ方が影響を受けるということである。手術により，どのような機序でどのような痛みが起こるかということを十分患者に説明しておくことが重要である。

脳イメージングにおいて，刺激の強さと反応の強さがパラレルに動くところは，S1，S2，IC，ACC，補足運動野（supplementary motor area：SMA）である。それぞれの脳領域は，痛みの3つの側面のうちのどれに関与しているのだろうか。純粋な感覚としての痛みと，痛みによる情動を分けて解析するために，催眠術が用いられる。すなわち，痛みの感覚は変わ

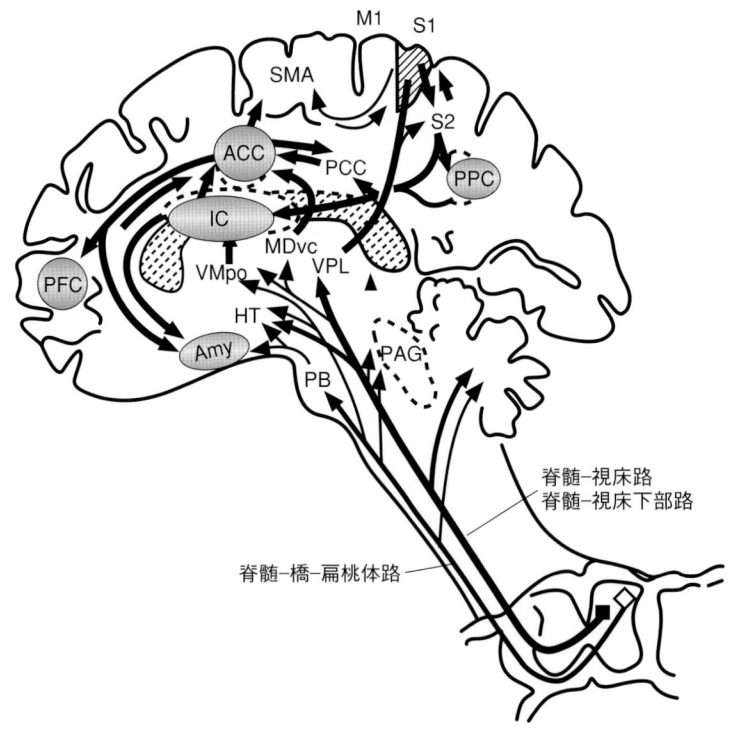

図 6　痛みの中枢回路

脊髄からの上行路と痛みの情報処理に関与する皮質下の核，大脳皮質領野間の関係を模式的に示す．

ACC (anterior cingulate cortex)：前帯状回，Amy (amygdala)：扁桃体，HT (hypothalamus)：視床下部，IC (insular cortex)：島皮質，M1 (primary motor cortex)：一次運動野，PAG (periaqueductal gray)：中脳中心灰白質，PB (parabrachial nucleus)：脚傍核，PCC (posterior cingulate cortex)：後帯状回，PFC (prefrontal cortex)：前頭前野，PPC (posterior parietal complex)：後頭前葉，SMA (supplementary motor area)：補足運動野

(Price DD. Psychological and neural mechanisms of the affective dimension of pain. Science 2000；288：1769-72 より改変引用)

らないが，痛みに対する情動反応を催眠術により変化させると，ACC24野の背側部の脳血流がそれに伴って変化することから，この領域が痛みの情動的側面に一義的に関与すると思われる．さらに，認知-評価系に関与する脳領域を特定するため，痛み刺激による脳血流量の変化を注意集中の有無により比較すると，ICとS2は常に活性化されるが，右の前頭前野，PPC，ACC，視床では注意集中時にのみ血流の増加が見られるという．

B. 前帯状回（ACC），島皮質（IC）と痛み

ACCは脳梁の吻側を取り囲む大きな皮質領域である．機能的にさらに"情動"に関与す

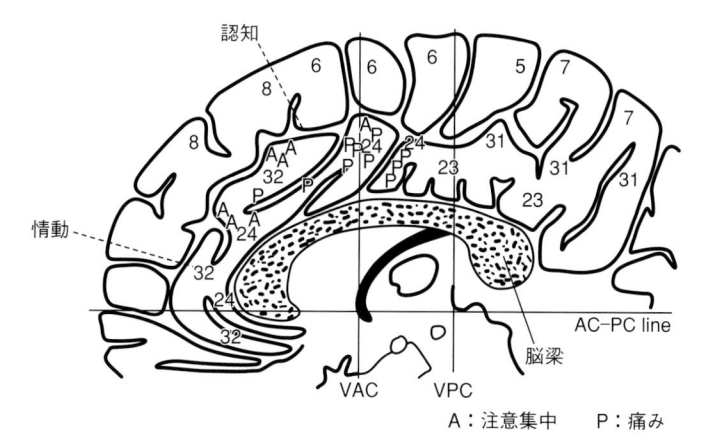

図 7　前帯状回の構造と機能的区分

ヒトの前帯状回におけるBrodmann分類に基づく区分を示す。25・32野，24野の吻側が"情動"領域，24・32野の尾側が"認知"領域である。P：経皮的神経電気刺激による痛みで血流が増加した領域，A：注意集中により血流が増加した領域を症例ごとに示す。

(Davis KD, Taylor SJ, Crawley AP, et al. Functional MRI of pain- and attention-related activations in the human cingulate cortex. J Neurophysiol 1997；77：3370-80 より改変引用)

る領域と"認知"に関与する領域に分けられる（図7）。"認知"領域は24・32野の尾側部，帯状回の運動野（cingulate motor area），痛覚野（nocieptive cortex）を含む。ウサギやラットの24野のニューロンは痛み刺激に反応するが，その受容野は大きく体全体に及ぶ。ヒトでの脳イメージングでも，痛み刺激によりACCの痛覚野の部分で血流が増えることが多くの研究により示されている[33)35)]（図7）。

ACCは，IV層を欠きV層が発達した皮質野で，運動野に類似した層構造を示す。V層の錐体細胞は，視床下部や中脳中心灰白質（PAG）に投射する。ACCと痛みとの関係が，動物実験により検討されている。ACCを電気刺激すると，tail flick latencyが短縮し，痛覚過敏になるが，この現象はRVMに局所麻酔薬を注入するとブロックされる[36)]。また，下肢の電気刺激によりACCのニューロンの反応（excitatory postsynaptic potential：EPSP）が得られるが，反対側の足指を損傷しておくと，このEPSPがより大きくなる[37)]。これらの実験から，組織損傷により持続的な痛みがある状態では，ACCニューロンの痛みに対する感受性が増大しているということ，ACCニューロンの興奮は，RVMを介して痛覚を増強させる方向に働いていることが分かる。すなわち手術による組織損傷は，ACCニューロンを興奮させ，RVMを介して痛みを強めているといえる。

ICもACCと似た層構造を示し，IV層を欠いている。そのため，吻側無顆粒島皮質（rostral agranular insular cortex：RAIC）と呼ばれる。RAICにおけるGABAやドパミンレベルが変化すると，痛覚閾値が変化する。RAICには視床の外側中心核（CL）と後腹側核（VPL，VPM）から投射があり，他の皮質領域，例えば前頭前皮質・ACC・反対側のRAIC

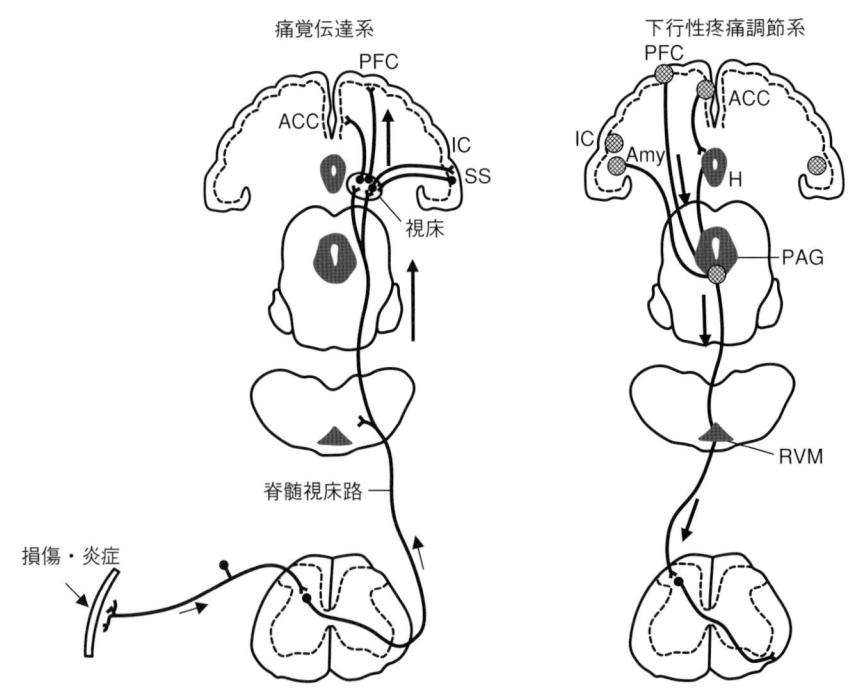

図 8 大脳皮質による下行性疼痛制御
痛みにより痛覚伝達系を介して活性化された大脳皮質は，下行性投射により痛みを制御することを模式的に示す．Amy：扁桃体，ACC：帯状回，PFC：前頭前野，IC：島皮質，H：視床下部，SS：体性感覚野

(Fields HL. Pain modulation：expectation, opioid analgesia and virtural pain. Prog Brain Res 2000；122：245-53 より改変引用)

との間に密な双方向性の連絡がある．RAIC から皮質下への投射先は，扁桃体や側坐核，視床下部外側核，背側縫線核，脚傍核（PB），RVM などである．IC に GABA を注入して IC ニューロンを抑制すると鎮痛が起こるが，このとき髄腔内にフェントラミン（α受容体遮断薬）を注入して NA の働きをブロックしておくと，この鎮痛が起こらない[38]．すなわち，IC ニューロンは青斑核を抑制することにより，常に痛みに対する感受性を高める方向に働いているということになる．

C. 動物での脳イメージングと痛覚伝達系

動物に種々の痛み刺激を与え，脳の切片におけるオートラジオグラフィを行うことによって，より詳細に痛覚伝達系に属する神経核を同定することができる．それらは，①脊髄-中脳路および脊髄-網様体路（上丘深層，PAG，橋網様体，延髄巨大細胞性網様核など），②脊髄-視床-皮質路（VPL，視床後核，S1/S2，ACC など），③脊髄-橋-扁桃体路（PB，扁桃体

など），④脊髄-視床下部路（ARC など）である．これらの脊髄から起こる痛覚系の上行路は，皮質下の多くの核群を活性化することにより，自律神経系の反応，逃避行動，覚醒，恐怖などの情動反応などを引き起こすため，痛みには種々の自律神経症状，睡眠障害，感情障害が伴うことになる．

　動物の足にホルマリンを注入した場合は（持続する急性痛），第一相にあたる時期には，対側の後肢領域の体性感覚野，帯状回，PAG での脳血流が増加し，第二相では，これらの領域が両側性に活性化される[33]．また，手術後 10 日目の神経損傷モデルラットでは，大脳皮質体性感覚野，帯状回，扁桃体，視床の VPL/VPM，後核，ARC，PAG，上丘深層，橋網様体，青斑核，PB，大細胞性網様核などがいずれも両側性に活性化されているという[39]．

　前述のわれわれの神経切断モデルで，一側の坐骨神経の切断であるにもかかわらず両側性・全身性に痛覚過敏が認められたのは，これらの脳領域が両側性に活性化され，さらに皮質下に投射して広い範囲の痛みの増強に働くためかもしれない（図8）[40]．アミトリプチリンやギャバペンチンはこれらの脳領域の興奮を抑制することにより，痛覚過敏を抑制する可能性がある．その詳細なメカニズムの解明は，脳をターゲットにした術後痛の治療につながると思われる．

〔ま と め〕

　以上のように，痛覚伝達系の最終のターゲットとして痛みを感知するのみと考えられていた大脳皮質が，皮質下に投射して下行性疼痛調節系を介して積極的に疼痛を制御していることが明らかになってきた．このような皮質領域が主に生後に発達することから，脳の発達期の環境やストレスがこの形成過程に影響を及ぼし，個々人の疼痛に対する感受性，疼痛への態様の差を生んでいるのかもしれない．術後痛の管理においても，脳の重要な役割を考慮に入れて，鎮痛薬の使用のみならず，術後痛に対する心の準備と心のケアの方策がとられることが望ましい．

参考文献

1) Bomholt SF, Harbuz MS, Blackburn-Munto G, et al. Involvement and role of the hypothalamo-pituitary-adrenal (HPA) stress axis in animal models of chronic pain and inflammation. Stress 2004；7：1-14.

2) Imbe H, Abe T, Okamoto K, et al. Increase of galanin-like immunoreactivity in rat hypothalamic arcuate neurons after peripheral nerve injury. Neurosci Lett 2004；368：102-6.

3) Senba E, Ueyama T. Stress-induced expression of immediate early genes in the brain and

peripheral organs of the rat. Neurosci Res 1997 ; 29 : 183-207.
4) Senba E, Matsunaga K, Tohyama M, et al. Stress-induced c-fos expression in the rat brain : activation mechanism of sympathetic pathway. Brain Res Bull 1993 ; 31 : 329-44.
5) 仙波恵美子．ストレスによる脳でのc-fos発現とCREBのリン酸化．CLINICAL NEUROSCIENCE 2003 ; 21 : 997-1000.
6) Sawchenko PE, Swanson LW. The organization of forebrain afferents to the paraventricular and supraoptic nuclei of the rat. J Comp Neurol 1983 ; 218 : 121-44.
7) Swanson LW. Biochemical switching in hypothalamic circuits mediating responses to stress. Prog Brain Res 1991 ; 87 : 181-200.
8) Woiciechowsky C, Schoning B, Lankscj WR, et al. Mechanisms of brain-mediated systemic anti-inflammatory syndrome causing immunodepression. J Mol Med 1999 ; 77 : 769-80.
9) Watkins LR, Maier SF, Goehler LE. Cytokine-to-brain communication : a review & analysis of alternative mechanisms. Life Sci 1995 ; 57 : 1011-26.
10) 仙波恵美子．ストレスと神経-免疫連関―サイトカインの役割―．脳の科学 2002 ; 24 : 227-37.
11) Chrousos GP. The stress response and immune function : Clinical implications. Ann NY Acad Sci 2000 ; 917 : 38-67.
12) Caterina MJ, Schumacher MA, Tominaga M, et al. The capsaicin receptor : a heat-activated ion channel in the pain pathway. Nature 1997 ; 389 : 816-24.
13) Molliver DC, Wright DE, Leitner ML, et al. IB4-binding DRG neurons switch from NGF to GDNF dependence in early postnatal like. Neuron 1997 ; 19 : 849-61.
14) Tamura S, Morikawa Y, Miyajima A, et al. Expression of oncostatin M receptor beta in a specific subset of nociceptive sensory neurons. Eur J Neurosci 2003 ; 17 : 2287-98.
15) Morikawa Y, Tamura S, Minehata K, et al. Essential function of oncostatin M in nociceptive neurons of dorsal root ganglia. J Neurosci 2004 ; 24 : 1941-47.
16) Tokunaga A, Saika M, Senba E. 5-HT2A receptor subtype is involved in the thermal hyperalgesic mechanism of serotonin in the periphery. Pain 1998 ; 76 : 349-55.
17) Okamoto K, Imbe H, Morikawa Y, et al. 5-HT2A receptor subtype in the peripheral branch of sensory fibers is involved in the potentiation of inflammatory pain in rats. Pain 2002 ; 90 : 133-43.
18) 仙波恵美子，岡本圭一郎，井辺弘樹ほか．慢性痛におけるヒスタミン・セロトニンの関与．赤池紀扶，東　英穂，阿部康二，久保千春編．脳機能の解明．東京：ガイア出版会；2002．p. 529-39.
19) Okamoto K, Imbe H, Tashiro A, et al. Blockade of peripheral 5HT3 receptor attenuates the formalin-induced nocifensive behavior in persistent temporomandibular joint inflammation of rat. Neurosci Lett 2004 ; 367 : 259-63.
20) Okamoto K, Imbe H, Tashiro A, et al. The role of peripheral 5HT2A and 5HT1A recep-

tors on the orofacial formalin test in rats with persistent temporomandibular joint inflammation. Neuroscience 2005 ; 130 : 465-74.
21) Ji R-R, Kohno T, Moore KA, et al. Central sensitization and LTP : do pain and memory share similar mechanisms? TINS 2003 ; 26 : 696-705.
22) Woolf CJ. Evidence for a central component of post-injury pain hypersensitivity. Nature 1983 ; 306 : 686-8.
23) Milligan ED, Twining C, Chacur M, et al. Spinal glia and proinflammatory cytokines mediate mirror-image neuropathic pain in rats. J Neurosci 2003 ; 23 : 1026-40.
24) Attal N, Filliatreau G, Perrot S, et al. Behavioural pain-related disorders and contribution of the saphenous nerve in crush and chronic constriction injury of the rat sciatic nerve. Pain 1994 ; 59 : 301-12.
25) Yasuda T, Miki S, Yoshinaga N, et al. Effects of amitriptyline and gabapentin on bilateral hyperalgesia observed in an animal model of unilateral axotomy. Pain 2005 ; 115 : 161-70.
26) Sawynok J, Esser MJ, Reid AR. Antidepressants as analgesics : an overview of central and peripheral mechanisms of action. J Psychiat Neurosci 2001 ; 26 : 21-9.
27) Imbe H, Murakami S, Okamoto K, et al. The effect of acute and chronic restraint stress on activation of ERK in the rostral ventromedial medulla and locus coeruleus. Pain 2004 ; 112 : 361-71.
28) 井辺弘樹, 仙波恵美子. ストレスと疼痛. 花岡一雄編. 最新術後痛. 東京：真興交易 (株) 医書出版部；2004．p. 187-97.
29) Sun YG, Gu XL, Lundeberg LC. An Antinociceptive role of galanin in the arcuate nucleus of hypothalamus in intact rats and rats with inflammation. Pain 2003 ; 106 : 143-50.
30) 仙波恵美子. 痛みの識別・情動・認知に関わる神経回路. ペインクリニック 2003 ; 24 : 1381-8.
31) Price DD. Psychological and neural mechanisms of the affective dimension of pain. Science 2000 ; 288 : 1769-72.
32) Talbot JD, Marrett S, Evans AC, et al. Multiple representations of pain in human cerebral cortex. Science 1991 ; 251 : 1355-8.
33) Casey KL. Forebrain mechanisms of nociception and pain : Analysis through imaging. Proc Natl Acad Sci USA 1999 ; 96 : 7668-74.
34) Treede R-D, Kenshalo DR, Gracely RH, et al. The cortical representation of pain. Pain 1999 ; 79 : 105-11.
35) Davis KD, Taylor SJ, Crawley AP, et al. Functional MRI of pain- and attention-related activations in the human cingulate cortex. J Neurophysiol 1997 ; 77 : 3370-80.
36) Calejesan AA, Kim SJ, Zhuo M. Descending facilitatory modulation of a behavioral nociceptive response by stimulation in the adult rat anterior cingulated cortex. Eur J Neurosci 2000 ; 4 : 83-96.
37) Wei F, Zhuo M. Potentiation of sensory resposes in the anterior cingulated cortex follow-

ing digit amputation in the anaesthetized rat. J Physiol 2001 ; 532 : 823-33.
38) Jasmin L, Rabkin SD, Granato A, et al. Analgesia and hyperalgesia from GABA-mediated modulation of the cerebral cortex. Nature 2003 ; 424 : 316-20.
39) Mao J, Mayer DJ, Price DD. Patterns of increased brain activity indicative of pain in a rat model of peripheral mononeuropathy. J neurosci 1993 ; 13 : 2689-702.
40) Fields HL. Pain modulation : expectation, opioid analgesia and virtural pain. Prog Brain Res 2000 ; 122 : 245-53.

〔仙波　恵美子〕

X

術後痛の予防:
preventive analgesia

〔はじめに〕

　術後痛を抑止することは，術後の循環系の安定，心筋梗塞などの循環器系合併症の予防，肺炎などの呼吸器系合併症の予防，創傷の早期治癒，術後早期離床，入院期間の短縮などに非常に重要であり，今日では術後痛管理は必須である。術後痛は起こってから抑制するのではなく，予防するべきであるという概念が1988年，Wall[1]により提唱され，先取り鎮痛（preemptive analgesia：PA）と名づけられた。しかし，PAを証明するための臨床研究において混乱が起き，PAの概念そのものが分かりにくいものとなった。ここでは，PAの概念の根本にある研究結果，小動物におけるPAについての研究結果，臨床におけるPAのとらえ方などについて述べ，術後痛予防の重要性を考えたい。

preemptive analgesia とは

　Crile[2]は手術患者の心身両面に対する，あらゆる有害な侵害刺激を遮断するため，前投薬として麻薬とスコポラミンを投与し，吸入麻酔薬で全身麻酔を行い，局所浸潤麻酔で局所から中枢への刺激入力を遮断した。有害刺激が脳に到達することによる中枢神経系の変調を防止することに重点を置き，また術前，術中，術後を通じて，複数の除痛法を用いて成果を上げた。この概念は長い間そのままにされていたが，1983年Woolf[3]により研究が再開された。1988年にはWall[1]が，論説"術後痛の防止"の中でPAを提唱した。すなわち，"手術前に鎮痛処置をしておけば，術後の痛みがないか，あってもその程度が軽くてすむ"とするものであった。しかしその後，この説を肯定する臨床研究とともに，否定する研究も多く現れた。1996年Kissin[4]は論説"Preemptive Analgesia—Why Its Effect Is Not Always Obvious"の中で，PAという言葉は2つの要素を含むと述べた。すなわち，①侵害刺激が加わる前に鎮痛措置を施行したほうが，侵害刺激後に鎮痛措置を行うよりも術後鎮痛に関してより効果的である，②周術期（手術中および術後早期）の鎮痛措置はその後の術後痛を抑制する（鎮痛薬の効果が発揮されている時間を越えて），というものである。いずれも術後痛の予防という観点に立っているわけであるが，ここでなぜPAが必要であるかを考えてみたい。

なぜ preemptive analgesia か

　Mendellら[5]は1965年に，C線維を興奮させる刺激強度で，0.5 Hz以上の頻度で末梢神経を刺激すると，C線維刺激に対する脊髄後角ニューロンの応答が増強することを見い出した

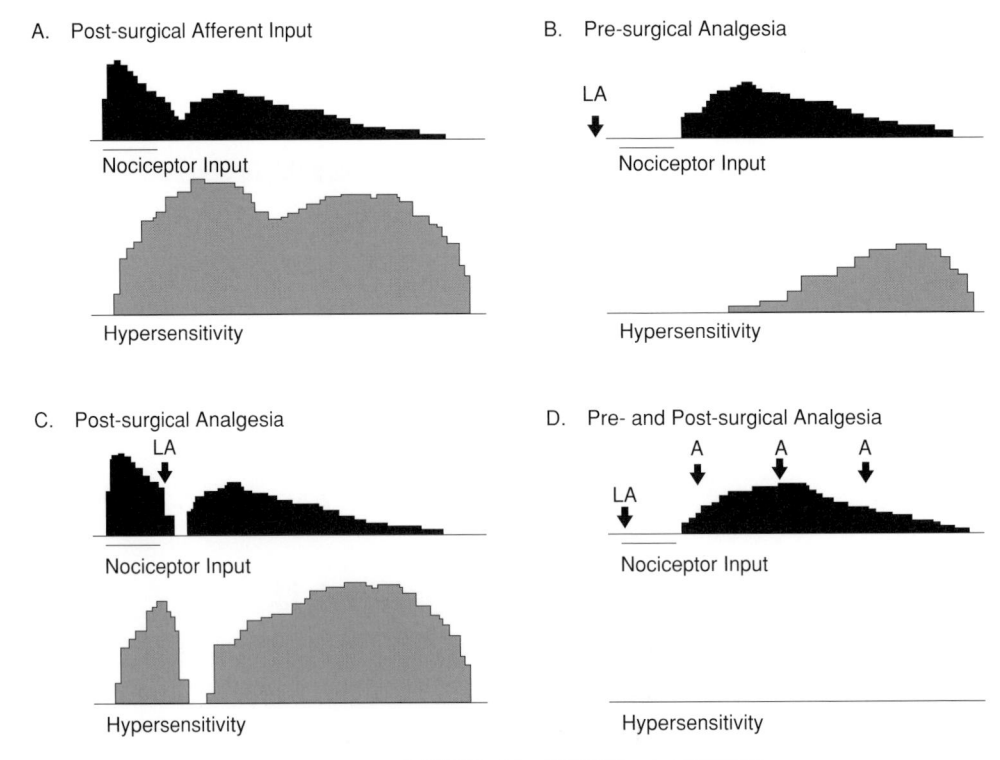

Nociceptor Input：手術侵襲，LA：局所麻酔，A：鎮痛措置

図1　術前1回の鎮痛措置では術後痛管理に不十分であることが示されている

A：手術侵襲と術後の創部炎症反応が過敏状態を維持させる。
B：手術侵襲に対して局所麻酔による鎮痛措置を講じても，術後の炎症性疼痛に対する処置がないと過敏性を生じる。
C：術後1回の鎮痛措置では，術中および術後ともに過敏性が生じ，過敏状態はBより高度となる。
D：手術侵襲（局所麻酔，術前オピオイドなどにより）と術後炎症性疼痛（NSAIDs，オピオイドなどにより）の両方に対し鎮痛措置を持続的に行うことにより，過敏状態の発生を抑止できる。

（Woolf CJ, Chong M-S. Preemptive analgesia-Treating postoperative pain by preventing the establishment of central sensitization. Anesth Analg 1993；77：362–79 より引用）

（wind-up）。1983年Woolfら[3]はラットにおいて皮膚に損傷をもたらすような侵害刺激により，長く持続する末梢および中枢神経系の過敏状態（末梢性感作および中枢性感作）が形成されることを示した。その後の多くの研究により，wind-up現象のみならず，細胞内Ca^{2+}濃度上昇を持続・増幅させるような刺激が加われば中枢性感作は成立することが分かってきた[6]。臨床的には，生体に手術侵襲などの痛み刺激が繰り返し加わり続けると，神経系に末梢性・中枢性感作が生じ，さらに可塑性変化が起こって，二次性痛覚過敏，アロディニア，自発痛などの異常な疼痛を感じるようになる。手術後であれば，術後痛が強かったり，遷延することとなる。これらの神経系の変化を防止するには，末梢から中枢神経系への侵害入力

が一時的にも生じないように，完全に防止しなくてはならない。手術侵襲における疼痛は，術中のみならず術後も炎症性疼痛が持続し，体動による創傷部位の疼痛もある。これらのことから，PA は術前から術後早期までの期間における鎮痛措置であるべきことが分かる。Kissin も論説の中で述べているように，前述の①＋②を臨床的 PA とすべきであろう。このことは Woolf ら[7] も論説に記載している（図1）〔文献8）参照〕。Kissin は，周術期において末梢から中枢へ痛み刺激を伝わらせず，中枢性感作を生じさせない鎮痛法を preventive analgesia（PVA）と称することを提唱している[9]。本稿では，PA を従来の PA, PVA を広義の PA として話を進める。

小動物の preemptive analgesia に関する研究結果

動物における研究では，PA の有用性を肯定する結果が多くみられている[10)〜13)]。これらの研究には動物の後肢を使用することが多く内臓痛の要素がないこと，麻薬などの前投薬の影響がないこと，痛みの評価法が臨床研究に比べてより客観的であることなどが理由と思われる。しかし，Brennan ら[14] はラットの後肢に切開創を加えて縫合したモデルで，くも膜下モルヒネあるいはくも膜下ブピバカイン前投与が PA 成立に無効であったことを，また Fletcher ら[15] はラット後肢にカラギーナンを注射したモデルで，ブピバカイン局所浸潤麻酔の前処置が PA 成立に寄与しなかったことを報告している。今後は，動物においても，内臓痛などを含めたさまざまなモデル，すなわち疼痛の性質の異なるモデルにおいて，PA が実際に成立するのか，また PVA は成立するのか，さらなる研究が必要であろう。

臨床において preventive analgesia（広義の preemptive analgesia）を達成するには

PA に関するこれまでの臨床研究では，PA を肯定する報告とともに，否定する報告も多い。その理由として，①実際に Wall の提唱した PA 効果が認められない，②PA を目標にしているが，研究方法が適当でない，③PVA を目標にしているが，研究方法が適当でなく，PA 効果が認められなかったとしている，などの研究が混在していることがある。

狭義の PA が真に術後痛に有効であるのかを確認するとともに，広義の PA，すなわちPVA をいかに達成するかを追求するべきであろう。以下，PVA を成立させるための条件を述べる。

A. 手術前から鎮痛措置を始め，術後も炎症性変化のある期間は鎮痛措置を行うべきである

　手術前から鎮痛措置を開始しても，手術終了とともに鎮痛措置を中止すると，術後創部炎症による疼痛により，新たに中枢性感作が生じてしまう[16]。いったん形成された痛覚過敏は通常使用される麻薬系鎮痛薬では正常化されない[17]か，大量を要する。術後も鎮痛措置を講じるべきである。

B. PA 効果のある薬物を使用する

　PA を成立させる薬物と，成立させない薬物のあることを認識する必要がある。この際のPA 効果とは，末梢性あるいは中枢性感作を生じさせないという意味である。以下に PA 効果を有する薬物と PA 効果を示さない薬物を示す。

1. オピオイド

　ラットにおいてホルマリン皮下投与による中枢性感作は，くも膜下オピオイドの前投与によって抑制された[11]。ヒトにおいて，オピオイドの全身投与[18]も，硬膜外投与[19]も PA を成立させる。しかし，スフェンタニルやフェンタニルで PA 効果が認められなかったという報告[20]もある。ラットにおける坐骨神経電気刺激による脊髄の中枢性感作を，低用量のフェンタニルは抑止したが，高用量では効果がなかったとする報告[21]があることから，ヒトにおいてフェンタニルの血中濃度が問題なのかもしれない。

2. 亜酸化窒素

　亜酸化窒素に PA 作用のあることがラットで認められている[22]。

3. 局所麻酔薬

　ラットの後肢ホルマリン皮下注射前に，リドカイン持続静脈内投与を行っておくと，中枢の過敏化による第2相の疼痛行動が抑制された[23]。作用機序としては，脊髄後角細胞の過敏化抑制が考えられている。Shir ら[24]によると前立腺摘除術を，全身麻酔，硬膜外麻酔，硬膜外麻酔併用全身麻酔の3種類の麻酔法で施行したところ，硬膜外麻酔施行群にのみ PA が認められた。これは術中に疼痛があれば患者が訴えることにより対処が可能であり，中枢への侵害刺激の入力を完全にブロックできたからである。局所麻酔薬により中枢神経系への侵害性入力を完全に絶つことにより PA が成立した。Beilin ら[25]は，子宮全摘出術症例において，執刀前と術後に硬膜外ブピバカインとフェンタニルを投与した群と術後のみブピバカイ

ンとフェンタニルを硬膜外持続投与した群とを比較して，執刀前にも硬膜外鎮痛を行った群のほうが，術後痛も軽度で，痛覚過敏などを生じさせるサイトカインの産生も抑制されたと報告している。

4. N-メチル-D-アスパラギン酸（N-methyl-D-aspartic acid：NMDA）拮抗薬

wind-up，中枢性感作ともNMDA受容体の活性化が関連しており，NMDA受容体拮抗薬であるケタミンはPAに有用である[26]。ケタミンは麻酔に必要な量より低用量で鎮痛作用を現す[27]が，その鎮痛作用点は主として上位中枢であり，脊髄における作用は存在してもわずかである[28]。実際，静脈内ケタミンは十分ではないが有意のPA効果があり，硬膜外ケタミンでは無効であった[29]。Kwokら[30]の報告でも，婦人科の内視鏡手術において，低用量ケタミン（0.15 mg/kg）静脈内の皮切前投与が，皮膚縫合後ケタミンあるいは生理食塩液静注に比較してPA成立に有効であった。また，McCartneyら[31]によるメタアナリシスでは，NMDA拮抗薬の中で，ケタミンは58％，デキストロメトルファンは67％の症例にPVA効果を示し，マグネシウムは無効であった。

5. 非ステロイド性消炎鎮痛薬（nonsteroidal anti-inflammatory drugs：NSAIDs）

NSAIDsは末梢における炎症を抑制するとともに，脊髄レベルでも痛覚過敏の形成・維持を抑制する[32]。ラットの開腹胆嚢摘出術において，前投薬としてketorolac 30 mgを筋肉内投与し，続いて2 mg/hで24時間持続静脈内投与をしたところ，生理食塩液を使用した対照群と比較して有意にペインスコアが低値を示し，血中コルチゾルやノルエピネフリンの上昇も抑制された[33]。ラットの坐骨神経絞扼モデルにおいて，シクロオキシゲナーゼ（cyclo-oxygenase：COX）インヒビターや一酸化窒素合成酵素（nitric oxide synthase：NOS）インヒビターを絞扼直前とその後4日間，くも膜下腔に投与することにより，熱過敏性獲得に対してPA効果が認められた[34]。足関節骨折手術に対し，ketorolac 30 mgをターニケットを膨張させる前，あるいは膨張後に静脈内投与し，術後痛などを比較したところ，視覚的評価尺度（visual analogue scale：VAS）が2時間後と4時間後に前投与群で有意に低く，その値は術前値と変わらず，PA効果が認められた[35]。ただし，この研究に関してはPA効果ではないなどの批判[36][37]がのちに報告されている。

6. 揮発性麻酔薬

イソフルラン[38]，ハロタン[22]とも脊髄後角細胞の過敏化を抑制できないことがラットの実験で示されている。また，体性交感神経反射電位を用いた研究で，ネコに3％セボフルラ

ンを投与してもC反射電位は完全には抑制されなかったが，血圧は著明に低下した[39]。したがって，十分な麻酔深度と思われるセボフルラン麻酔でも侵害刺激は脊髄に持続的に入力している可能性がある。

　以上，オピオイド，亜酸化窒素，局所麻酔薬，ケタミン，NSAIDsはPA作用を有する，すなわち中枢性あるいは末梢性感作を抑止または抑制するという報告が多い。

　一方，最近Ongら[40]は，メタアナリシス（66の研究）を用いて，同じ作用を有する薬物を同一投与経路から，術前または術後投与し，術後鎮痛の程度をいくつかのパラメータを用いて比較している。硬膜外鎮痛，局所麻酔薬浸潤麻酔，NSAIDs，NMDA拮抗薬全身投与，オピオイドのそれぞれについて検討したところ，硬膜外鎮痛，局所麻酔薬浸潤麻酔，NSAIDsでは，すべての，あるいは一部のパラメータにおいて，術前投与がPA効果を示し，NMDA拮抗薬全身投与とオピオイドでは，術前投与によるPA効果が認められなかった。この結果よりOngらは，PAを意識した鎮痛法が，術後鎮痛により効果的であるか否かは明確でないとしている。

　このように各薬物あるいは投与法について，臨床的にPA効果の有無を確認することは容易ではないが，動物実験の結果はヒトに応用してよいと考える。

C. 内臓痛の末梢からの侵害刺激入力を完全に遮断する

　Mollerら[41]は，下腹部開腹術でT4からS5の範囲をブロックすることで，初めてコルチゾルの上昇を抑制できたと報告しており，これはそれより狭い範囲のブロックでは侵害刺激が中枢に到達していることを示唆している。また，相田ら[42]は，開腹術では腹部内臓や腹膜より脊髄分節性の刺激のみならず迷走神経[43]や横隔神経[44]を介した刺激が中枢に入力し，延髄や頸髄神経領域の脊髄が過敏性を獲得して術後痛の原因となる可能性があり，したがって，開腹術におけるPVA成立には硬膜外麻酔法のみでは不十分であることを指摘した（図2）[42)45]。彼らは，胃切除術に硬膜外モルヒネと低用量静脈内ケタミン投与をすることによりPAが成立することを示した[46]。ただ，この論文に対しては，のちに反論[47〜49]が掲載され，"preemptive analgesia"の定義および研究方法の難しさが再認識された。表[50]に各臓器に対する神経支配を示す。各臓器からの痛み刺激を完全に遮断するには，すべての支配神経からの中枢への入力をブロックしなければならない。相田[46]は，これらを完全にブロックするために硬膜外オピオイドと低用量ケタミンの併用を推奨している。

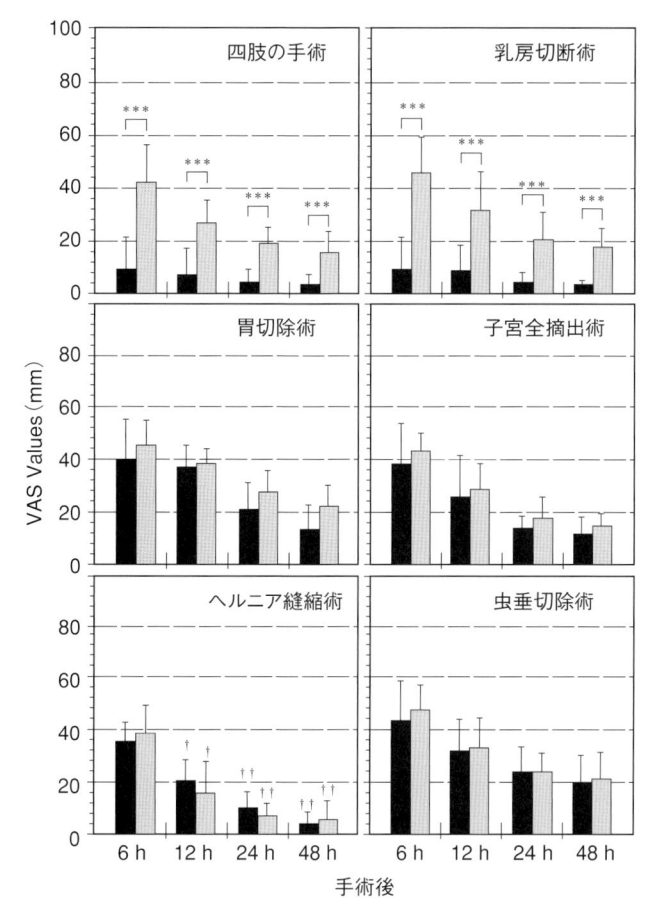

図2 6種類の手術における術後VAS値の推移

開腹術（胃切除術，子宮全摘出術，虫垂切除術，ヘルニア縫縮術）：硬膜外麻酔のみではPAは成立しない。

虫垂切除術：術前より存在する疼痛による中枢性感作が加わっている。

■：PA群，▨：対照群（mean±SD）

** P＜0.01，*** P＜0.001：1種類の手術において対照群と比較して

＋ P＜0.05：胃切除術および虫垂切除術のそれぞれPA群あるいは対照群と比較して

＋＋ P＜0.01：胃切除術，子宮全摘出術および虫垂切除術のそれぞれPA群あるいは対照群と比較して

(Aida S, Baba H, Yamakura T, et al. The effectiveness of preemptive analgesia varies according to the type of surgery: a randomized, double-blind study. Anesth Analg 1999; 89: 711-6 より引用)

preemptive analgesia に関するこれまでの臨床研究

1993年，Woolfら[7]がレビューの中で，それまでに発表されたPAに関する論文を詳しく提示している。それらによれば，かなりの研究で，実験群と対照群の両方に，前投薬として

表 胸・腹腔内臓器の多重神経支配

		分節性支配	異分節性支配
単一分節支配	頭部・顔面	脳神経（三叉神経など）	
	項・頸部	頸髄神経	
	体表	（当該）脊髄神経	
	四肢	（当該）脊髄神経	
多重分節支配	食道	胸髄交感神経	迷走神経
	気管・気管支	胸髄交感神経	迷走神経
	肺	胸髄交感神経	迷走神経
	胸膜	胸髄交感神経	横隔神経，迷走神経
	心臓	胸髄交感神経	迷走神経
	心嚢膜	胸髄交感神経	横隔神経，迷走神経
	横隔膜	胸髄交感神経	横隔神経，迷走神経
	横隔膜下腹膜	胸髄交感神経	横隔神経，迷走神経
	食道胃吻合部	胸髄交感神経	横隔神経，迷走神経
	腹部臓器	胸髄交感神経	迷走神経
	腸間膜，腹膜	胸髄交感神経	迷走神経
	後腹膜臓器	胸髄交感神経	迷走神経
	骨盤内臓器	胸腰髄交感神経	迷走神経
	直腸，生殖器	胸腰髄交感神経	仙髄副交感神経
	尿管，膀胱	胸腰髄交感神経	仙髄副交感神経

〔相田純久．先制（先取り）鎮痛．ペインクリニック 2005；26：S155-60 より引用〕

麻薬が使用され，麻酔維持には亜酸化窒素が使われている．術後の観察も数時間から長くて2，3日がほとんどである．これでは両群の有意差が得られにくい．

では，その後の臨床研究はどうであろうか．その後も実に多くのPAに関する論文が発表されており，PAを肯定する論文のほうがやや多いが，相変わらず否定する論文も多くみられる．そのいくつかを検討してみる．Kucukら[51]の硬膜外ケタミン60 mg投与の研究で，執刀前投与と腹膜閉鎖後投与を比較して，PAは認められていない．ケタミンの作用点は主として上位中枢にあるので，導入前硬膜外投与では執刀までに上位中枢の濃度が十分に上昇しなかった可能性があり，しかもケタミンのPA作用はそれほど強くない．さらに，本研究でも両群に亜酸化窒素が使用されている．Turnerら[52]は，虫垂切除術において執刀前あるいは創閉鎖時に皮膚と筋層に局所浸潤麻酔を行った2群，および何も投与しなかった合計3群で比較し，PA効果を認めなかった．3群とも術中に亜酸化窒素とフェンタニルが使用されていた．また，虫垂炎では術前より疼痛があり，すでに中枢性感作が起こってしまっている可能性もあり，しかも術前より鎮痛薬が使用されていた．また，開腹術の侵害刺激遮断は非常に難しいことはすでに述べた．この研究では，対象の選択にも，麻酔法の選択にも，問題があったといえる．一方，PAが成立したFuら[26]の報告では，執刀前のケタミン静脈内

投与に続く持続投与と閉腹直後のケタミン静脈内投与を比較しているが，ケタミンを硬膜外ではなく静脈内投与しており，また全身麻酔に亜酸化窒素を使用してはいない。

Kellyら[53)54)]は，1966年から2000年までのPAに関する論文をMEDLINEデータベースより得て分析し，鎮痛措置のいくつかの組み合わせを提唱した。彼らは，PA効果を有する薬物としてα^2アゴニストを加えている。分析の結果，有効なPAを得るためにもっとも重要なことは，侵害刺激が加わる前に十分な鎮痛措置を講じ，その後，中枢性感作が生じない鎮痛レベルを術後の炎症期までずっと維持することであるとしている。具体的には，各症例の特徴，また手術侵襲によるPAのタイミングはそれぞれ異なるので，各症例に合ったPAの方法を選ぶべきで，いくつかの鎮痛措置の組み合わせがより効果的であると結論した。しかし，腎臓摘出術における，モルヒネ，ケタミン，クロニジンの静脈内の執刀前投与と，手術後投与の比較では，PA効果に有意差は得られていない[55)]。

Moinicheら[56)]は，Cochrane Library 2000とMEDLINE（1966-2000）よりdouble-blind, randomized, controlled traialの条件を満たす80論文を抽出し，同一あるいは同一に近い薬物投与を手術前と執刀後，術後に開始した場合のPA効果の有意差の有無について分析した。すなわち，PAを講じるタイミングについてのみ検討したところ，いかなる薬物，方法においても手術前の鎮痛措置がPAとしてより優れているという結果は得られなかった。彼らは，今後は鎮痛措置開始のタイミングを論じるのではなく，周術期においていかに末梢性・中枢性感作を生じさせないように強力に鎮痛措置を行うかが重要であると結論している。この論文を受けてHogan[57)]は，侵害刺激が加わる前の鎮痛措置にこだわることの短所を述べ，疼痛があるときにそれを除去すればよいと述べている。Gottschalk[58)]もMoinicheらのメタアナリシスの結果を受けて，周術期の十分な鎮痛措置の重要性を述べている。最近では，術後の複合性局所疼痛症候群（complex regional pain syndrome：CRPS）の進展を，周術期（術前から術後にかけて）における多種類の薬物による鎮痛が，従来の術後鎮痛に比して，より効果的に抑制したという報告[59)]がある。

〔おわりに〕

PAの根底にある末梢性・中枢性感作，そして神経系の可塑性を防止するという概念は基礎研究から明確である。しかし小動物による研究でも，臨床研究においても，PAの有用性が明確には証明されていない。臨床研究における混乱の原因のひとつとして，PAの有用性を証明するための臨床研究の難しさがあろう。臨床研究でPAを証明するには，まず中枢性感作，神経系の可塑性などの概念を明確に把握し，PAの意味を十分に理解し，そのうえで症例を選び，薬物を選んで研究計画を立てなくてはいけない。理想的には，①前投薬にPA作用のある薬物を使用しない，②揮発性麻酔薬による全身麻酔を行う，③術後は麻薬による

鎮痛措置を行う，④術後鎮痛薬の効果が消失したあとに疼痛の程度を判定する，という条件を満たしたうえで，1種類の薬物について，ある手術法に限定した研究を行うのが適当であろう。

また，Benrathら[21]のラットを用いた研究におけるフェンタニルやPandeyら[60]のギャバペンチンのように薬物の投与量が多すぎるとPA効果が認められず，PA効果を得るための至適投与量があるとする報告がある。さらにRirieら[61]は，ラットにおいて術前坐骨神経ブロックが，術後のブロックに比較してPA効果に優れており，その効果は年齢が若いほど高く，また成長の完了したラットでは認められなかったと報告している。

以上のことより，PAが臨床において成立するか否かを証明するには，さまざまな観点からのさらなる検討が必要である。

現実的には，広義のPA，すなわちPVAを目標としなければ，完全に末梢性あるいは中枢性感作を抑制することはできないわけで，実際，最近の臨床研究では明確にPVAを目標とした研究が増加してきており，多薬物使用によるバランス鎮痛が注目されつつある。また，用語の使用法も，PAとPVAを分けて考える方向にあると思われる。

疼痛に関しては，いまだ解明されていない機序の部分も多い。今後，さらに基礎研究が進展し，一酸化窒素合成酵素阻害薬，NK-1レセプタ拮抗薬，GABAd拮抗薬，ノシセプチン（アンタゴニスト）などが臨床応用されるようになれば，より洗練されたPVAを施行可能となり，さらには完成された中枢性感作を消去できる日が来ることも夢ではない。また，帯状疱疹後神経痛では遺伝的素因が一部証明されている[62)63)]が，術後痛に関する遺伝的素因の研究も必要ではないかと考える。

参考文献

1) Wall PD. The prevention of postoperative pain. Pain 1988；33：289-90.
2) Crile GW. The kinetic theory of shock and its prevention through anoci-association（shockless operation）. Lancet 1913；185：7-16.
3) Woolf CJ. Evidence for a central component of post-injury pain hypersensitivity. Nature 1983；306：686-8.
4) Kissin I. Preemptive analgesia. Why its effect is not always obvious. Anesthesiology 1996；84：1015-9.
5) Mendell LM, Wall PD. Responses of single dorsal cord cells to peripheral cutaneous unmyelinated fibers. Nature 1965；206：97-9.
6) 河野達郎，吉村 惠．ニューロパシックペインの基礎．LiSA 1998；5：988-96.
7) Woolf CJ, Chong M-S. Preemptive analgesia—Treating postoperative pain by preventing the establishment of central sensitization. Anesth Analg 1993；77：362-79.

8) 有田英子, 花岡一雄. Pre-emptive Analgesia は有効か無効か？ Anesthesia 21 Century 2001；3：33-8.

9) Kissin I. Preemptive analgesia：Terminology and clinical relevance. Anesth Analg 1994；79：809-10.

10) Yashpal K, Mason P, McKenna JE, et al. Comparison of the effects of treatment with intrathecal lidocaine given before and after formalin on both nociception and fos expression in the spinal cord dorsal horn. Anesthesiology 1998；88：157-64.

11) Dickenson AH, Sullivan AF. Subcutaneous formalin-induced activity of dorsal horn neurons in the rat：differential responses to an intrathecal opiate administered pre or post formalin. Pain 1987；30：349-60.

12) Coderre TJ, Vaccarino AL, Merzack R. Central nervous system plasticity in the tonic pain response to subcutaneous formalin injection. Brain Res 1990；535：155-8.

13) Woolf CJ, Wall PD. Morphine-sensitive and morphine-insensitive actions of C-fibre input on the rat spinal cord. Neurosci Lett 1986；64：221-5.

14) Brennan TJ, Umali EF, Zahn PK. Comparison of pre- versus post-incision administration of intrathecal bupivacaine and intrathecal morphine in a rat model of postoperative pain. Anesthesiology 1997；87：1517-28.

15) Fletcher D, Kayser V, Guilbaud G. Influence of timing of administration on the analgesic effect of bupivacaine infiltration in carrageenin-injected rats. Anesthesiology 1996；84：1129-37.

16) Kissin I. Preemptive analgesia at the crossroad. Anesth Analg 2005；100：754-6.

17) 山本達郎, 水口公信. Pre-emptive analgesia に関する実験的考察. ペインクリニック 1994；15：498-502.

18) Richmond CE, Bromley LM, Woolf CJ. Preoperative morphine preempts postoperative pain. Lancet 1993；342：73-5.

19) Katz J, Kavanagh BP, Sandler AN, et al. Preemptive analgesia：Clinical evidence of neuroplasticity contributing to postoperative pain. Anesthesiology 1992；77：429-46.

20) Saratopoulos C, Fassoulaki A. Sufentanil does not preempt pain after abdominal hysterectomy. Pain 1996；65：273-6.

21) Benrath J, Brechtel C, Martin E, et al. Low doses of fentanyl block central sensitization in the rat spinal cord *in vivo*. Anesthesiology 2004；100：1545-51.

22) Goto T, Marota JJA, Crosby G. Nitrous oxide induces preemptive analgesia in the rat that is antagonized by halothane. Anesthesiolgy 1994；80：409-16.

23) Abram SE, Yaksh TL. Systemic lidocaine blocks nerve injury-induced hyperalgesia and nociceptor-driven spinal sensitization in the rat. Anesthesiology 1994；80：383-91.

24) Shir Y, Raja SN, Frank SM. The effect of epidural versus general anesthesia on postoperative pain and analgesia requirements in patients undergoing radical prostatectomy. Anesthesiology 1994；80：49-56.

25) Beilin B, Bessler H, Mayburd E, et al. Effects of Preemptive Analgesia on Pain and Cytokine Production in the Postoperative Period. Anesthesiology 2003；98：151-5.

26) Fu ES, Miguel R, Docharf JE. Preemptive ketamine decreases postoperative narcotic requirement in patients undergoing abdominal surgery. Anesth Analg 1997；84：1086-90.

27) Sadove M, Shulman M, Hatano S, et al. Analgesic effects of ketamine administered in subdissociative doses. Anesth Analg 1971；50：452-7.

28) Tomemori N, Komatsu T, Shingu K, et al. Activation of the supraspinal pain inhibition system by ketamine hydrochloride. Acta Anaesth Scand 1981；25：355-9.

29) Aida S, Shimoji K. Preemptive analgesia with epidural and intravenous ketamine in combination with epidural blockade in abdominal surgery. In：Mori K, et al., editors. New balanced anesthesia. Oxford：Elsevier Science；1998. p. 345-56.

30) Kwok RFK, Lim J, Chan MTV, et al. Preoperative ketamine improve postoperative analgesia after gynecologic laparoscopic surgery. Anesth Analg 2004；98：1044-9.

31) McCartney CJL, Sinha A, Katz J. A qualitative systematic review of the role of *N*-methyl-D-aspartate receptor antagonists in preventive analgesia. Anesth Analg 2004；98：1385-400.

32) Malmberg AB, Yaksh TL. Antinociceptive actions of spinal nonsteroidal anti-inflammatory agents on the formalin test in the rat. J Phramacol Exp Ther 1992；263：136-46.

33) Varrasi G, Panella L, Piroli A, et al. The effects of perioprative ketorolac infusion on postoperative pain and endocrine-metabolic response. Anesth Analg 1994；78：514-9.

34) Lui P-W, Lee C-H. Preemptive effects of intrathecal cyclooxygenase inhibitor or nitric oxide synthase inhibitor on thermal hypersensitivity following peripheral nerve injury. Life Sci 2004；75：2527-38.

35) Norman PH, Daley MD, Lindsey RW. Preemptive analgesic effects of ketorolac in ankle fracture surgery. Anesthesiology 2001；94：599-603.

36) Manoir BD, Fletcher D. Preemptive analgesic effect or short delay for inflammation? Anesthesiology 2002；96：514.

37) Al-Samsam T, Chelly JE. Is the administration of ketorolac associated with preemptive analgesia? Anesthesiology 2002；96：514.

38) Abram SE, Yaksh TL. Morphine, but not inhalation anesthesia, blocks post-injury facilitation. Anesthesiology 1993；78：713-21.

39) 加藤 実．術後疼痛対策としてのPre-emptive analgesiaの有用性．ペインクリニック 1994；15：519-23.

40) Ong CK-S, Lirk P, Seymour RA, et al. The Efficacy of preemptive analgesia for acute postoperative pain management：A meta-analysis. Anesth Analg 2005；100：757-73.

41) Moller IW, Rem J, Brandt MR, et al. Effect of posttraumatic epidural analgesia on the cortisol and hyperglycemic response to surgery. Acta Anaesthesiol Scand 1982；26：56-8.

42) Aida S, Baba H, Yamakura T, et al. The effectiveness of preemptive analgesia varies ac-

cording to the type of surgery : a randomized, double-blind study. Anesth Analg 1999 ; 89 : 711-6.

43) Bon K, Lanteri-Minet M, de Pommery J, et al. Cyclophosphamide cystitis as a model of visceral pain in rats. A survey of hindbrain structures involved in visceroception and nociception using the expression of c-Fos and Krox-24 proteins. Exp Brain Res 1996 ; 108 : 404-16.

44) Segawa H, Mori K, Kasai K, et al. The role of the phrenic nerves in stress response in upper abdominal surgery. Anesth Analg 1996 ; 82 : 1215-24.

45) 有田英子, 花岡一雄. Preemptive Analgesia. ペインクリニック 2003 ; 24 : 371-9.

46) Aida S, Yamakura T, Baba H, et al. Preemptive analgesia by intravenous low-dose ketamine and epidural morphine in gastrectomy. Anesthesiology 2000 ; 92 : 1624-30.

47) McCulloch TJ. Preemptive analgesia by intravenous low-dose ketamine and epidural morphine. Anesthesiology 2001 ; 95 : 565.

48) Daley MD, Norman PH. Improved, but not preemptive analgesia. Anesthesiology 2001 ; 95 : 565.

49) Sarantopoulos CD, Fassoulaki A. When is preemptive analgesia truly preeemptive? Anesthesiology 2001 ; 95 : 565-6.

50) 相田純久. 先制（先取り）鎮痛. ペインクリニック 2005 ; 26 : S155-60.

51) Kucuk N, Kizilkaya M, Tokdemir M. Preoperative epidural ketamine does not have a postoperative opioid sparing effect. Anesth Analg 1998 ; 87 : 103-6.

52) Turner GA, Chalkiadis G. Comparison of preoperative with postoperative lignocaine infiltration on postoperative analgesic requirements. Br J Anaesth 1994 ; 72 : 541-3.

53) Kelly DJ, Ahmad M, Brull SJ. Preemptive analgesia Ⅰ : physiological pathways and pharmacological modalities. Can J Anesth 2001 ; 48 : 1000-10.

54) Kelly DJ, Ahmad M, Brull SJ. Preemptive analgesia Ⅱ : recent advances and current trends. Can J Anesth 2001 ; 48 : 1091-101.

55) Holthusen H, Backhaus P, Boeminghaus F, et al. Preemptive analgesia : no relevant advantage of preoperative compared with postoperative intravenous administaration of morphine, ketamine, and clonidine in patients undergoing transperitoneal tumor nephrectomy. Reg Anesth Pain Med 2002 ; 27 : 249-53.

56) Moiniche S, Kehlet H, Dahl JB. A qualitative and quantitative systematic review of preemptive analgesia for postoperative pain relief. Anesthesiology 2002 ; 96 : 725-41.

57) Hogan QH. No preemptive analgesia. Is that so bad? Anesthesiology 2002 ; 96 : 526-7.

58) Gottschalk A, Ochroch EA. Preemptive analgesia : What do we do now? Anesthesiology 2003 ; 98 : 280-1.

59) Reuben SS. Preventing the development of complex regional pain syndrome after surgery. Anesthesiology 2004 ; 101 : 1215-24.

60) Pandey CK, Navkar DV, Giri PJ, et al. Evaluation of the opitimal preemptive dose of ga-

bapentinfor postoperative pain relief after lumbar diskectomy : a randomized, double-blind, placebo-controlled study. J Neurosurg Anesthesiol 2005 ; 17 : 65-8.
61) Ririe DG, Barclay D, Prout H, et al. Preoperative sciatic nerve block decreases mechanical allodynia more in young rats : Is preemptive analgesia developmentally modulated? Anesth Analg 2004 ; 99 : 140-5.
62) Ozawa A, Sasao Y, Iwashita K, et al. HLA-A33 and -B44 and susceptibility to postherpetic neuralgia (PHN). Tissue Antigens 1999 ; 53 : 263-8.
63) Sato M, Ohashi J, Tsuchiya N, et al. Association of HLA-A* 3303-B* 4403-DRB1* 1302 Haplotype, but not of TNF α promoter and NKp30 polymorphism, with postherpetic neuralgia (PHN) in Japanese population. Genes and Immunity 2002 ; 3 : 477-81.

〔**有田　英子**〕

索　引

和文索引

■あ
亜酸化窒素　228
アジテーション　132, 133, 134, 138
アスパラギン酸　6, 12
アスピリン　185
アセトアミノフェン　123, 146, 179
アデニル酸シクラーゼ　178
アポトーシス　189
アミド型局麻薬　118
アミトリプチリン　213
アラキドン酸　185
アロディニア　11, 12, 115, 226

■い
イオンチャネル系　168
異所性興奮　12
痛み閾値　116
痛みの記憶　116, 117
1回投与量　91
胃粘膜障害　195
イブプロフェン　123
インドメタシン　123, 136
陰部手術　63
陰部神経　46

■う
ウィーニング　131
内向き整流K^+チャネル　178
運動・知覚神経の過剰なブロック　64
運動麻痺　53

■え
会陰部　55
腋窩到達法　120
エトドラク　190
エピネフリン　31
エファプス　12

エンケファリン系　167
塩酸オキシコドン　179
炎症性疼痛　10, 203, 227
エンドモルフィン　169

■お
横隔神経　230
横隔膜機能　33, 34
嘔気　17, 64
嘔吐　17, 64, 126
オキシコドン　179, 180
──徐放製剤　180
オキシコンチン®　180
オキシトシン　205
オキシモルフォン　180
悪心　126
──・嘔吐　54, 80, 108
オピオイド　34, 35, 38, 42, 50, 167, 228
──受容体　14, 16, 167
──受容体拮抗薬　177
──受容体タイプ　169, 170
──と局所麻酔薬の相乗効果　159
──離脱症状　137
音楽　131

■か
開腹術後症候群　23
化学受容器引き金帯　174
化学メディエータ　10
下行性痛覚抑制機構　116
下行性疼痛調節系　213, 214, 218, 219
下行性疼痛抑制系　14
下行性抑制系　3
下肢筋力の低下　51
臥床期間　54
家族性大腸腺腫症　189
可塑性　233

──変化　226
片効き　158
カテコラミン　205, 207, 209
下腹神経　46
下腹部手術　45
下腹部腹壁　45, 55
痒み　126, 176
カリウムイオン　10
カルシトニン遺伝子関連ペプチド　6, 11
簡易型PCA　69
──装置　78
感作-中枢神経　4
患者教育　148, 149
患者満足度　56
感染　53
完全作動薬　176
感染性肺嚢胞症　29
官能基　169
関門調節説　13
関連痛　8

■き
機械式PCAポンプ　71
機器誤作動　80
危険因子　194
拮抗性鎮痛薬　73
拮抗薬　177
機能的残気量　29
揮発性麻酔薬　229
気泡センサー　92
──設定　93
脚傍核　216
ギャバペンチン　213, 234
急性痛　3
急性疼痛管理チーム　81
胸郭血液容量　29
狭心症　16
胸部理学療法　138
胸壁再建　138

胸壁動揺 138
局所・区域麻酔 117, 141
局所麻酔 144
　　──薬 34, 74, 228
局麻薬 50
起立性低血圧 21, 26
金属片 157

■く
クリアランス 118, 125
グルタミン酸 6, 12
クロニジン 75
クロルヘキシジンアルコール 36, 37

■け
経胸腰椎椎間持続硬膜外ブロック 121
経仙骨裂孔，経仙椎椎間硬膜外 121
経尿道的手術 63
珪肺 30
頸部硬膜外ブロック 62
ケタミン 23, 75, 116, 147, 229
血液脳関門 125
血腫 56
血栓症 197
血中半減期 191
ケトシクラゾシン 171

■こ
コールドサインテスト 37
後角 7
交感神経 4, 17
　　──系 205
抗凝固療法 53
高血圧 196
後根神経節 6, 7
広作動域ニューロン 6
後側方開胸 22
抗ヒスタミン薬 65
興奮性アミノ酸 6, 12
硬膜外オピオイド 135
　　──鎮痛法 61
硬膜外カテーテル 152
　　──のくも膜下迷入 155
硬膜外腔局所麻酔薬投与 130, 135
硬膜外血腫 42
硬膜外注入薬液のくも膜下への移行 157
硬膜外鎮痛 33, 34, 35, 43
硬膜外膿瘍 36, 41, 42
硬膜外併用脊髄くも膜下麻酔 62
硬膜外麻酔 146, 152
硬膜外モルヒネ 4
硬膜穿刺 154
　　──後頭痛 160
呼吸機能 33, 43
呼吸仕事量 31
呼吸抑制 55, 64, 80, 105, 122, 125, 135
　　──作用 172
骨盤臓器 45
骨盤内臓神経 46
骨盤内リンパ節郭清 48
コデイン 169
コルチゾル 230
混合作用型作動薬-拮抗薬 176, 177

■さ
最小限侵襲手術 48
最小鎮痛効果濃度 70
最低追加投与時間 78
サイトカイン 11, 207, 208, 210, 211
催吐作用 174
先取り鎮痛 225
酢酸ライジング法 194
サブスタンスP 6, 11
三環系抗うつ薬 213
三叉神経節 7, 8
酸素消費量 175
酸素摂取量 31
産婦人科手術 46

■し
ジアゼパム 137
視覚的評価尺度 37, 81, 131, 141, 229
シクロオキシゲナーゼ 11, 146, 185
ジクロフェナク 123, 136
自己調節硬膜外鎮痛 33, 52, 61, 121
自己調節鎮痛 61, 69
　　──法 34
自己抜管 132
視床 7, 8
　　──下部弓状核 214
　　──下部室傍核 204
持続硬膜外注入 51
　　──法 69, 76
持続硬膜外鎮痛法 73
持続静脈内注入 77
持続注入法 76
持続投与量 101
持続皮下注入法 77
持続末梢神経ブロック 120
持続流量 93
　　──設定 92
持続冷却療法 148
自発痛 226
出血 53
　　──時間 122
術後悪心・嘔吐 140
術後回診 38
術後回復 53
術後痛 140, 141
術後低血圧 64
術後疼痛管理 69, 80, 152
受容体選択性 169, 170
循環器 175
消化管出血 122
消化管障害 194
消化器 174
情動 173
静注 70
上腹部手術 33
静脈血栓症 130
静脈内区域麻酔 146
静脈内PCA 76
初回通過効果 179, 180
職業性肺疾患 30
除痛 152
シリアルケーブル 95
侵害刺激 5
侵害受容器 5
侵害受容性疼痛 8

侵害性疼痛　3
心窩部痛　175
心筋虚血　130
心筋梗塞　16, 197
神経因性疼痛　8, 203
神経成長因子　11
心仕事量　175
腎障害　122, 196
身体的依存　177, 178
身体的ストレス　204
心停止　121
塵肺　30
深部静脈血栓　16

■す
数値評価スケール　141
ストレス　213, 214

■せ
生活の質　53
精神的ストレス　203, 204
性腺刺激ホルモン放出ホルモン　175
精密微量注入モーターポンプ　89, 90, 91
脊硬麻　62, 152
　──針　153
脊髄くも膜下硬膜外併用麻酔　152
脊髄くも膜下ブロック　122
脊髄くも膜下麻酔　145, 152
脊髄後角　5, 6, 8
脊髄後根神経節　5
　──ニューロン　5
脊髄視床路　3, 7, 8
脊柱管　49
脊麻の不成功率　154
設定可能ロックアウト時間　89
セルフチェック　92
セレコキシブ　189, 193, 195
セロトニン　10, 14, 15, 211
仙骨硬膜外ブロック　120
仙骨神経領域　155
仙骨ブロック　62
仙骨麻酔　63, 160
穿刺法　153
全身麻酔　141

先制鎮痛　5, 12, 22
喘息　122
前帯状回　215, 216, 217
選択的 α_2 アドレナリン受容体
　作動薬　137
選択的 COX-2 阻害薬　146
譫妄　133
前立腺手術　46

■そ
早期抜管　138
総注入量設定　92, 93
創部の痛み　50
瘙痒　80
　──感　65, 109, 135
鼠径ヘルニア根治術　62

■た
ターゲット製剤　193
大規模無作為化比較試験　195
大規模臨床試験　196
体腔内局所麻酔薬投与　145
代謝系　168
帯状回　219
耐性　133
体性痛　9, 48
大腸肛門外科手術　48
大腸ポリープ　198
ダイノルフィン　171
　──系　167
退薬症候　177, 178
体表手術　60
多型性心室性頻拍　137
脱髄　12
多発肋骨骨折　138
多用式鎮痛　143
多用性鎮痛ラダー　149

■ち
チェーン・ストーク呼吸　172
中枢性感作　12, 226
中毒レベル　119
注入機器　52
中脳水道周囲灰白質　178
中脳中心灰白質　213, 216
腸骨鼠径・腸骨下腹神経ブロック　120

直腸・膀胱障害　53
鎮咳作用　173
鎮痛効果の発現　52
鎮痛作用　171
鎮痛満足度　52

■つ
痛覚過敏　11, 12, 115, 211, 212, 213, 228

■て
低血圧　55
抵抗消失法　36
低酸素血症　16
低出生体重児　116
ディスポーザブル微量持続注入器　69, 71, 76, 78, 80
ディスポーザブルポンプ　89, 90
低濃度局麻薬　50
デキストロメトルファン　75, 229
デクスメデトミジン　126, 137
テストドース　37, 41, 156
電位依存性 Ca^+ チャネル　178
天井効果　176
転送ソフトウェア　95

■と
瞳孔　174
疼痛評価　81, 141
島皮質　215, 216
頭部・胸部外傷　139
投与モード　89
特発性間質性肺炎　29
トラマドール　74
ドロペリドール　24, 65, 80, 108
ドロレプタン®　65

■な
内因性オピオイドペプチド　167
内因性血管収縮作用　119
内固定　138
内臓痛　8, 9, 48, 227
内分泌　175
ナプロキセン　193

ナルトリンドール　177
ナロキソン　74, 105, 109, 171, 175, 177

■に
二次性痛覚過敏　226
日常生活の活動性　53
乳房温存療法　62
尿閉　51, 56, 110, 175
尿路疾患　63

■の
脳イメージング　215, 218
脳幹網様体　7, 8
膿胸　29
膿瘍　56
ノルエピネフリン　11, 14, 15, 31
　──遊離　174
ノルオキシコドン　180
ノルービナルトルフィミン　177

■は
背外側橋中脳被蓋　213
肺合併症　130
肺気腫　29
肺線維症　30
肺塞栓　16
　──症　54
排尿機能障害　21
排尿困難　175
排尿障害　28
パソコンへダウンロード　95
バソプレシン　205
発痛物質　10
バランス鎮痛　143
バルーン型インフューザー　160
ハロペリドール　137

■ひ
日帰り手術　64, 140
日帰り麻酔　140
皮下注　70
腓骨神経麻痺　23
ヒスタミン　11

非ステロイド性抗炎症薬　22, 60, 117, 136
非ステロイド性消炎鎮痛薬　146
非選択的 COX 阻害薬　146
泌尿器　175
　──科手術　46
百日咳毒素感受性 G タンパク質　168
非薬理学的鎮痛法　148
ピンプリックテスト　37

■ふ
不安　148
フェイススケール　132
フェニル基　169
フェンタニル　24, 34, 35, 38, 40, 42, 51, 72, 73, 79, 95, 105, 109, 134, 135, 147, 169, 180
　──パッチ　117, 180
フォロー　150
副作用　122, 194
副腎皮質刺激ホルモン放出因子　175
ブトルファノール　73, 176
ブピバカイン　34, 38, 74, 105
ブプレノルフィン　73, 134, 135, 137, 176
部分作動薬　176
プライミングモード　93, 94
ブラジキニン　10
プリンペラン®　65
フルマゼニル　106
フルルビプロフェン　123
　──アキセチル　28
プレプロエンケファリン　173
プログラミングの誤謬　71
プロスタグランジン　11, 185, 211
　──合成経路　186
プロドラッグ　192
プロポフォール　136
分界条床核　204
吻側延髄腹内側部　213

■へ
閉塞性動脈硬化症　60

ペチジン　169, 177
ベンゼン環　169
ペンタゾシン　73, 134, 135, 171, 176
扁桃体　216, 218, 219
　──中心核　204
便秘　175

■ほ
ボーラス投与量　101
ボーラス量設定　92, 93
膀胱刺激症状　161
傍臍ブロック　120
ホスホイノシチド-3-キナーゼ　179
ホスホリパーゼ A_2　185
ホスホリパーゼ C　178
ポビドンヨード　36, 37
ポリモーダル受容器　5
ポンプの寸法　89

■ま
膜電位依存性 Ca^{2+} チャネル　168
末梢性感作　226
窓　131
マニュアル化推進　91
麻薬　71, 124, 147, 227
　──関連副作用　147
　──性鎮痛薬　172, 173
　──節減効果　146, 147
慢性炎症　21
慢性的炎症性変化　29, 30
慢性閉塞性肺疾患　30

■み
右季肋部痛　175
ミダゾラム　137

■む
無気肺　16
無痛範囲　50
無痛分娩　161

■め
迷走神経　230
メチオニン　171

メトクロプラミド　65, 108
メピバカイン　22, 74
メロキシカム　190
免疫機能低下　53

■も
モルヒネ　35, 40, 42, 51, 72, 73,
　79, 105, 125, 134, 135, 136,
　138, 169, 174, 176
　――-3-グルクロン酸　72
　――-6-グルクロン酸　72
　――の吸収・代謝　179
　――の鎮痛作用発現機構
　178

■や
薬液の広がり　48

■よ
容量効果　155
用量-作用曲線　71
抑制性GTP結合タンパク質
　168
予防鎮痛　142
四連反応比　23

■り
リガンド選択性　168
離脱　131
　――（禁断）症状　133
リドカイン　136
利尿　171
リハビリテーション　21, 22, 24
リポ化製剤　193
リポキシゲナーゼ　11
流量設定範囲　89

■れ
レスキュー鎮痛　147
レバロルファン　177
レボブピバカイン　51

■ろ
ローディング　100, 102
ロイコトリエン　11
ロイシンエンケファリン　171
ロックアウト時間　78, 91, 101
　――設定　92, 93
ロピオン®　28, 29
ロピバカイン　23, 24, 33, 34,
　38, 42, 51, 74, 118, 119
ロフェコキシブ　190, 195, 197

■わ
腕神経叢持続注入　78
腕神経叢ブロック　120

欧文索引

■A
AAG 118
Aβ線維 5, 6, 7
ACC 215, 216, 217
ACe 204
activities of daily living 25
acute pain service 95, 110
Aδ線維 3, 5, 6, 7
ADL 25, 53
allodynia 11
$α_2$アドレナリン受容体 174
$α_2$アゴニスト 233
$α_2$受容体作動薬 75, 148
alpha-1-acid glycoprotein 118
AMPA受容体 12
analgesia gap 37
anterior cingulate cortex 215
ARC 214, 215, 219
arcuate nucleus 214
ASO 60

■B
balanced analgesia 143
βエンドルフィン 169, 214, 215
　　──系 167
β-フナルトレキサミン 169
BDNF 208
bed nucleus of stria terminalis 204
BK 3
bradykinin 10
BST 204, 206

■C
c-Ret 210
CADD-PCA 95
calcitonin gene-related peptide 6, 11
Ca^{2+}チャネル 14, 16
ceiling effect 176, 180
central amygdaloid nucleus 204
central neuraxial block 145
central sensitivity 115
CGRP 3, 6, 11
chemoreceptor trigger zone 174
chronic obstructive pulmonary disease 30
CLASS 195
complex regional pain syndrome 233
COPD 30
corticotropin-releasing factor 175
COX 11, 146, 185
COX-1 185
COX-2 185
　　──阻害薬 124
cPGES 187
CRH 175, 205, 208, 209
CRPS 233
CSEA 62
CTOP 177
CTZ 174
cyclooxygenase 11, 146, 185
C線維 3, 5, 6, 7, 8

■D
DDS 191
δ受容体 168, 171, 174
$δ_2$受容体拮抗薬 173
δオピオイド受容体拮抗薬 177
DLPT 213, 214
DOP 168
dorsolateral pontine tegmentum 213
D-Phe-Cys-Tyr-D-Trp-Orn-Thr-Pen-Thr-NH_2 177
drug delivery system 191

■E
EAA 7
ectopic firing 12
ephapse 12
ε受容体 167
excitatory amino acid 7

■F
first pass effect 179, 180
fMRI 215

■G
GABA 13, 14
galanin 214, 215
γアミノ酪酸 13, 14
gamma-aminobutylic acid 13
gate-control theory 13
GC 207, 209
GDNF 208, 210
glucocorticoid 207
gonadotropin-releasing hormone 175
GRH 175

■H
5-HT 3, 14, 15, 211, 213
5-HT_{2A}受容体 210, 211
5-HT_3受容体 211
HPA axis 204, 205, 207
5-hydroxytryptamine 10
hyperalgesia 11

■I
IC 215, 216, 217, 218
IL-1β 206, 208
IL-6 206, 210
insular cortex 215
ionotropic 168

■K
kalium ion 10

κアゴニスト　174
κ受容体　73, 168, 171, 173
　　　──作動薬　176
κオピオイド受容体拮抗薬　177
KOP　168
K⁺チャネル　14, 16

■ L
leukotrien　11
LT　3
LTP　212

■ M
MAP kinase　214
MCP　100
MEAC　100
metabotropic　168
M3G　179
M6G　179
Miles手術　55
MOP　168
mPGES-1　187
mPGES-2　187
μアゴニスト　174
μ受容体　73, 168, 172, 173, 174, 176
multimodal analgesia　143
μオピオイド受容体拮抗薬　177, 179
μ作動薬　174, 175
$μ_1$選択性　180

■ N
NA　213
NE　3, 14, 15
needle-through-needle法　153
nerve growth factor　11
N型　168
NGF　208, 210
NK-1受容体　116
NMDA受容体　12, 116
　　　──拮抗薬　229
NMDA拮抗薬　75

N-メチル-D-アスパラギン酸受容体　12
N-methyl-D-aspartate　12
nonsteroidal anti-inflammatory drugs　22, 146
NRS　141
NSAIDs　23, 60, 146, 229
　　　──の主な副作用　195
　　　──の分類　190
　　　──潰瘍の危険因子　196
numeric rating scale　141

■ O
oncostatin M（OSM）　210
opioid-sparing effect　146
OSM受容体　210

■ P
$P2X_3$　210
PAG　178, 213, 214, 216, 219
pain assessment　141
paraventricular nucleus　204
patient-controlled analgesia　69
PB　216, 218
PCA　21, 34, 35, 61, 69, 70, 117, 125
　　　──と基礎持続注入　79
　　　──ポンプ　90, 92
　　　──ポンプの実際　91
　　　──ポンプ運用のマニュアル　95
　　　──注入量　89
　　　──併用持続注入法　80
　　　──用ポンプ　89, 90
　　　──履歴　94
PCEA　33, 38, 40, 52, 61, 121
PDPH　160
periaqueductal gray　213
　　　──matter　178
PET　215
PG　3, 185
PGDS　185
PGES　185, 187
PGFS　185
PGIS　185
phosphoinositide-3-kinase　179
phospholipase A_2　185
phospholipase C　178
PHS　37
PI3K　179
PLA_2　185
PLC　178
PNCA　117, 126, 127
PONV　21, 26, 28, 140, 141
post tetanic count　23
postoperative nausea and vomiting　140
PPAR　188
preemptive　118
　　　──analgesia　5, 12, 22, 225
preventive　118
　　　──analgesia　142, 227
Prince Henry pain scale　131
Prince Henry score　37
proinflammatory cytokines　206, 207
propofol infusion syndrome　137
prostaglandin　11, 185
prostaglandins　207
PTC　23
PVN　204, 205

■ Q
QOL　53

■ R
Ramsay鎮静スケール　132, 133
referred pain　8
relative duration　101, 102
relative onset　101, 102
Richmond agitation-sedation scale　134
rostral ventrolateral medulla　205

rostral ventromedial medulla 213
RVM 205, 213, 214, 217

■S
sedation-agitation scale 133, 134
SIA 213
σ受容体 167, 168
simple verbal rating scale 131
SNC80 171, 174
somatic pain 9
SP 3, 6, 11
stress-induced analgesia 213
substance P 6, 11

■T
TAN67 171
TBV 29
TENS 14
Th1 207, 209
Th2 207, 208, 209
thoracic blood volume 29
TNF-α 206, 208
TOF ratio 23
train-of-four ratio 23
transcutaneous electric nerve stimulation 14
TRK820 176
TrkA 210
TRPV1 208, 210, 211
TT101 189
Tuohy 針 121

TXS 185

■V
VAS 35, 37, 81, 132, 141, 229
VIGOR 195, 197
visceral pain 9
visual analogue scale 81, 131, 141, 229
VRS 132

■W
WDR ニューロン 12, 13
wide dynamic range (WDR) neuron 6
wind-up 225

術後痛 —改訂第2版—　　　　　　　　　　　　　　　　　　　　　＜検印省略＞

1993年 9 月 1 日　第 1 版第 1 刷発行
2006年11月 1 日　改訂第 2 版第 1 刷発行

定価（本体6,800円＋税）

編集者　花　岡　一　雄
発行者　今　井　　　良
発行所　克誠堂出版株式会社
〒113-0033　東京都文京区本郷 3-23-5-202
電話(03)3811-0995　振替 00180-0-196804
URL　http://www.kokuseido.co.jp

ISBN 4-7719-0316-6 C3047　￥6800E　　　　　印刷　明石印刷株式会社
Printed in Japan　© Kazuo Hanaoka, 2006

・本書の複製権・翻訳権・上映権・譲渡権・公衆送信権（送信可能化権を含む）は克誠堂出版株式会社が保有します．
・JCLS＜(株)日本著作出版権管理システム委託出版物＞
・本書の無断複写は著作権法上での例外を除き禁じられています．複写される場合は，そのつど事前に(株)日本著作出版権管理システム（電話 03-3817-5670, FAX 03-3815-8199）の許諾を得てください．